全国高等医药院校护理系列教材

急危重症护理

总主编　翁素贞

主　编　席淑华　卢根娣

副主编　桂　莉　马　静　王毅欣　赵建华

编　者　席淑华　第二军医大学附属长征医院

　　　　卢根娣　第二军医大学附属长征医院

　　　　李　蕊　第二军医大学附属长征医院

　　　　乔安花　第二军医大学附属长征医院

　　　　桂　莉　第二军医大学

　　　　王毅欣　第二军医大学

　　　　刘晶晶　第二军医大学

　　　　王　宪　第二军医大学

　　　　李　爽　第二军医大学

　　　　邱　晨　第二军医大学

　　　　师文文　第二军医大学

　　　　黄　燕　第二军医大学

　　　　吴佳玲　第二军医大学

　　　　马　静　上海健康职业技术学院

　　　　王　黎　上海健康职业技术学院

　　　　赵建华　上海蓝十字脑科医院

U0276864

復旦大學 出版社

内容提要

本教材由三级甲等医院临床一线护理人员、高等职业院校护理专业老师、本科院校护理专业老师联合编写而成。

本教材共分 6 章：第一章绪论；第二章涵盖紧急呼救、现场评估等院前急救 6 个项目；第三章涵盖急诊科（室）的设置与管理、预检分诊、急诊救护医院急诊救护 3 个项目；第四章涵盖重症监护病房的设置与管理、重症监护监测技术、心电监护仪应用技术、呼吸机应用技术医院重症监护 4 个项目；第五章涵盖心脏骤停与心肺脑复苏、气道通路的建立、静脉输液通路的建立、洗胃术、穿刺技术、止血的急救技术 6 个项目；第六章涵盖淹溺患者的救护、中暑患者的救护、电击伤患者的救护等急诊抢救技术的应用 9 个项目。

本教材主要供全国高等医药院校护理专业学生使用，也可供在职急危重症护理工作者参考使用。

全国高等医药院校护理系列教材

编写委员会名单

总主编 翁素贞

编　委（按姓氏笔画排序）

叶文琴　叶志霞　刘晓虹　刘薇群　孙建琴

张雅丽　姜安丽　施　雁　席淑华　席淑新

徐筱萍　栾玉泉　曹新妹　章雅青　黄　群

程　云　蒋　红　楼建华

秘　书 庹　焱

序 foreword

　　护理学属于医学的重要分支,在人类健康发展的历史长河中,医学因它的存在而生动,生命因它的奉献而灿然。幸福人生是一种超然的状态,在人们通往健康的大道上,每天都在演绎着心灵的故事,无论是个人还是家庭,患者还是健康者,均有可能接触到医学护理,通过这一"生命驿站"将健康之光代代延续。无疑,护士(师)在任何时代都是最有医学使命和文化责任的崇高职业,之所谓:赠人玫瑰,手有余香。南丁格尔——在我们的精神世界是最为圣洁的使者,她创造了历史的永恒!

　　今天,我们生活的世界无限扩展,生命的长度不断延伸,这给我们的护理学科带来了空前发展的机遇。护理学是以维护和促进健康、减轻病痛、提高生命质量为目的,运用专业知识和技术为人民提供健康服务的一门科学。随着人类疾病谱改变、社会结构转型及人口老龄化发展趋势,公众对护理服务的需求和护理质量提出新的要求,亟需医药院校培养更多的具有国际化视野、适应我国国情特点的技能型护理人才,护理的职业教育前景广阔。护理职业教育必须着眼于职业教育与护理专业这两个基本特征,而编撰一套符合我国护理职业教育特点、紧密与临床实践结合、权威而有新意的护理学教材显得尤为重要。

　　为了进一步贯彻、落实《国家中长期教育改革和发展规划纲要(2010～2020年)》关于"大力发展职业教育"的精神,我们汇集了上海市护理界临床、教学方面的资深专家,并整合全国医药高等职业学校护理专业方面的优质资源,策划、编写了本系列护理教材。在编写过程中,我们特别强调结合临床护理的实际需要,忠实体现以"任务引领型课程"为主体的理念与编写思路,以确保教材的编写质量。全套教材包括主教材、实训指导、习题三大部分。其中主教材又分为基础课程、核心课程、专业方向课程、人文素养课程4个版块,并配套课件、操作视频和教学资源网络平台。

本系列教材针对护理职业教育的实际情况,突出以下特点:内容设计上,以理论知识"必须和够用"为原则,着重于对学生解决实际问题能力的培养,在技能方面体现其最新技术和方法,以保持教材的科学性与前沿性;体例编排上,突出能力培养特点,以"案例导入"为特色,引入启发式教学方法,便于激发学生的学习兴趣;版面设计上,采用目前国际流行的教材版式,风格清新,特色鲜明,版面活泼。此外,以模块结构组成教材,既可以适应职业教育大众化、技能教育大众化的新要求,又能达到"可教学可自学,可深学可浅学,可专修可免修"的教学目的,方便教师教、学生学,同时可以使职业教育学分制具有实际意义。

衷心希望本系列教材能得到护理学科广大师生的认同和喜爱。教材中难免存在疏漏和错误,恳请各院校师生和护理界同仁不吝指正,以便在修订过程中日臻完善。

上海市护理学会理事长　翁素贞

2015 年 5 月 1 日

前言 preface

　　随着全国对职业教育要求的提高,应用型人才的培养显得尤为重要,其中急危重症护理技术的应用是反映护理学科发展的重要组成部分。本教材是以"项目导向、任务驱动"为导引,以"提出问题、分析问题、解决问题"的思路模式,引入案例教学和启发式教学方法,便于激发学习兴趣。注重临床急危重症护理技术,简化理论,注重操作技术的实用性和可操作性,避免与护理其他专业课程内容的重复,充分涉及临床目前最常使用的新技术、新方法,又考虑到学校专业知识的全面性。本教材共分6章:第一章绪论;第二章涵盖紧急呼救、现场评估等院前急救6个项目;第三章涵盖急诊科(室)的设置与管理、预检分诊、急诊救护医院急诊救护3个项目;第四章涵盖重症监护病房的设置与管理、重症监护监测技术、心电监护仪应用技术、呼吸机应用技术医院重症监护4个项目;第五章涵盖心脏骤停与心肺脑复苏、气道通路的建立、静脉输液通路的建立、洗胃术、穿刺技术、止血的急救技术6个项目;第六章涵盖淹溺患者的救护、中暑患者的救护、电击伤患者的救护等急诊抢救技术的应用9个项目。

　　本教材主要适用于全国高等医药院校护理专业学生使用,也可供在职急危重症护理工作者参考使用。

　　在本教材的编写过程中,充分借鉴前期相关学者的研究成果,并结合临床上最新的知识和技术应用现状,编者涉及医院、学校的在职护理人员和教师。本教材虽经反复斟酌,认真校对,但由于时间仓促,疏漏之处在所难免,敬请广大读者指正。

编　者

2015年4月

目 录 contents

第一章 绪论

学习目标

1. 识记急危重症护理学、急救医疗服务体系的定义。
2. 识记急危重症护理学的起源与发展。
3. 理解急危重症护理学的发展趋势。
4. 理解我国急危重症护士资质认证的趋势。
5. 学会应用急危重症护士素质要求,开展急危重症护理工作。

急危重症护理学是指以挽救患者生命、提高抢救成功率、促进患者康复、减少伤残率、提高生命质量为目的,以现代医学科学、护理学专业理论为基础,研究急危重症患者抢救、护理和科学管理的一门综合性应用学科。

一、急危重症护理学的起源与发展

急危重症护理学是与急诊医学及危重病医学同步建立和成长起来的。在我国经历了急诊护理学、急救护理学、急危重症护理学等名称的不断演变,内涵也得到了极大拓展,主要研究内容包括急诊和危重症护理领域的理论、知识及技术,已成为护理学科的一个重要专业。

现代急危重症护理学可追溯到 19 世纪弗罗伦斯·南丁格尔年代的急救护理实践。1854～1856 年的克里米亚战争期间,前线的英国伤病员死亡率高达 42% 以上,南丁格尔率领 38 名护士前往战地救护,使死亡率下降到 2%。这充分说明护理工作在抢救危重伤病员中的重要作用。在救护伤病员的过程中,南丁格尔还首次阐述了在医院手术室旁设立术后患者恢复病房的优点。

此后,随着急诊和危重病医学实践日益受到重视,急救护理得到了进一步发展,并出现了危重症护理的雏形。1923 年,美国约翰霍普金斯医院建立了神经外科术后病房。1927 年,第 1 个早产婴儿监护中心在芝加哥建立。第二次世界大战(以下简称二战)期间,还建立了休克病房,以救护在战争中受伤或接受手术治疗的战士。二战以后护士的短缺,迫使人们将术后患者集中在术后恢复病房救治。由于救治效果明显,至 1960 年几乎每所美国医院都建立了术后恢复病房。

急危重症护理真正得到发展始于 20 世纪 50 年代初期。当时北欧发生脊髓灰质炎大流行,许多患者因呼吸肌麻痹不能自主呼吸,而将其集中辅以"铁肺"治疗,配合相应的特殊护理技术,效果良好,堪称是世界上最早用于监护呼吸衰竭患者的"监护病房"。此后,各大医院开始建立类似的监护单元。美国巴尔的摩医院麻醉科医生 Peter Safar 也建立了一个专业性的监护单位,并正式命名为重症监护病房(intensive care unit,ICU)。到 60 年代末,大部分美国医院至少有一个 ICU。

与此同时,随着电子仪器设备的发展,急救护理也进入了有抢救设备配合的新阶段。心电示波、电除颤器、人工呼吸机、血液透析机的应用,使急救护理学的理论与技术得到相应发展。70 年代中期,在国际红十字会参与下,于西德召开了医疗会议,提出了急救事业国际化、国际互助和标准化的方针,要求急救车装备必要的仪器,国际间统一紧急呼救电话号码,以及交流急救经验等。

可以说,急危重症护理起源于 19 世纪中期,但作为一门独立的学科,急危重症护理学是随着急诊医学和危重病医学的建立,于近 30 多年才真正发展起来的。1970 年美国危重病医学会组建;1972 年美国医学会正式承认急诊医学为一门独立的学科;1979 年国际上正式承认急诊医学为医学科学中的第 23 个专业学科;1983 年危重病医学成为美国医学界一门最新的学科。到 20 世纪 90 年代,急救医疗服务体系得到了迅速发展,研究拓展至院前急救、院内急诊、危重病救治、灾害医学等多项内容。这些都预示着急诊医学和危重病医学作为边缘或跨学科专业的强大生命力。与之相呼应,急危重症护理学也表现出较好的发展势头,美国急诊护士、危重病护士学会相继成立,在培训急诊护士和危重症护士方面起着重要的作用。目前,这些护士活跃在医院内外科,包括急诊科、各类ICU、心导管室、术后恢复室,甚至是社区、门诊手术中心等岗位。

我国急危重症护理实践早期,并没有专门的急诊、急救和危重症护理学概念,急诊只是医院门诊的一个部门。直到 1980～1983 年卫生部先后颁发了"加强城市急救工作"、"城市医院急诊室建立"的文件后,北京、上海等地才相继成立了急诊室、急诊科和急救中心,促进了急诊医学与急诊护理学的发展,开始了我国急危重症护理学发展的初级阶段。同期,我国危重症护理也只是将危重患者集中在靠近护士站的病房或急救室,以便于护士密切观察与护理;将外科手术后患者先送到术后复苏室,清醒后再转入病房。直到 20世纪 80 年代,各地才相继成立专科或综合监护病房。北京协和医院在 1982 年设立了第一张 ICU 病床,1984 年正式成立了作为独立专科的综合性 ICU。

1989 年,卫生部将医院建立急诊科和 ICU 作为医院等级评定的条件之一,明确了急诊和危重症医学在医院建设中不可或缺的地位,我国急危重症护理学随之进入了快速发展阶段。目前,各级医院已普遍设立了急诊科或急救科,坚持"以患者为中心",开通"绿色生命通道",以急救中心及急救站为主体的院前急救网络也已建立,试图以较短的反应时间,提供优质的院前急救服务。全国各城市普遍设立了"120"急救专线电话,部分地区开始试行医疗急救电话"120"、公安报警电话"110"、火警电话"119",以及交通事故报警电话"122"等系统的联动机制,一些发达城市还积极探索海、陆、空立体救援新模式,全国整体急救医疗网络在不断完善中。此外,危重患者救护水平得到较大发展,ICU 的规模、精密的监护治疗仪器的配制质量、医护人员的专业救护水平及临床实践能力,成为一个国家、一所医院急救医疗水平的主要标准。2003年,传染性非典型性肺炎(以下简称非典)流行后,国家又投入巨资建立和健全突发公共卫生事件紧急医疗救治体系,急诊医学与急危重症护理学在应对大型灾害中的地位得到进一步提升。

与国外相比,我国急危重症医学及护理学虽较晚成为独立学科,但在院前急救、院内急诊、危重病救治,乃至灾害救援等方面发挥着越来越重要的作用。1983年,急诊医学被卫生部和教育部正式承认为独立学科。1985年,国家学位评定委员会正式批准设置急诊医学研究生点。此后,中华医学会急诊医学、重症医学及灾难医学分会相继成立,中华护理学会也分别成立了门急诊护理和危重症护理专业委员会。1988年,第二军医大学开设了国内第一门《急救护理学》课程。此后,国家教育部将《急救护理学》确定为护理学科的必修课程,中华护理学会及护理教育中心设立了多个培训基地,并多次举办急危重症护理学习班,培训了大量急危重症护理人员。急危重症护理理论不单纯局限于人的生理要求,而是着眼于人的整体生理、心理、病理、社会、精神要求,将现代急危重症护理观、急危重症护理技术由医院内进一步延伸到现场、扩展到社会。

二、对急危重症专业护士的素质要求

急危重症专业护士需要承担的抢救工作多、工作强度高、责任大;急救病种复杂多变,麻醉与手术潜在并发症多、风险大;病症的突发性或病情演变的急、危、重使患者承受巨大的痛苦和精神压力,必须分秒必争,紧急正确处理。因此,对护理人员的综合素质提出了更高的要求。

1. 具有高度的责任心 护理人员的职责是治病救人、维护生命、促进健康。因此,树立爱岗敬业精神、具备高度的责任心、视患者为亲人、全心全意地为人民服务尤为重要,要求努力培养慎独作风。在任何情况下必须忠实于患者的利益,无论白天或晚上,无论单独或多人合作,都应成为慎独作风的典范,随时随刻令患者放心,成为称职的急危重症专业护士。

2. 具有扎实的业务素质 急危重症抢救强调"急"、"救"和"准确"。在任何急危重症护理操作中都必须准确配合,及时观察病情,及时预见潜在危险与突发变化。因此,既要有效合作、协助医生处理,又必须正确运用护理程序,全面准确估计患者每一阶段的健康情况,分析确立护理诊断,制订护理计划,实施护理要求,达到护理目标。为此,必须刻苦学习急救医学、危重病医学和急危重症护理学的知识,具备丰富的理论知识、娴熟的操作技能、细致的观察能力和敏锐的判断能力。

3. 具备健康的身体素质 急危重症护理工作的节奏快、任务重、随时性强、应变性高。面对突发性紧急事件伤员多的情况,急危重症护士必须无条件地投身于抢救之中。其工作负荷骤然增大和日夜操劳,要求必须具有健康的体魄、稳定的心态、良好的身体素质,练就一副吃得起苦、经得起磨炼的身体。

4. 具有良好的心理素质 急危重症护士在面临危急重病时,既要有坦诚豁达的气

度,又要有严于律己、奋发向上的精神;有坚定的正义感和法律法规意识,又有较强的适应能力、良好的忍耐力及自我控制力,善于应变、灵活敏捷;有饱满的精神状态和强烈的进取心,能以积极、善良的心态面对身残、心灵痛苦的患者,又能保持愉悦、乐观的心情做好工作。

三、急危重症专业护士培训

发达国家十分重视对急诊护士和危重症护士的培训工作,认为急危重症护理人员除了需要接受正规教育外,还要经过若干年实践磨炼和一定时间的继续教育,才能逐渐成熟,并充当技术骨干力量。为此,美国急诊护士和危重症护士学会开设了大量的急诊及危重症护理继续教育项目,供在职护士选择。急危重症专科护士的培训始于20世纪30～40年代专科护士培训工作开始后,部分医院通过对护士进行短期培训,使之成为急危重症护理领域的行家。此外,许多大学还专门开设了急危重症专科护士研究生项目。加拿大、英国等国家在20世纪60年代也开始实施专科护士培养制度,兼有专科证书课程和研究生学位课程两种形式。日本急救医学会护理分会则在1981年制定了急救护理专家的教育课程和实践技能标准,急救护理专家的教育主要是在日本护理学会的研修学校中实施。

各国针对急危重症专业护士的培训内容也不尽相同。例如,美国急诊专科护士证书课程一般包括急诊突发事件的评估及确定优先事项、对医疗和心理紧急情况的快速反应及救生干预、创伤护理核心课程、高级心脏生命支持术、儿科急诊护理课程、急诊护理程序等。日本急救护理专家教育主要是进行能力的培养,包括抢救技术能力、准确地进行病情分类、调整治疗的顺序、把握患者及其家属需求并给予援助。教育课程包括理论和专业技术课程,专业技术课程则包括抢救、分诊和应急沟通技能。

我国急危重症专业护士培训工作起步较晚,但近年来逐步受到重视。目前,《急救护理学》已是各高校护理专业必修课程,适合于在职护士的各类继续教育项目也较为丰富。随着我国护理学科的飞速发展,专科护士培训已成为一种更高层次的培训形式。《中国护理事业发展规划纲要(2005～2010)》中明确指出:要在2005～2010年,分步骤在急诊、急救、重症监护等重点临床领域开展急诊和危重症专科护士的培训。因此,在我国安徽、江苏、上海、北京等许多地区尝试开展了急诊和危重症专科护士的培训工作。

国内对急危重症专科护士的培训主要是以在职教育为主,安排急诊和危重症抢救方面临床经验较为丰富的教师授课,培训内容包括理论教学与临床实践。理论教学内容涉及急诊或急救、危重症监护的所有内容、学科发展与专科护士发展趋势、循证护理、护理科研、护理教育,以及突发事件的应对等。专科理论包括重症监护、急救创伤、各种危象、昏迷、中毒等急救最新进展。采取理论讲座、病例分析、操作示范、临床实践等多种形式授课。

四、急危重症专业护士资质认证

很多发达国家对急诊和危重症专业护士已实行资质认证制度,要求注册护士在经过专门培训获得证书后方可成为专科护士。如在美国,成为急诊护士的条件包括:①具有护理学士学位;②取得注册护士资格;③有急诊护理工作经历;④参加急诊护士学会举办的急救护理核心课程学习,并通过急诊护士资格认证考试。日本在1995年正式进行急救护理专家的资质认证。英国、瑞典、奥地利、丹麦等国家对急救和危重症护士的资质认证也有各自的要求,待遇也优于普通护士。

为了保证护理工作质量,这些国家还对证书的有效期做了具体规定。如美国急诊和危重症专业护士执照有效期通常为5年,其间必须争取继续教育学分来保持执照的有效性,否则执照会被取消或被迫重新参加资格考试。日本护理学会及临床护理专家、专科护士鉴定部门规定:临床护理专家、专科护士每5年必须重新进行一次资格审查。资格审查条件包括:实践(工作)时间、科研成绩、专科新知识学习情况。这种非终身制的资格审查机制使高级护理人员产生危机感,促进其自身知识的进一步更新完善,推动临床急危重症护理工作向更高的方向发展。

我国的急危重症专科护士资质认证尚处在尝试阶段,没有统一的资格认定标准。2006年,在上海市护理学会牵头下,上海市开始进行急诊及危重症适任护士认证工作,对全上海各级医院在急诊科或ICU工作2年以上的注册护士,分期、分批进行包括最新专科理论学习、医院实训基地临床实践在内的培训,考核合格发放适任证书。安徽省立医院也在2006年建立了第一个急诊急救专科护士培训基地,已培养大量急救专科护士。

五、急救医疗服务体系

近30年来,随着现代医学的进步、社会医疗保健需求的提高,以及各种突发性意外事故的增多,现代急诊医学迅速发展并发生了根本性的变革,独立的急救医疗服务体系在以美国、德国、法国为代表的一些国家迅速形成和发展,并得到了很多国家的认同。急救医疗体系的形成是社会现代化和医学科学发展的必然趋势。急救医疗服务体系(emergency medical service system,EMSS)是集院前急救、院内急诊科诊治、ICU救治和各专科的"生命绿色通道"为一体的急救网络,即院前急救负责现场急救和途中救护,急诊科和ICU负责院内救护。它既适合于平时的急诊医疗工作,也适合于大型灾害或意外事故的急救。EMSS的3个组成部分介绍如下。

1. 院前急救　院前急救(prehospital emergency care)又称院外急救,是指在医院之外的环境中对各种危及生命的急症、创伤、中毒、灾害事故等伤病者进行现场救护、转运及途中监护的统称,亦指在患者发病或受伤开始到医院就医之前这一阶段的救护。及时、有效的院前急救,对于维持患者的生命、防止再损伤、减轻痛苦、提高抢救成功率、减少致残率,均具有极其重要的意义。其组织结构可以是一个独立的医疗单位,也可以依附于一家综合性医院。

院前急救是一项服务于广大人民群众的公益事业,需要得到政府和社会各界的重视、支持和帮助,尤其是大型灾害事故的医疗救护以及战地救护,需要动员社会各界的力量,有领导、有组织地协调行动,以最小的人力、物力、财力,在最短的时间内争取最大的抢救效果。为了实现非医务人员和专业医务人员的救护相结合,应大力开展急救知识和初步急救技能训练的普及工作,使在现场的第一目击者能首先给予伤(病)员进行必要的初步急救。

国内外多数急救专家认为,一个有效的院前急救组织必须具备以下标准:①用最短的反应时间快速到达患者身边,根据具体病情转送到合适医院。②给患者最大可能的院前医疗救护。③平时能满足该地区院前急救需求,发生灾害事件时应急能力强。④合理配备和有效使用急救资源,获取最佳的社会、经济效益。用上述标准衡量不同组织形式,可以比较客观地反映其急救功能。

2. 医院急诊科救治 医院急诊科(hospital emergency department)是 EMSS 体系中最重要的中间环节,是院前急救医疗的继续,又是医院内急救的第一线,24 小时不间断地对来自院前的各类伤病员按照病情轻重缓急实施急诊或急救。此外,它还经常承担各种类型灾害事故的紧急救护任务。急诊科应当具备与医院级别、功能和任务相适应的场所、设施、设备、药品和技术力量。由于医院急诊的能力及质量是医院管理水平、医护人员基本素质和急救技术水平的综合体现,急诊科的建设情况直接影响 EMSS 最终救治效果,因此急诊科应合理设置就诊区域,配备完善的急诊硬件,建立科学的管理制度,加强专业培训,不断提高急诊医护人员的救护能力,提高急诊工作效率和抢救成功率。

3. 重症监护 随着急危重症医学的发展,急危重症患者通常被集中在 ICU 进行救治。重症监护是指受过专门培训的医护人员在具有先进监护设备和救治设备的 ICU,接收由急诊科和院内有关科室转诊来的危重患者。对多种严重疾病或创伤,以及继发于各种严重疾病或创伤的复杂并发症患者进行全面监护及治疗、护理。ICU 是危重患者的集合地,具有病种多、病情变化快的特点。其利用先进的医疗设备为危及生命的急性重症患者提供高级监测治疗技术和高质量的医疗服务,对危急重症患者进行生理学功能的监测、生命支持、防治并发症,最早时间捕捉到有重要意义的短暂的动态变化并及时予以反馈,以促进和加快患者的康复。

急救医疗服务体系的建设和管理同样是急危重症护理学研究的重点。为建成更为完备的急救医疗服务体系,急危重症护理人员应主要围绕院前急救、院内急诊科救治和重症监护 3 个方面开展工作。护理工作范围不仅限于平时急危重症的护理,还应时刻准备参与大型灾害或意外事故的救护工作。在 EMSS 中,院前急救是急诊的突击队,要求配备先进的通信设备和经专门训练的急救从业人员,需设有急救和监护设备的救护车或其他快速的交通工具(如直升机)。院内急诊科是急诊的桥头堡,应有专门训练的专职急诊医护人员和先进的医疗设备,而 ICU 则是大本营。

知识拓展

急症绿色通道是指急危重症伤病员被送到急诊科，在接诊、检查、治疗、手术及住院等环节上实施的一套快捷和有效的急救服务。它充分体现急救工作的安全、通畅、规范和高效（图1-1）。

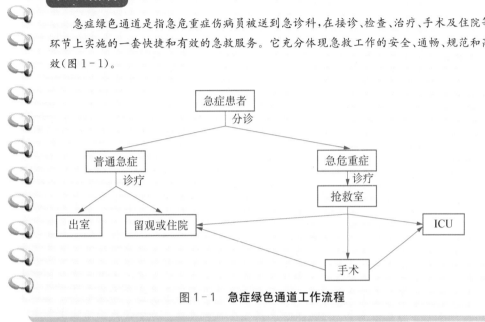

图 1-1　急症绿色通道工作流程

学习效果评价

通过本章的学习，能够掌握急危重症护理学、急救医疗服务体系的定义；明确急危重症护理学的起源与发展；能对急危重症护理学的发展趋势进行分析；能预测我国急危重症专业护士资质认证的趋势。

课后复习

1. 简述在急危重症护理学起源过程中的几个重要阶段。
2. 请对急危重症护理学的发展前景进行分析。
3. 简述对急危重症专科护士素质要求及资质认证的看法。
4. 请对我国急救医疗服务体系的发展趋势进行分析。

主要参考文献

［1］张波,桂莉.急危重症护理学.第3版.北京:人民卫生出版社,2012.

［2］陶红.急救护理学.北京:高等教育出版社,2010.

［3］沈红,陈湘玉,王晓静,等.国内外急诊专科护士培训及资格认定的研究进展.护理学杂志,2009,24(1):91～93.

［4］席淑华,赵建华,叶文琴,等.上海市急诊适任护士培训模式的探讨.中华护理杂志,2008,43(4):341～343.

［5］宋瑰琦,房彤,朱禧庆,等.安徽省急救专科护士培训项目实践探索.护理研究,2007,21(4):1027～1029.

（桂　莉）

第二章　院前急救

学习目标

1. 识记紧急呼救、现场评估、检伤分类的内容和方法。
2. 识记现场和途中救护的措施和要点。
3. 理解检伤分类和现场救护的原则和意义。
4. 理解途中转运的原则和注意事项。
5. 学会应用伤情评估和检伤分类的常用方法。
6. 学会应用急救技能现场救护院前常见伤病。

情景描述

某建筑工地,高空施工时发生脚手架坍塌,大片脚手架从高空脱离坠落造成大批伤员。伤员伤情如下。

伤员1　中年男性,发现时下半身离断,伤员意识丧失,呼吸、脉搏消失。立即采取胸外按压、开放气道等措施,患者仍无呼吸。

伤员2　中年男性,面色苍白,神志不清,呼吸急促,左前臂有毁损,左胸有一小木条插入,可见伤口,经伤口可见到肺组织。查体:左胸塌陷有反常呼吸,左胸呼吸音明显降低,R 40次/分,脉搏细弱,105次/分,BP 85/55 mmHg。

伤员3　中年女性,左躯干及肢体被倒塌的重物砸伤,神志不清。查体:R 40次/分,BP 90/60 mmHg。导尿为全血尿,腹腔穿刺抽出不凝血,左大腿活动受限。

伤员4　青年男性,脸色苍白,神志淡漠,烦躁。查体:右侧大腿处、左侧上臂、左侧背部均有伤口出血不止,呼吸、心跳微弱,BP 80/40 mmHg,全身皮肤湿冷,口唇发绀。

伤员5　青年男性,高处坠落,腰部在半空中遭拦截,左侧腰背部有刮伤,出血已止。主诉下肢有麻木感。查体:R 21次/分,P 81次/分,BP 100/70 mmHg。

面对上述情景,在院前急救过程中需要实施哪些救护项目,每个项目实施的方法和注意事项是什么?

分析提示

案例中出现了多名伤员,应在第一时间进行紧急呼救。呼救时应汇报现场受伤人数及伤情、事发地点、联系人等信息。接下来对现场、伤员进行评估和检伤分类。首先确认现场环境安全,进行伤情评估；接着对伤员进行检伤分类。优先救治危重和有存活希望的伤员。评估和检伤分类完成后，根据伤员情况进行早期救护。急救车到达后对伤员进行妥善转运，转运时注意保护伤员受伤部位，尤其是怀疑颈椎损伤者。转运途中注意对伤员进行观察和再评估，继续为伤员提供所需的救治。

项目一　紧　急　呼　救

案例导入

某居民楼发生火灾。发生火灾时建筑外墙正应用聚氨酯材料进行保温装修，为防止外墙装修时异物坠落，脚手架外用尼龙网罩住整个建筑。火灾由电焊火星引发，尼龙材质易燃，火势迅速蔓延至整幢建筑。大量浓烟导致住户视野不清、逃生困难。逃生途中，受灾住户大声呼救、攀爬脚手架。大多数住户发生程度不等的吸入性损伤，出现了大批伤员。

分析提示

本案例为火灾事故，现场应尽早呼救。除了拨打呼救"120"电话外，还可拨打"119"消防电话。拨打电话时，应对现场火灾的严重程度、火灾可能导致的受伤人数等进行较准确的评估，准确描述事发地点等。本项目主要讲述紧急呼救的电话号码、呼救的内容及注意事项。

引言

意外事故发生的现场通常在家庭、马路、工厂、野外等场所，缺乏急救的专业人员和抢救资源。而在意外事故发生后的几分钟、十几分钟是抢救危重伤病员最重要的时刻，医学上称为"救命的黄金时刻"。救护启动由紧急呼救开始，呼救系统的畅通，在国际上被列为抢救危重伤病员的"生命链"中的"第一环"。有效的呼救对保障危重伤病员获得及时救治至关重要。

一、急救通信系统

意外事故发生后，应在第一时间进行呼救，而院前紧急呼救离不开院前急救网络，院前急救网络的运行依赖于完备的急救通信系统。急救通信系统是急救医疗的重要组成部分，是日常院前医疗急救和灾害事故医疗救援反应的中枢。它负责急救医疗和灾害事故信息的接收、储存、传递和整理；是日常院前急救医疗和灾害事故医疗救援的调度、指挥、协调的工具；是进行急救中心(站)管理的重要信息来源。建立一个完善的现代化的通信网络，是急救医疗和灾害事故能得到及时、安全、准确、有效的处理，以及院内、外医疗能紧密结合的关键。

（一）急救通信任务

急救通信是急救网络的重要组成部分，是院前急救的先导。其任务如下。

1. **院前急救呼救信息的接收** 当人们在工地、办公场所、街上或家中，发生急危重症或受到意外伤害，需要接受院前急救服务时，患者本人、亲属、同事或其周围人通过电话等方式对急救中心（站）进行急救医疗呼救。急救通信组负责院前急救呼救信息的接收、记录，并给予相应的处理。

2. **对急救单元的指挥和调度** 把急救呼救变为院前急救行动的全过程称为调度。急救中心（站）接到呼救信息后，通过急救通信系统调动在急救分站或途中的急救单元，迅速奔赴患者发病现场，实施医疗急救服务。急救通信担负着对急救单元的指挥和调度任务。

3. **急救单元信息的传递** 到达现场的急救单元在完成院前急救任务有困难时，如患者人数太多或患者的病情太重，需要增援等，要通过急救通信系统把信息传递给急救中心（站），求得支援。当急救单元要把患者送往要抵达的医院时，为了请医院做好接收患者的准备，也要通过通讯系统将信息传递给医院。因此，急救通讯系统还担负着传递急救单元信息的任务。

4. **急救中心（站）与上级主管部门和有关单位的联系** 院前急救任务不仅是急救中心（站）的责任，也是全社会的责任。在大型灾害事故时，急救中心（站）应该向上级主管部门汇报，让上级主管部门了解信息，求得领导的支持和帮助。如果患者病情特别危重，现场抢救有困难，应与所在地区的综合抢救中心医院或专科抢救中心医院联系以求得技术上的帮助和指导。当公安、消防、交通、武警等部门因特殊工作需要院前医疗急救配合时，也要通过急救通讯系统联系，进行联合行动。因此，急救通讯系统也是急救中心（站）与上级主管部门和有关单位通讯联系的纽带。

5. **在灾害事故发生时担负医疗救援的通讯任务** 急救中心（站）有健全的有线和无线通讯系统，与医院、武警、公安、消防等部门密切联系。在灾害事故发生时，医疗救援指挥部门可以利用急救中心（站）的通讯系统，统一组织指挥卫生系统和其他单位进行救援工作。

6. **急救信息的储存和整理** 由于急救通讯系统担负着以上5个方面的信息传递任务，是院前急救信息的重要来源，因此，它还担负着急救信息的储存、整理任务，为急救中心（站）的管理、建设发展和科研提供可靠的依据。

（二）急救通讯的特点

1. **快速** 院前急救的患者许多病情重而且急，要求急救资源迅速赶赴现场。因此，要求急救信息的接收和传递要快。要达到快速，必须具备以下两个基本条件：一是通讯设备要先进；二是工作人员业务要熟练。

2. **准确** 院前急救信息要准确。首先是指呼救信息的接收要准确，包括发病现场的确切地址、病员人数、病情严重程度等，为急救指挥调度做好准备；第二是调度指挥的命令要准确，为急救单元快速、准确地赶赴现场提供确切的信息；第三是院前急救信息的收集、记录、整理要准确，为急救中心(站)的管理提供可靠的信息。

3. 精炼   急救信息的传递要求做到快速，信息精炼。所谓精炼，一是信息要简短，仅传递与急救相关的信息；二是信息要规范化，使信息传递有条理。精炼的前提是让接收信息方能正确理解。

4. 全面   急救通讯系统负责所有院前急救呼救、指挥调度信息的传递和储存，是急救中心(站)进行院前急救管理、建设发展和科研信息的重要来源。因此，急救通讯系统的信息资料要完整、全面。

院前急救最重要的是时间效率，当接到呼叫电话时必须认真做好记录，包括接电话的时间、详细地址、电话号码、患者主要表现及症状、意识是否清醒、出车时间、到达时间、抢救时间、回院时间等。必要时电话指导现场人员在救护车到达之前采取一些简单、有效的救治措施，为抢救赢得时间，避免盲目、随意处理使病情加重，甚至危及生命、丧失抢救时机。立即通知司机、医生、护士，白天在 3～5 分钟出车，晚上在 5～10 分钟出车。

知识拓展

江苏省常州市"120"急救中心在 2008、2009 年建立了无线通讯网络系统急救模式，应用了无线集群通信系统。"120"急救中心接到患者呼救后，立即对患者发病地点进行定位，根据定位台、调度台信息通知就近急救分站，派救护车救治患者，救护车接到患者后将信息上报给医院，在医院的无线联网终端显示屏上显示患者的基本信息及病情，并进行语音播报，医院根据患者病情做好救治准备，等患者到达医院后立即给予积极、有效的抢救措施，这样可以缩短救治患者的时间，提高效率。

二、现场呼救的方法

(一) 呼救电话须知

使用呼救电话，必须用最精炼、准确、清楚的语言说明伤病员目前的情况及严重程度，伤病员的人数及存在的危险，已采取或可能需要的急救类型。如果不清楚身处方位，不必惊慌，急救医疗服务系统(EMSS)调度室可以通过地球卫星定位系统追踪其正确位置。一般应简要清楚地说明以下几点：①报告人电话号码与姓名，如可能，报告患者的姓名、性别、年龄和联系电话。②患者所在的确切地点，尽可能指出附近街道的交汇处或其他显著标志。③患者目前最危重的情况，如昏倒、呼吸困难、大出血等。④发生灾害事故、突发事件时，说明伤害的性质、严重程度，伤病员的数量。⑤现场已采取的救护措施。

注意：最好不要先放下话筒，要等调度人员先挂电话后再挂断电话。

(二) 单人及多人呼救

(1) 在专业急救人员尚未到达时，如果有多个人在现场，一人通知院前急救医疗机构,其他人员留在患者身边尽快开展救护。如遇意外伤害事故,要分配好救护人各自的工作,分秒必争、有组织、有序地实施伤病员的寻找、脱险、医疗救援工作。

（2）在患者心搏骤停的情况下,应抓住"救命的黄金时刻",进行心肺复苏,然后迅速地拨打急救电话。如有手机在身,则在进行1～2分钟心肺复苏后,利用抢救间隙拨打急救电话。

（3）溺水者被救出水面时意识丧失,必须先进行2分钟的心肺复苏,然后再给当地的EMSS机构打电话。

（4）大量资料表明,任何年龄的外伤、药物过量或呼吸暂停患者,都会受益于在通知EMSS机构前接受2分钟的心肺复苏。

（5）如果面对的是孩子,客观判断已无意识又只有一个救护员在场,在给EMSS机构打电话之前,应准备好在必要时提供大约2分钟的心肺复苏。一旦确定孩子没有意识,立刻大声呼救;如果孩子很小又没有外伤,应保证在与EMSS机构联系时,孩子一直在身边。

项目评价 ••

　　通过本项目的学习,能充分认识现场呼救的重要性;能掌握现场呼救的内容和方法;能熟悉有关急救通讯系统相关知识;能写出重要概念的外文缩略语及中文意译。

课后复习 ••

1. 院前电话呼救时的注意事项包括哪些?
2. 当目击儿童发生心搏骤停后应如何进行呼救?

主要参考文献

［1］中国红十字会总会. 救护师资培训教材. 北京:社会科学文献出版社,2014.

项目二 现 场 评 估

案例导入

伤员,男,23 岁。因骑摩托车闯红灯被对面疾驰的轿车撞飞,车祸发生 15 分钟后"120"急救车到达现场,患者仰面倒在马路中间,地面有大量血迹,腹部衣服被撕破,且腹部有开放性伤口。

分析提示

本案例急救人员到达现场后应首先对现场环境进行评估,在确保无来往车辆的情况下迅速进入现场将伤员搬离马路中间(注意患者有无颈椎受伤)。接着对伤员进行快速评估。本案例伤员为车祸撞伤,且腹部存在开放性伤口,评估时应特别关注,并给予紧急处理,待伤员伤情稳定后再进行较全面的重点评估。本项目讲述现场评估的项目、方法、顺序及注意事项。

引言

现场评估(on-site assessment)作为现场救援至关重要的一环,对于确定伤员伤情并采取针对性的救治措施有重要意义。院前急救不同于院内急救,施救前需对事故或灾难现场进行评估,评估时首先应注意现场可能对施救者、伤员及周围人员造成伤害的危险因素,其次评估伤员的受伤情况(如受伤部位、性质、严重程度、潜在危险等)。导致伤员在较短时间内死亡的原因主要有三大类,第 1 类是严重的脏器损伤,如颅脑损伤、心肺损伤、大血管损伤等,这类伤员由于情况严重,救治十分棘手,多数伤员常死于受伤后 1 小时内;第 2 类伤员占大多数,其脏器损伤并不十分严重,但常死于其他的致命性原因,且死亡时间多在受伤后的数小时之内;第 3 类伤员虽然在一定的时间内似乎安然无恙,但存在一些潜在性的危险,随着时间的推移,伤员的危险性逐渐增加,甚至导致死亡。第 1 种情况属于伤情太重,而后两种情况如果经人为正确干预,可在很大程度上避免死亡。因此,评估人员必须准确评估伤员的受伤情况。

一、现场环境评估

(一)可见的危险

灾难或事故现场的环境一般较差,如地震、洪灾、火灾、倒塌、爆炸、车祸等。因此,救援人员进入现场的前提条件是自身的安全得到保障。

(二)无形的危险

当发生毒气泄漏、生物伤害、核辐射等情况时,救援人员在进入事故现场前,应采取切实有效的防护措施,如穿戴防护服、手套、口罩(或携氧呼吸面具)等,站在上风口,快进快出,尽量缩短停留时间。

（三）复杂的潜在危险

若是存在潜在危险,如事故现场处于高速公路上、化学物资失火、成群燃烧汽车等,救援人员不可盲目进入和久留,同时禁止吸烟,关闭手机,不使用对讲机,不穿带有钉掌的鞋,不拉动电源开关,禁止一切能够产生静电和火花的行为。

（四）脱离危险现场

进入灾难现场后,应迅速察看具体环境,帮助伤员尽快转移到现场周围相对安全的地方,再进行抢救,但动作要轻稳,尽量避免拖、拉、拽,以免造成继发损伤。对于毒气泄漏等造成无形危险的灾难,即使是危重患者,也不能就地抢救,必须将患者转移到空气新鲜的上风向位置,解除可以造成继发损伤的因素后,才可进行抢救。

现场环境评估流程见图 2-1。

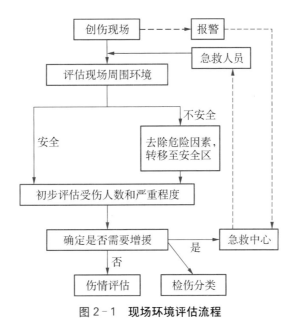

图 2-1　现场环境评估流程

二、伤情评估

完成环境安全评估后,应进行现场伤情评估。虽然救援人员在赶往现场前已经获取了现场的部分情况,但这些资料往往是由第一目击者或者其他首先到达现场的救护人员提供的,并不能准确地反映现场的实际情况。所以救援人员到达现场后要对现场伤情进行初步评估。伤情评估的主要目的是快速识别伤员的病情。判断伤情主要是通过对伤员病情的类型、部位、原因及严重程度的综合检查和分析,询问患者或他人受伤史及相关情况,进行身体检查及查看相关医疗文书等手段实现。

伤情评估流程见图 2-2。

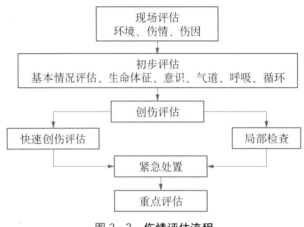

图 2-2　伤情评估流程

(一) 紧急生命评估

1. ABCDE 评估　按照 A、B、C、D、E 程序进行评估,内容包括:气道及颈椎(airway patency with simultaneous cervical spine protection)、呼 吸 功 能 (breathing effectiveness)、循环功能(circulation effectiveness)、神志状况(disability)和暴露患者/环境控制(exposure/environment control),可简单记忆为 ABCDE。如果发现其中任何一项不稳定,均应立即进行抢救。

(1) 气道及颈椎(A):检查患者能否说话、发音是否正常以及发音与年龄是否相符合,判断气道是否通畅。观察有无可能造成气道阻塞的原因。例如,舌后坠、松脱牙齿/口腔内异物、呕吐物/分泌物、出血块、口唇或咽喉部肿胀等,其中舌后坠是意识不清患者气道阻塞最常见原因。如果气道部分或完全阻塞,应立即采取措施开放气道,对创伤患者同时注意固定颈椎予以制动。开放气道可采用仰头/抬颌(颏)法(head tilt-chin lift)或推(托)颌法(jaw thrust),或通过负压吸引抽吸分泌物及异物,采用口咽气道/鼻咽气道等措施保持气道通畅。对气道阻塞、换气不良或无意识患者,应做好气管插管的准备。

(2) 呼吸功能(B):检查患者是否有自主呼吸、呼吸是否正常、胸廓有无起伏、两侧胸廓起伏是否对称。查看呼吸频率、节律和深度以及皮肤颜色、是否应用辅助呼吸、气管位置和胸骨完整程度等。听诊呼吸音是否存在或减弱。对于外伤患者应注意张力性气胸、连枷胸合并肺挫伤及开放性气胸所造成的换气功能障碍。如果患者没有呼吸或呼吸不正常,应立即给予辅助呼吸,或进行气管插管。呼吸困难者,给予吸氧、球囊面罩通气、辅助呼吸时,注意有无张力性气胸,如有应及时予以处理,紧急时可用针刺减压(needle decompression)。有开放性气胸时,可使用无菌无孔敷料封闭胸部伤口。

(3) 循环功能(C):检查有无脉搏、脉搏是否正常、每分钟脉搏次数、脉搏强弱、节律(规则/不规则)、外出血情况、毛细血管充盈时间、皮肤颜色(红润/苍白/黄/青紫)和湿度(干/湿)以及温度(冷/暖/热)。测量血压了解循环功能,但应注意血压有时不能反映早期周围循环灌注不良状况。注意观察意识状态,当循环功能不良时,脑血流量灌注降低可导致意识改变,但意识清醒的患者仍有潜在出血的可能。皮肤颜色、湿度和温度可帮助判断创伤患者的循环血量情况,大量失血时,面部和四肢可呈现灰白或苍白色、皮肤湿冷等休克表现。

如果患者循环功能不良,应立即给予心电、血压监护,开放静脉通道。如果没有脉搏,立即进行心肺复苏,包括基础生命支持(BLS)和高级心血管生命支持(ACLS)。如果脉搏过快或过慢、休克,应查找原因,及时给予对症治疗,如采取止血、输液、输血、药物治疗等措施。如果体温过低,根据具体情况决定是否给予保温或如何保温。

(4)神志状况(D):评估患者的意识水平,最初的神经系统检查应该包括瞳孔(大小、对称性、对光反应)和意识水平。意识水平的评估可采用"清、声、痛、否"(AVPU 法,表2-1)简单快速评估其清醒程度,或应用格拉斯哥昏迷评分(Glasgow Coma Scale,GCS,表2-2),并需进一步评估患者的神志状况。对于不清醒的患者,保持气道通畅,维持呼吸功能,密切观察病情;对于情绪不稳定者,应注意患者、自身和周围人员的安全。

(5)暴露患者/环境控制(E):评估时可移除患者的衣物以评估和识别任何潜在的疾病或损伤症状,注意患者保暖和保护其隐私。

表2-1 意识水平评估的 AVPU 法

A(alert)	警惕和意识清楚
V(voice)	只对声音有反应
P(pain)	只对疼痛有反应
U(unresponsive)	无反应

表2-2 格拉斯哥昏迷评分(GCS)

睁眼反应	计分	言语反应	计分	运动反应	计分
自动睁眼	4	回答正确	5	遵嘱活动	6
呼唤睁眼	3	回答错误	4	刺痛定位	5
刺痛睁眼	2	语无伦次	3	躲避刺痛	4
不能睁眼	1	只能发声	2	刺痛肢屈	3
		不能发声	1	刺痛肢伸	2
				不能活动	1

2. DRCAB 评估流程 我国《严重创伤院前救治流程:专家共识》归纳并推荐了DRCAB 的评估流程,强调只进行必要的基本检查,只对可能立即危及生命的情况给予最简单、有效的处置,旨在保证伤员的基本生命安全。

(1)现场评估(D:danger):救护者、患者及周围人员的安全是第一重要的。

(2)意识状态评估(R:response):迅速判断伤员是否清醒,有无反应。最好根据Glasgow 评分对伤员进行意识状态评估。对于意识丧失、呼吸停止及大动脉搏动不能触及的伤员,立即进行心肺复苏。

(3) 循环评估(C:circulation):评估内容包括脉搏、外周循环,以判断出血情况,同时应迅速观察患者全身有无可见活动性出血,并采取相应止血措施,这是在创伤早期挽救患者生命的重要手段。

(4) 气道评估(A:airway):溺水、火灾、泥石流等通常引起患者不同程度的气道梗阻。此外,有些患者在救治过程中也常因大量呕吐导致吸入性气道梗阻。作为院前急救人员,不仅要对各种伤员的气道条件进行准确评估,还要清楚地认识到其有可能进一步加重的发展趋势,以便在创伤早期对患者气道提前给予适当保护。

(5) 呼吸评估(B:breathing):评估内容包括呼吸频率、节律以及双侧的呼吸音是否对称,需要用听诊器听诊双侧胸壁的肺尖、肺底 4 个听诊区。大部分气道通畅的患者都能够出现自主呼吸,但一部分患者的自主呼吸并不能维持其自身机体的氧供需求,在这种情况下,就需要给予一些有效的呼吸支持手段,如鼻导管吸氧、面罩吸氧、无创正压通气(NPPV)、间歇正压通气(IPPV)或徒手面罩加压气囊辅助通气等。通常,即便有正常自主呼吸的严重创伤患者,仍建议常规给予低流量的鼻导管吸氧,旨在尽可能提高患者血液中的氧含量,以便在创伤大量失血时能够维持机体的基本氧供。

3. 生命体征评估　包括体温、脉搏、呼吸、血压和血氧饱和度(SpO_2),是反映患者当前生理状况的重要指标,应根据需要进行测量。生命体征的测量可在重点评估之前进行,特别是同时救治危重或受伤患者的时候。测量时须注意细节和患者病情的评估,如对头部受伤、疑似脑卒中(中风)患者,测量生命体征同时可应用 AVPU 法判断意识,对意识障碍患者应用格拉斯哥昏迷评分,并注意评估患者瞳孔的变化情况。

(1) 体温:所有急诊就诊患者均应测量体温,因为有时体温异常可能是患病的唯一线索。院前急救时,某些伤病员的体温对于诊断疾病及给予急救处置有指导意义。

(2) 脉搏:注意评估脉搏次数、强弱是否规律,以及心率和脉率的差异等。对电子技术的依赖往往削弱了触摸脉搏评估心律失常的作用,应注意避免。排除心理或环境因素,正常范围以外的脉搏可能是异常生理情况的迹象。

(3) 呼吸:对主诉呼吸系统问题,如哮喘、慢性阻塞性肺病(COPD)、肺炎、创伤、气胸、血胸、胸骨或肋骨骨折、肺栓塞、药物中毒等患者,应评估呼吸次数、节律、深度、对称程度、辅助呼吸肌应用等。准确的评估有时需要观察完整 1 分钟的呼吸状况。

(4) 血压:如患者为出血、休克、创伤或药物中毒等,必要时测量左右上肢血压,计算脉压(脉压=收缩压-舒张压)、休克指数(休克指数=收缩压/脉搏)。如脉压降低,说明心排血量降低,周围血管阻力代偿性增高,而休克指数<0.9 可能意味着休克。

(5) 血氧饱和度:血氧饱和度测量可有助于评估呼吸或血流动力学受损、意识改变、严重疾病或损伤等,有助于判断疾病的严重程度或治疗的有效性。

(二) 重点评估

在紧急生命评估完成后,危及生命的情况已做处理,此时可对伤员进行重点评估。重点评估内容主要是采集病史和"从头到足"(head to toe assessment)的系统检查。不同的病变可能具有相同的症状,评估人员需结合伤员主诉、生命体征及检查所见,必要时应用其他检查结果,进行综合分析和判断。病情变化或有疑问时应予重新评估。

1. **精神**　评估内容如下。①精神状态:清醒/不清醒、混乱、不合作、有敌意、昏睡、歇斯底里。②说话能力:有条理/没有条理、不流利、不清楚、哭泣。③行为:有暴力倾向、自杀、伤人、自闭、抑郁、躁狂、强制性重复、自大。④外表:清洁、不修边幅、衣着不恰当。

2. **脑**　检查头、面和颈部是否对称,有无损伤。评估意识状况(AVPU 法)、格拉斯哥昏迷评分,失去知觉时,事后记忆如何,注意有无四肢无力、头痛(发作频率、程度和形式)、头晕、恶心、呕吐、步态(稳定/不稳定)、血肿(位置、大小)等。

3. **眼、耳、鼻、喉**　评估内容包括:①眼:观察瞳孔大小和对光反射是否受影响、瞳孔内有无出血;眼部有无红、肿、痛、流泪;眼部活动是否受阻、影响视力,或有无视物模糊、复视;感觉是否有漂浮的浑浊物或异物等。②耳:评估有无外伤、耳痛、耳漏、耳聋、耳鸣、眩晕等。③鼻:评估无鼻塞、鼻漏、鼻出血、打喷嚏、异物等。④喉:评估有无咽喉痛、异物感觉、声音嘶哑、说话困难、吞咽困难、异物、气管移位等。⑤口腔:评估口腔卫生情况,有无张口困难、牙痛、齿龈红肿或出血等。

4. **心脏**　评估有无胸痛、气促、出汗;心率或脉搏强弱度;有无恶心、面色苍白、颈静脉怒张、下肢水肿;舌下是否含服过硝酸酯类等药物。

5. **胸、肺**　评估有无呼吸或气促、出汗、呼吸费力、喘鸣、咳嗽、咳痰(颜色、性状);评估呼吸频率(过慢/过快)、呼吸深浅、胸廓起伏是否对称。外伤者应注意有无伤口或胸壁挫伤、开放性气胸及大范围连枷胸等。

6. **胃肠**　评估有无恶心呕吐(次数、颜色)、腹泻(次数、颜色)和大便习惯;有无褐色呕吐物、黑便;有无背痛(位置)、腹痛(位置、压痛、反跳痛、肌紧张);观察腹部情况(软/硬、平/胀)、肠鸣音(有/无、快/慢),有无胃、肠手术史。

7. **泌尿系统**　评估有无尿频、尿痛或膀胱周围疼痛、血尿情况(显著/不显著、有无血块),有无排尿困难、少尿、腰痛或肾区叩痛。

8. **生殖系统**　评估女性患者的经期(最近一次/前一次、持续时间、量、周期)。如为妊娠期,评估其胎数、周数、预产期或生产/流产史,注意胎儿有无活动(有/没有)、胎心或阴部出血情况(流量、卫生巾用量、血块)、阴部分泌情况(颜色、流量、臭味),有无破水、腹痛(频率、程度、压迫感)等。

9. **骨骼与肌肉**　评估有无红肿、受伤、变形、骨折、关节脱位、局部疼痛、活动受限;触摸有无脉搏,检查毛细血管充盈时间(正常是少于 2 秒)。可应用 6P 法进行评估,即有无:痛(pain)、苍白(pallor)、麻痹(paralysis)、感觉异常(paraesthesia)、无脉搏(pulselessness)和压迫感/迫力(pressure)。

知识拓展

　　除上述介绍的评估方法外,CRASHPLAN评估法也是院前急救常用的评估方法。该法是在急救现场按照crash plan的字母顺序,在1分钟之内完成对呼吸、循环、脑、脊、胸、腹、骨盆以及四肢的必要检查,并区分轻重缓急。C=cardiac(心脏),R=respiratory(呼吸),A=abdomen(腹部),S=spine(脊柱、脊髓),H=head(头颅);P=pelvis(骨盆),L=limb(四肢),A=arteries(动脉),N=nerves(神经)。首先检查心脏(C)、呼吸(R),对可能造成死亡的伤情立即施救,之后根据伤情逐项检查腹部(A)、脊柱脊髓(S)、头部(H)、骨盆(P)、四肢(L)、脉管(A)、神经(N)。CRASHPLAN评估法既可迅速识别威胁伤员生命的伤情,又可发现不易发现的隐性损伤。

项目评价

　　通过本项目的学习,能充分认识现场评估的重要性;能掌握伤情评估的内容和顺序;能掌握伤情评估的方法;能熟悉环境评估的重要性和方法;能写出重要概念的外文缩略词及中文意译。

课后复习

1. 院前现场评估主要有哪些评估方法?
2. ABCDE和DRCAB评估法的内容和实施方法是什么?

主要参考文献

［1］张波,桂莉.急危重症护理学.北京:人民卫生出版社,2012.

［2］中国红十字会总会.救护师资培训教材.北京:社会科学文献出版社,2014.

［3］梁万年,王声湧,田军章.应急医学.北京:人民卫生出版社,2012.

［4］章桂喜译.急救医疗服务:全球使用指南.人民卫生出版社,2013.

［5］张玲,张进军,王天兵,等.严重创伤院前救治流程:专家共识.创伤外科杂志,2012,14(4):379～381.

项目三　检伤分类

案例导入

　　某高速公路上，一辆重型货车因为雨天路滑，冲过高速公路的中央隔离带侧翻倒地，与对面车道的车辆相撞，造成了 5 车连撞，出现了大批伤员。伤员伤情如下：

　　伤员 1　中年女性，昏迷，面色苍白，血压测不到，呼吸、心跳停止。立即采取胸外按压等措施，患者仍无呼吸。

　　伤员 2　青年男性，惊恐表情，左上肢血肉模糊，流血不止，肠膨出。R 26 次/分，BP 80/50 mmHg，桡动脉搏动消失。

　　伤员 3　中年男性，神志清，回答切题。伤员呼吸增快，脸色苍白。急查体：T 36℃，P 92 次/分，R 32 次/分，BP 90/60 mmHg，右侧开放性气胸，第 3～8 肋骨触痛明显，有骨摩擦感。

　　伤员 4　青年女性，头右顶枕部有长约 5 cm 头皮裂伤，出血不止。查体：BP 135/82 mmHg，P 81 次/分，R 21 次/分。两侧瞳孔呈针尖样，两侧鼻唇沟对称，颈软，四肢肌张力减低。患者神志模糊，不能回答任何问题。

　　伤员 5　中年男性，可行走。脸颊、左上肢擦伤，爆震性耳聋。伤员表情迷茫，大声呼救。查体：R 28 次/分，P 110 次/分，BP 106/70 mmHg。

　　伤员 6　中年男性，左侧大腿开放性骨折，有伤口。左下肢肿胀，未见伤口。额部擦伤有伤口。查体：左侧下肢活动受限，疼痛，呼救，P 100 次/分，R 26 次/分，BP 100/80 mmHg。

　　伤员 7　青年男性，左眼贯通伤，右上肢烧伤。伤员疼痛难忍，大声呼救。查体：P 90 次/分，R 24 次/分，BP 110/80 mmHg。

分析提示

　　本案例中共有 7 名伤员，为安排好医疗资源，应根据伤员情况选择合适的检伤分类方法，如 START 分类法。分类时注意重点评估昏迷和伤情严重者，如伤员 3；而对于情况较稳定的患者可简单处理，不花费长时间救治，如伤员 7。按照伤情轻重缓急将伤员分类后可将伤员分区安置，在抢救伤员的同时注意进行动态评估和再分类。本项目讲述检伤分类的原则、方法、实施要点及注意事项。

引言

　　检伤分类（triage）是指将受伤人员按其伤情的轻重缓急或立即治疗的可能性进行分类的过程。检伤分类常用于战场、灾难现场、事故现场和医院急诊室，是群体性伤害事件急救工作的重要组成部分，是实施现场救护的前提条件。检伤分类可分为急救伤病员分类（ED triage）、ICU 伤病员分类、战场伤病员分类（Battlefield Triage）等。检伤分类的重要意义在于提高急救效率，即将现场有限的人力、物力、时间用在有存活希望的伤病员身上，提高伤病员存活率，降低伤残率和死亡率。目的是分配急救优先权和确定需转送的伤员，它是分级救治的基础。

一、检伤分类的原则

群体性伤亡事件发生时,往往伤员数量大、种类多,救治具有急、难、险、重的特点。为了确保救治的效率和合理性,检伤分类应遵循一定的原则:①优先救治病情危重但有存活希望的伤病员。②分类时不要在单个伤病员身上停留时间过长。③分类时只做简单稳定伤情,但不过多消耗人力的急救处理。④对没有存活希望的伤病员放弃治疗。⑤有明显感染征象的伤病员要及时隔离。⑥在转运过程中对伤病员进行动态评估和再次分类。

需要注意的是,以上原则主要适用于院前急救,仅用于灾难或突发事件现场医疗救援资源不足,无法满足每个伤病员的救治需求时,以最大限度地提高伤病员存活率的情况。

二、检伤分类的种类

群体伤亡事件救援时需对伤病员病情的轻重缓急作简单的区分,确定救治和后送的先后次序。根据分类的目的将分类划分为收容分类、救治分类和后送分类3种基本的形式。

(一)收容分类(reception sorting)

收容分类是接收伤病员的第1步,目的是将需要挽救的伤病员快速识别出来,同时帮助伤病员脱离危险环境,安排到相应的区域(如红区、黄区等)接受进一步检查和治疗。

(二)救治分类(treatment sorting)

是决定救治实施顺序的分类。主要是将轻、中、重度伤病员分开,以确定救治优先权。应首先评估伤病员的伤情严重程度,确定相应的救护措施,还需结合伤病员数量和可利用的救护资源决定救治顺序。

(三)后送分类(evacuation sorting)

是确定伤病员尽快转运到确定性医疗机构顺序的分类。应根据伤病的伤情紧迫性和耐受性、需采取的救护措施、可选择的后送工具等因素,决定伤病员运送的体位、后送顺序、后送工具及目标救治机构。

上述3种分类形式是相互联系的,而不是机械孤立进行的。各级救治机构所进行的分类,是根据其所处的地位、任务和组室来确定的,并贯穿于整个医疗工作的始终。

三、检伤分类的常用分类方法

(一)初级分类(primary triage)

1. 简单分类、快速救治分类法(Simple Triage and Rapid Treatment,START)
START分类法由美国学者提出,用作院前识别伤病员轻重缓急的工具,特别适用于灾难现场分类,是灾难现场最常用的分类方法。该方法根据对伤病员的通气、循环和意识状态进行快速判断,将伤病员分为4组,分别用红、黄、绿和黑色进行标识。红色组即立即处理组,必须在 1 小时内接受治疗;黄色组为延迟处理组,应在 2 小时内转运到医院;绿色组为轻伤组,能自行行走;黑色组为死亡组,应由合格医疗人员宣布。START 的具体评估流程见图 2-3。在分类过程中,医务人员仅为伤病员提供必需的急救措施,如开放气道、止血等,强调在每位伤病员身上评估和处置的时间不超过 30 秒。

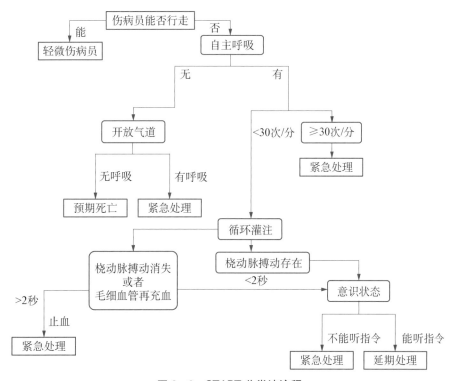

图 2-3　START 分类法流程

2. JumpSTART 分类法　JumpSTART 分类法是对 START 修正后用于灾难现场受伤儿童(1~8 岁)检伤分类的方法。分组方法和分类依据与 START 分类法相似,但基于儿童的特殊生理特点,研究者对分类依据做了调整,包括如下。①对能行走的轻伤组伤员,强调再次分类。②对开放气道后仍无呼吸的患儿,要检查脉搏,如可触及脉搏,则立即给予 5 次人工呼吸,并分到红色组;对于无自主呼吸者则分入黑色组。③对有呼吸的患儿,如呼吸频率<15 次/分或>45 次/分分入红色组。④使用 AVPU 量表来评估患儿的意识状态,即警觉(alert)、语言(verbal)、疼痛(pain)和无反应(unresponsive),根据患儿对 A、V 和 P 的反应或无反应来指导分组。具体操作流程见图 2-4。

3. Triage Sieve 分类法　Triage Sieve 分类法是指将伤病员分为优先级 1(immediate)、优先级 2(urgent)、优先级 3(delayed)和无优先级(deceased)4 组。分类依据为自行行走、气道开放、呼吸频率和脉搏,但其生理参数临界值与 START 不同,如呼吸频率<10 次/分或>30 次/分为异常,脉率>120 次/分为"优先级 1"。具体操作流程详见图 2-5。

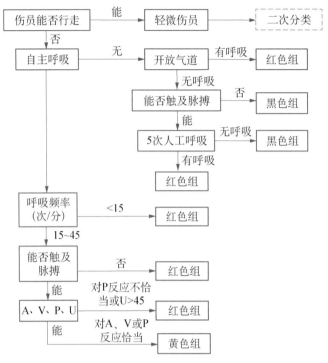

图 2-4 JumpSTART 分类法流程

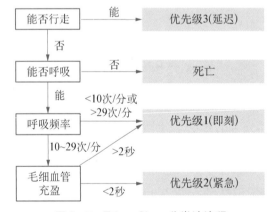

图 2-5 Triage Sieve 分类法流程

（二）二次分类（secondary triage）

1. SAVE 分类法　SAVE 是"secondary assessment of victim endpoint"的缩写，最早用于地震发生后现场大批伤病员的检伤分类，现一般用于重大灾难后条件有限、大量伤病员被迫滞留在灾区且时间较长的情况。将伤病员分为 3 类。①1 类：即使治疗也不大可能存活。②2 类：有无治疗都会存活。③3 类：治疗会存活、不治疗就会死亡。SAVE 分类法一般配合 START 分类法原则一起使用。

2. Triage Sort 分类法　Triage Sort 分类法是一种基于修正的创伤评分法的生理评

分,主要分类依据为格拉斯哥评分、呼吸频率和收缩压,具体评估流程见表 2-3。根据评分分值将伤员分为 4 级。①T1 级:评分 4~10 分。②T2 级:评分 11 分。③T3 级:评分 12 分。④T4 级:评分 1~3 分。此外,死亡者为 0 分。此法通常与 Triage Sieve 分类法联合使用。

表 2-3　Triage Sort 分类法

	4分	3分	2分	1分	0分
呼吸频率(次/分)	0~20	>29	6~9	1~5	0
收缩压(mmHg)	>90	75~90	50~74	1~49	0
格拉斯哥评分(分)	13~15	9~12	6~8	4~5	3

知识拓展

除上述几种使用最广泛、认可度最高的检伤分类方法,检伤分类的方法还有很多,检伤分类人员可根据成批伤的类型和性质选择合适的分类方法,以确保伤员分类的准确性及其救治的及时性。根据检伤分类法的特点可将其分为评分检伤分类法和非评分检伤分类法两大类。非评分检伤分类法更符合临床思维,记忆难度小,易于推广,但更多依赖于既往临床经验,故要求评估者有较丰富的相关经验。评分检伤分类法一般需结合伤员的生理参数做出评分,可能影响检伤分类的效率。因此,各种评分方法多用于后期院内评估或二次分类评估。

院前模糊定性法——ABCD 法

ABCD 法是指对伤病员重要生命指征的评估,其含义如下:A, asphyxia:窒息与呼吸困难,常见胸部穿透伤、气胸或上呼吸道梗阻;B, bleeding:出血与失血性休克,通常伤病员短时间内急性出血量>800 ml;C, coma:昏迷与颅脑损伤,多伴有瞳孔改变和神经系统定位改变;D, dying:正在发生的忽然死亡,猝死或心搏骤停。若在伤病员心搏骤停 10 分钟内到达现场,心肺复苏有抢救成功的可能,故可归类为重伤范围,但资源有限时可归为死亡;若在 10 分钟后到达现场,可放弃救治。ABCD 法属于模糊定性的方法,只要确定伤病员出现 A、B、C、D 中一项以上明显异常,即可快速判断为重伤,异常项目越多说明伤情越严重;若 ABC 3 项中只有 1 项异常且不严重者为中度伤;若 4 项均正常,则为轻伤。注意:若 A、B、C、D 均正常,但伤病员重要身体部位受伤时——CHANS,如头(head)、颈(neck)、胸(chest)、腹(abdomen)或脊柱(spine)任一部位的开放伤,仍应归类于中度伤。ABCD 法简单便捷,多可在 5~10 秒完成对 1 名伤员的评估,故尤适用于灾害现场检伤评估。

四、检伤分类的标志

在群体伤害现场一般以颜色醒目的卡片或胶带表示伤病员的分类,通常采用红、黄、绿(或蓝)、黑 4 色系统。

1. 红色　红色代表危重伤,第 1 优先。伤情非常紧急,危及生命,生命体征不稳定,需立即给予基本生命支持,并在 1 小时内转运到确定性医疗单位救治。

2. 黄色 黄色代表中重伤,第 2 优先。生命体征稳定的严重损伤,有潜在危险。此类伤病员应急救后优先后送,在 4～6 小时内得到有效治疗。

3. 绿(或蓝)色 绿(或蓝)色代表轻伤,第 3 优先。不紧急,能行走的伤病员,较小的损伤,可能不需要立即入院治疗。

4. 黑色 代表致命伤。指已死亡、没有生还可能性、治疗为时已晚的伤病员。

注意:①分类标志的佩戴应在检伤分类的同时完成,即一边分类一边标识,防止出现差错、提高抢救效率。②分类标志应系在伤员身体的醒目位置,如胸前或手臂,标志不可随意取下。③实际工作中,若现场没有检伤识别卡片或胶带,可使用有色笔做记号,也可根据地点进行分类,如将现场划分为致命伤区、重伤区、中伤区和轻伤区,分别摆放致命伤、危重伤、中重伤和轻伤的伤病员,每个区配置一定量的医务人员,对伤病员进行救治和安抚。

五、检伤分类人员的基本要求

现场检伤分类人员一般由医生或护士担任,需具备以下条件:①有丰富的一般常识及医学知识,最好接受过急救医学培训。②掌握常用检伤分类方法,尽可能采用简便易行、无须采用复杂设备的评估手段。③敏锐的观察力,能快速地做出正确的评估及决定,良好的沟通能力和心理素质。④仅评估伤情轻重,不要求做出诊断。⑤评估人员要不断地走动,不要在一个地方停留过长时间,以发现更多的伤员。如果现场有成批伤员时,评估者在每位伤员前的停留时间应<1 分钟。因此,要求评估人员在 1 分钟内就能得出伤员情况的结论。此外,还要根据伤员情况变化实施二次评估,这也是要求评估人员不断走动的原因。⑥有处理危机的能力,对可能致命的疾病或外伤能快速反应。评估人员的主要任务是甄别伤员情况。因此,多数情况下在完成评估前一般不参与抢救,尤其不实施现场心肺复苏术。但遇到以下情况应立即投入抢救,如对严重出血者应立即采取止血措施;对急性呼吸道异物堵塞者应立即解除其病因;帮助在有危险因素现场的患者迅速脱离险境。

项目评价 ························

通过本项目的学习,能充分认识检伤分类的重要性;能正确选择检伤分类的种类;能掌握常用检伤分类的方法;能为伤病员佩戴正确的标志;能写出重要概念的外文缩略词及中文意译。

课后复习  ••

1. 院前检伤分类的方法有哪些?
2. 院前检伤分类的原则是什么?
3. 简述 START 分类法的评估要点。

主要参考文献

[1] 张波,桂莉. 急危重症护理学. 北京:人民卫生出版社,2012.
[2] 陶红,顾申. 野战护理学. 上海:第二军医大学出版社,2008.

▍项目四　现 场 救 护

案例导入

　　患者,男,52 岁。因乘商务车闯红灯与对面疾驰而来的大卡车相撞而发生车祸。发生车祸后 5 分钟,"120"急救车到达现场。经"120"急救人员检查,患者呈昏迷状态,BP 89/52 mmHg,P 145 次/分,R 29 次/分。该患者双侧瞳孔约 5 mm,对光反射迟钝。头部受到严重撞击,右侧颅骨凹陷;胸部也受到严重撞击,出现反常呼吸运动,全身皮肤大面积挫擦伤。根据患者情况,急救人员应该立刻进行现场救护。那么,什么是现场救护,如何实施现场救护?

分析提示

　　案例中,患者在车祸后陷入昏迷,病情危急。急救人员到达现场后立即对该患者实施救治措施以稳定病情,该过程称为现场救护。本项目讲述现场救护的类型、步骤、实施要点及注意事项。

引言

　　现场救护(on-site rescue)是院前急救中至关重要的一部分,即在评估伤情或病情并进行检伤分类(灾害发生时)后,迅速采取简单有效的急救措施。实践证明,坚持先"救"后"送"的重要原则,对危及生命的伤情或病情,充分利用现场条件,予以紧急救治,能使伤情或病情稳定或好转,为转送创造条件,尽最大可能确保伤病员的生命安全,提高伤病员的存活率并且改善预后。现场救护的措施不是给予确定性、病因性治疗,而是以对症治疗为主。例如,为了防止创伤大出血的伤员发生失血性休克,急救人员必须对伤员先给予止血、包扎、补充血容量的处理,才能转运到就近符合条件的医院作进一步治疗。

一、现场救护概述

现场救护的地点包括家庭、工厂、街道及交通事故现场等所有发生紧急事件需要展开急救的地点。现场救护的种类非常多,其中创伤最为常见,其次是神经系统急症、循环系统急症、消化系统急症、呼吸系统急症及中毒等。为了应对各类急救,要求急救人员掌握全面的急救知识。

1. **现场救护的范围**　①对心搏骤停的伤病员,立即行心肺复苏。②对昏迷伤病员,安置合适体位,保持呼吸道通畅,防止发生窒息。③对张力性气胸伤病员,用带有单向引流管的粗针头穿刺排气。④对活动性出血的伤病员,采取有效止血措施。⑤对有伤口的伤病员行有效包扎,对疑似有骨折的伤病员进行临时固定,对肠膨出、脑膨出的伤病员行抗休克治疗。⑥对有明显疼痛的伤病员,给予止痛药。⑦对大面积烧伤伤病员,给予创面保护。⑧对伤口污染严重者,给予抗菌药物,防治感染。⑨对中毒的伤病员,及时注射解毒药物或给予排毒素药物处理。

2. **现场救护的程序**　①根据现场伤病员情况,应协助医生对伤病员的伤情或病情进行初步评估,要求迅速、准确。②立即实施最紧急的急救措施,如对气道梗阻的伤病员清理呼吸道,开放气道,对心搏骤停的伤病员立即实施心肺复苏术,必要时可在现场实施紧急手术,尽可能稳定伤情或病情。③稳定伤病员的情绪,减轻或消除强烈刺激对其造成的心理反应。

对于创伤而言,急救5项技术是重点,它们分别为有效的通气、止血、包扎、固定和搬运。这些现场急救技术很少依赖器械设备,简单易操作而且效果较好。对于所有的现场救护来说,急救人员应该牢记ABCD:A,airway:即气道,急救人员应该确保伤病员呼吸道通畅,对有气道阻塞的伤病员,及时去除阻塞,包括清除呼吸道痰液、分泌物、污物、异物,必要时进行气管插管。B,breathing:即呼吸,若发现伤病员无法进行有效呼吸,急救人员应迅速采用口对口人工呼吸、球囊面罩等通气方法,保证伤病员能够有效通气。C,circulation:即循环,对无脉搏的伤病员进行胸外按压,对大出血的伤病员及时止血包扎,对休克的伤病员及时输液扩容。此外,还有心电监护、电除颤、心脏起搏等治疗。D,drugs:即药物,对症给予相应药物,方式首选静脉注射。注意:若伤病员发生突然倒地,呼叫不应,无呼吸、无脉搏等心搏骤停的表现时,应该立刻开始心肺苏复术(CPR),强调ABC的顺序性,即C、A、B,胸外按压、开放气道和人工呼吸。

在现场救护中,尤其需要强调的还有急救人员的自我保护意识。各类急救现场情况复杂,特别是灾害事故,如地震、火灾及特大交通事故。此时急救人员应该做好自我防护,如在地震或火灾现场将伤员迅速转移至安全地点进行抢救,对有毒气体泄漏事故急救时佩戴防毒面具,在交通事故现场开启危险报警灯并设置"故障车警告标志牌"等。

二、常见的急症症状、体征及处理

(一)休克

休克是表现为循环或氧合代谢障碍的全身反应综合征,是院前急救中最常见的危重状态之一。休克是机体遭受强烈致病因素(如大出血、严重创伤、感染等)侵袭后,全身组织器官血流灌注急剧减少,氧供需失衡,机体失去代偿,组织缺血缺氧,最终可导致细胞和器官功能损害。按病因可将休克分为5类,即低血容量性休克、感染性休克、心源性休克、过敏性休克和神经源性休克。

1. 判断要点　引起休克的病因各有不同,但其病理生理变化大致相同,临床表现相似,主要为:①反应迟钝,意识异常,神志模糊和昏迷。②血压下降,收缩压降至80 mmHg以下,脉压<20 mmHg,高血压患者收缩压较原有水平下降30%以上。③心率增快,脉搏超过100次/分,且细弱。④全身无力,四肢湿冷,皮肤发绀。

2. 现场救护

(1) 一般紧急救护

1) 监护生命体征:接心电监护仪,密切观察伤病员各项生命体征,如有异常应及时采取措施。

2) 管理气道:保持气道通畅,头偏向一侧,防止呕吐物及分泌物误吸并给予鼻导管或面罩吸氧。发现呼吸不畅后,可行气管插管等辅助呼吸。

3) 建立静脉通道:建立2~3条静脉通路,如果周围静脉萎陷,穿刺有困难者,可考虑作锁骨下或颈内静脉穿刺。通道建立后立即快速补液,并依病情选择相应血管活性药物,如多巴胺、间羟胺等以维持血压。

4) 管理体位与体温:平卧位,下肢略抬高,有呼吸困难者,头部和躯干适当抬高20°~30°;体温偏低者盖上毯子,若伴有高热的感染性休克患者应予以降温,保持安静。

(2) 不同类型休克的处理

1) 低血容量性休克:估计体液流失情况后快速补液,纠正酸中毒,使用血管活性药升压,并针对出血原因予以纠正。

2) 感染性休克:积极使用抗感染药物静脉注射或滴入,进行治疗。

3) 心源性休克:心肌梗死是心源性休克的主要病因。急性心肌梗死时会引起剧痛,宜使用吗啡、哌替啶(度冷丁)等止痛,同时用镇静剂以减缓患者恐惧的情绪,其次保持冠脉血流量和氧的供应。

4) 过敏性休克:脱离过敏原,使用肾上腺素0.5~1.0 mg皮下或肌内注射,地塞米松10 mg静脉推注,补充血容量,给予血管活性药物升压。

5) 神经源性休克:给予吗啡、哌替啶(度冷丁)等药物止痛,补充血容量。

（二）发热

1. 判断要点　发热是指病理性体温升高,是人体对致病因子的一种全身性反应。发热的病因分为感染性和非感染性两类疾病。对于感染性疾病,由于病毒、细菌等病原体侵入人体,病原体本身、其产生的毒素及代谢产物能引起人体体温升高;非感染性疾病,包括肿瘤、中暑及各种脑部疾病使得脑部体温调节中枢直接受到损害,也可出现发热,而且大多是高热。根据腋下体温可将发热分为低热(37.2~38℃)、中热(38.1~38.9℃)、高热(39~40℃)和超高热(>40℃)。

2. 现场救护

(1) 物理降温:发热的病因很多,未明确具体疾病前应该谨慎使用各类解热药,以免延误病情判断,加重病情。发现伤病员高热后应首先将其搬至低温凉爽的环境内并首选物理方法对其降温。

常用物理降温方法是冷敷,将冰袋或冷毛巾置于腋下及大腿根部等血流丰富,有大血管经过的部位,禁止将冰袋或冷毛巾放于枕后、耳郭、心前区、腹部、阴囊及足底。注意应随时观察冰袋有无漏水,如发现局部皮肤苍白、青紫或有麻木感,须立即停止使用,冰融化后,应及时更换。此外,对 39.5℃ 以上的高温者,也可以使用 50% 的酒精擦浴。

(2)药物疗法:对于高热惊厥者可进行肌内注射适量的镇静剂或冬眠疗法,小剂量地塞米松对降低体温、减轻脑水肿有益。

(三)急性腹痛

急性腹痛(acute abdominal pain)是常见的临床症状,在内、外、妇、儿科的很多疾病中都会发生,主要是由于腹腔内脏器质性病变或功能障碍、腹外邻近器官和全身性疾病所致。如腹腔脏器急性炎症、穿孔,肠道梗阻,肝脾及泌尿系统外伤,卵巢扭转,宫外孕,胸膜炎,心肌梗死,过敏性紫癜。这些引起急性腹痛疾病的共同点是变化迅速、病情不稳定,若处理不当可能会给患者造成严重后果。

1. 判断要点

(1)腹痛的发作方式:腹痛发生在发热、呕吐后,常为内科疾病;腹痛发生在发热、呕吐前且腹痛持续不缓解,多为外科疾病;突然剧烈腹痛常系腹内脏器穿孔、梗阻、扭转或破裂出血;腹痛由轻逐渐加重多为炎症。

(2)腹痛的部位:除个别病变,如急性阑尾炎之外,多数腹腔脏器有关疾病的腹痛开始于病变部位。

(3)腹痛的性质:内脏神经传导的腹痛常不局限,范围弥散,多呈钝痛或隐痛,有放射痛;躯干神经传导的腹痛较局限,有持续性,程度较重。

2. 现场救护

(1)伤病员选择舒适的体位安静休息,同时观察患者生命体征,出现呕吐时应注意防止误吸。

(2)尽早明确疾病,对病因进行有效的治疗,使用阿托品或山莨菪碱进行解痉,使用止痛药缓解剧痛。

(3)具体疾病未明确时,应严密监护,不可轻易使用止痛剂,如吗啡、哌替啶等,以免掩盖病情。

(4)对病因不明确的腹痛应及时进行对症治疗以防止休克,纠正水、电解质及酸碱平衡紊乱并且控制感染。

(5)如有明显腹膜刺激征,疑有胃肠道穿孔者腹痛突然发作,程度剧烈,应立即转送医院进行手术。

(四)昏迷

昏迷是指伤病员生命体征存在,但对外界环境和机体自身活动无知觉,对环境的刺激无反应,不能做出有意识的反应活动。昏迷为意识障碍(disturbance of consciousness)的最严重阶段,是伤病员伤情或病情严重的信号,应引起高度重视。通常由颅内病变如脑血管疾病、颅内感染及颅外病变如严重感染,各种脏器功能障碍或衰竭引起。

1. 判断要点

(1) 通常临床上将意识障碍按程度分为意识模糊、谵妄状态、昏睡状态、轻度昏迷、中度昏迷和深度昏迷。昏迷是意识障碍最严重的表现,昏迷的伤病员意识完全丧失,浅昏迷者对强的疼痛刺激(如按压眶上神经)可表现出表情或运动反应,瞳孔对光反射、角膜反射及膝腱反射存在。中度昏迷及深度昏迷者对疼痛感觉较弱或消失,生理反射减弱或消失。

(2) 伴随的体征和症状能够进一步地明确判断,如发热、呼吸型态及频率改变、呼吸有异味、血压改变、瞳孔大小改变、脑膜刺激征等。

2. 现场救护

(1) 保持呼吸道通畅、保持有效通气、充分供氧:昏迷者由于肌张力降低、软腭松弛、舌下坠可导致气道阻塞。呼吸道分泌物易滞留,使得通气障碍进一步加剧。如病变累及呼吸中枢时,更可引起呼吸功能障碍,甚至呼吸完全停止,所以必须进行急救和对症处理。

1) 检查患者口腔内有无异物,清除口腔分泌物、异物及呕吐物,防止误吸窒息,开放气道后以双鼻导管或面罩给氧。

2) 若发现伤病员无法进行有效通气,必要时行气管插管,配合人工呼吸并充分给氧。

3) 脑干呼吸中枢功能失调引起的呼吸障碍,可应用呼吸兴奋剂[如洛贝林、二甲弗林(回苏灵)]促进恢复。

(2) 维持循环和脑灌注压

1) 建立静脉通路,立即输液以保证入量和给药途径,维持水、电解质平衡。

2) 低血压者应使用升压药维持血压在适当范围,血压过高者应用降压药,维持正常血压水平或不低于原血压值的2/3水平。

3) 若伤病员存在严重心律失常,及时应用抗心律失常药物,出现心力衰竭时可应用洋地黄类强心剂,同时应用利尿剂。

4) 纠正休克,出血性休克主要补充血容量,心源性休克以升压、强心、适当增加心肌收缩力为主,感染性休克用抗生素积极防治感染。

(3) 降低颅内压:颅内外疾患造成昏迷的伤病员,多伴有或继发脑水肿以致颅内压增高,应积极脱水利尿治疗,常用20%甘露醇快速静脉滴注。

(4) 对症治疗:因中毒昏迷者应去除污染衣物,使用拮抗药物;有开放性伤口应及时止血、缝合、包扎。

(5) 防治感染、控制高热:早期静脉输注广谱抗生素,使用冰帽、酒精擦浴等物理降温法降温,或使用人工冬眠疗法。

三、创伤的现场救护

(一) 创伤概述

创伤是指由于机械性致伤因素作用于人体,造成组织结构完整性破坏或功能障碍,引起身体损害的总称。轻者造成体表损伤,引起疼痛或出血;重者导致功能障碍、致残,甚至死亡。近年来,创伤成为我国院前急救病例中所占比例最高的疾病。

创伤常见的原因:①交通伤,占创伤的首要位置,以高能创伤(高速行驶所发生的交通伤)为特点,常造成多发伤,多发骨折,脊柱、脊髓损伤,内脏损伤,开放伤等严重损伤。②坠落伤,通过着地部位直接摔伤和力的传导致伤,以脊柱和脊髓损伤、骨盆骨折为主。③机械伤,以绞伤、挤压伤为主,常导致肢体开放性损伤或断肢、断指,组织挫伤,血管、神经、肌腱损伤和骨折。④锐器伤,伤口深,易出现深部组织损伤,胸腹部锐器伤可导致内脏或大血管损伤,出血多。⑤跌伤,常见于老年人,造成前臂、骨盆、大腿骨折、脊柱压缩性骨折。⑥火器伤,一般表现为外口小,但伤口深,常损伤深部组织、器官,也可表现为穿通伤,入口伤小,出口伤严重。

(二)创伤分类

1. 根据体表结构的完整性分类

(1)闭合性损伤:在钝力的外力作用下,局部皮肤没有创口,损伤深部的皮下、肌肉、骨组织和内脏。

(2)开放性损伤:在锐器的作用下受伤部位皮肤完整性受到破坏,深部组织与体外环境发生接触,从而受到污染。

2. 根据损伤的部位分类 按照解剖生理学关系可以把人体划分为 8 个部分,创伤可依据这些划分为颅脑损伤、颌面颈部创伤、胸部创伤、腹部创伤、骨盆损伤、脊柱与脊髓损伤、上肢创伤和下肢创伤。

(三)判断要点

1. 致伤的原因 致伤的原因关系到创伤的性质,如腹部刺伤,伤口小却较深,可使内脏破裂;从高处坠落可发生肢体骨折、脊柱骨折等。

2. 致伤的部位 复杂和严重的外伤,受伤部位可能离致伤因素较远,受伤部位也较多,如果只注意局部损伤将会遗漏重要的信息。院前急救应该迅速对头颅、脊柱脊髓、胸腹、骨盆四肢进行必要的检查和评估,特别须注意关节、颈椎、内脏等部位,对严重的、可立即致死的创伤及时做出判断及处理。

创伤的判断必须在不加重伤员全身病情和局部损害的条件下,尽可能做到快速、全面、正确。

(四)现场救护原则

(1)保护自身和伤员的安全,帮助伤员脱离现场和危险环境。树立整体意识,重点、全面了解伤情,避免遗漏。

(2)先抢救生命,处理危及生命的急症,重点判断是否有意识、呼吸、心跳及是否有大出血。如发现呼吸、心搏骤停,立即进行心肺复苏,如有大血管损伤出血时立即止血。

(3)依次判断头部、胸部、腹部、脊柱、骨盆、四肢活动情况、受伤部位、伤口大小、出血多少、是否有骨折。

(4)在现场救护时做到"五不",即不对伤口上药、不触摸伤口、不取伤口中的异物、不回纳外露的内脏组织和不冲洗伤口。

（5）优先包扎头部、胸部、腹部伤口以保护内脏，然后包扎四肢伤口。

（6）先固定颈部，后固定四肢。

（7）操作迅速、准确，动作轻巧，防止损伤加重，关心体贴伤员。

（8）尽可能佩戴个人防护用品，戴上医用手套或用几层纱布、干净的毛巾、手帕、塑料袋等替代。

（9）安全、有监护地迅速转运伤员。

四、常见内科危重症的现场救护

（一）缺血性脑卒中

脑卒中(stroke)发生前没有征兆，以缺血性卒中(ischemic stroke)居多，缺血性卒中多由脑血管闭塞引起，通常包括短暂性脑缺血发作(transient ischemic attack，TIA)、脑栓塞(cerebral embolism)和血栓形成(cerebral thrombosis)。脑血栓形成是由于供应脑的动脉自身病变使管腔狭窄、闭塞，或在狭窄的基础上形成血栓，造成脑局部急性血流中断。脑栓塞是指各种栓子(如血液中异常的固体、液体、气体)随血流进入脑动脉造成血流阻塞，引起相应供血区的脑组织缺血缺氧，出现脑功能障碍。

1. 判断要点

（1）病史：多有高血压、心脏瓣膜病及动脉粥样硬化病史。

（2）临床表现：起病急骤，局部神经症状在很短时间内达到高峰。病情轻重不一。轻者出现头晕、头痛、呕吐；重者视听减退、言语失利、突然跌倒、肢体麻木、抽搐发作及瘫痪。

知识拓展

2010 版《美国心脏病协会心肺复苏和心血管急救指南》推荐辛辛那提卒中评分量表(Cincinnati Pre-hospital Stroke Scale, CPSS)与洛杉矶院前卒中评分(Los Angeles Prehospital Stroke Screen, LAPSS)作为院前急救医护人员评估脑卒中的工具。CPSS 评估与患者神经功能有关的体征，共有 3 项指标。第 1 项为面部下垂，急救人员对患者说："你能微笑吗？"如果患者一侧面部不如另一侧活动自如，则为面部下垂。第 2 项为手臂下垂，要求患者闭上双眼，试着把双臂伸直，如果患者一侧手臂不能抬起或低于另一侧手臂，则为手臂下垂的征象。第 3 项为语言异常，要求患者重复急救人员说的话，若患者说话含糊不清或完全不能说话，则可判定为语言异常。以上 3 项若出现一个或多个异常，患者脑卒中的概率是 72%。CPSS 对部分院前脑卒中识别能力不足，如脑卒中患者仅有下肢麻木时，使用 CPSS 无法识别。因此，CPSS 仅能作为院前急救中急救人员快速识别脑卒中的评分工具，不能作为临床判断标准。目前，国内使用 CPSS 作为院前评估的研究尚不多。

2. 现场救护

（1）询问家属患者是否有糖尿病及癫痫发作史。因低血糖的症状与脑卒中有相似之处，应尽快对患者采指尖血，进行血糖分析，以排除低血糖。

（2）对患者进行院前卒中评估。

（3）测量患者的生命体征，缺血性脑卒中的风险包括误吸导致呼吸窘迫、上呼吸道阻塞、通气不足，急救人员应检查患者呼吸道，如出现呼吸道不通畅，应及时采取相应措施。对有低氧血症，即氧饱和度不到 94%，或氧饱和度值未知的患者应给氧治疗。

（4）确立患者发病的时间（零点时间），缺血性脑卒中患者有 3～4.5 小时的溶栓窗口期，急救人员应在确立患者发病时间后尽快将患者送往医院，使患者接受溶栓治疗。

（5）进行 12 导联心电图，检查心脏有无异常。

（二）急性冠脉综合征

急性冠脉综合征（acute coronary syndrome，ACS）是指以冠状动脉粥样硬化形成多年后斑块破裂或糜烂，继发完全或不完全闭塞性血栓为病理学基础的一组临床综合征。斑块在冠状动脉内形成并伴有不同程度的梗阻时可能会发展成为几种临床综合征，这些临床综合征包括不稳定型心绞痛（unstable angina，UA）、非 ST 段抬高型心肌梗死（non ST segment elevation myocardial infarction，NSTEMI）、ST 段抬高型心肌梗死（ST segment elevation myocardial infarction，STEMI）。冠状动脉内的完全堵塞可能引起 ST 段抬高型心肌梗死，如果不进行及时治疗，心肌缺血、缺氧，会造成不可逆的心肌细胞坏死。这些综合征大部分发生于院外，且可导致心搏骤停和死亡。因此，早期识别和处理极为重要。

1. 判断要点

（1）病史：情绪过激、劳累、寒冷刺激和吸烟是引起急性冠脉综合征的诱因，主要危险因素有血脂异常、动脉粥样硬化、高血压、糖尿病和糖耐量异常等。

（2）临床表现及体征：急性冠脉综合征的症状包括胸部疼痛，疼痛有时会放射到背部、左臂及腹部。此外，还有胸部压迫感、紧缩感，下颌不适，恶心，呕吐，呼吸困难，全身出汗。有些患者可能没有胸痛症状。

（3）心电图：院前 12 导联心电图可以帮助确定患者为 3 类 ST 段偏移中的哪一类，初始的心电图可缩短病情的判断时间及再灌注前的时间。若临床症状明显，但心电图没有明显显示急性心肌梗死波形时，应在短时间内重复心电图检查，以进一步明确对疾病的判断。

2. 现场救护

（1）测量患者生命体征和心律，对血氧饱和度<94% 的患者应给予吸氧。

（2）若患者尚未使用阿司匹林，且无阿司匹林过敏史及近期无胃肠道出血时，可给予患者 160～325 g 非肠溶性阿司匹林嚼服。

（3）迅速获取 12 导联心电图，根据心电图判断患者是否为 ST 段抬高型心肌梗死。

（4）硝酸甘油可缓解心肌缺血症状，使用前应确认无硝酸甘油禁忌证，如严重心动过缓、心动过速、低血压等，同时确认患者在过去 24～48 小时内未使用治疗勃起功能障碍的磷酸二酯酶抑制剂。若出现右心室梗死,则禁用所有硝酸酯类药物。硝酸甘油的使用方法为3~5分钟给予一次片剂舌下含服或喷雾剂,最多3次,每次用药后均要监测患者血压。

(5) 若患者接受硝酸甘油治疗后疼痛未缓解,急救人员可考虑给予吗啡,同时监测患者的血压和呼吸频率,对不稳定型心绞痛患者慎用吗啡。

(6) 做好基本生命支持的准备,包括心肺复苏和除颤。

知识拓展

　　当溶栓作为再灌注策略时,应尽快开始溶栓药的使用。2010版《美国心脏病协会心肺复苏和心血管急救指南》强烈推荐建立院前溶栓机制,包括:使用溶栓清单预案、获取12导联心电图并做出判断、具备高级生命支持能力、与接受医院充分沟通、经过培训并有STEMI处理经验、不断提高诊疗质量。

(三) 急性上消化道大出血

上消化道出血(upper gastrointestinal hemorrhage)是指屈氏(Treitz)韧带以上的消化道,即食管、胃、十二指肠或胰胆等病变引起的出血。急性大出血一般是指在短期内失血量>1 000 ml或循环血容量的20%。临床表现主要为呕血和(或)黑便,往往伴有血容量减少引起的急性周围循环衰竭。

1. 判断要点

(1) 病史:如有慢性上腹痛史,提示胃溃疡、胃炎、胃癌等;有肝炎、黄疸、血吸虫病或慢性酒精中毒史,应考虑食管胃底静脉曲张破裂出血;有胆系疾病史,应怀疑胆道出血;先有呕吐,再呕血者,可能为食管贲门黏膜撕裂症;长期大量服用损伤胃黏膜的药物,如阿司匹林,可帮助判断病情。

(2) 临床表现

1) 呕血和黑便:呕血和黑便是上消化道出血的特征性表现。呕血均伴有黑便,而黑便不一定有呕血。呕血多为咖啡色,但若出血量大,未经胃酸充分混合就呕出,则为鲜红或兼有血块。黑便呈柏油样,黏稠而发亮。

2) 周围循环衰竭:数小时内失血量>1 000 ml后,由于循环血容量迅速减少,导致周围循环衰竭,可出现头晕、心悸、乏力、晕厥、口渴、肢体发冷、心率快、血压低等症状和体征。

(3) 病情判定:根据全身症状估计出血量,轻度出血(出血量为400~600 ml)无全身症状;中度出血(出血量为800~1 200 ml),患者出现头晕、心悸、面色苍白、冷汗,心率在100次/分左右;重度出血(成人>1 500 ml),患者出现烦躁或淡漠、四肢冰冷、少尿或无尿,心率在120~140次/分,脉搏触不清。

若患者反复呕血或黑便次数增多,甚至呕血转为鲜红色,黑便变为暗红色,周围循环衰竭表现经诊疗未见好转提示患者存在活动性出血。

2. 现场救护　上消化道大出血严重者可危及生命,应采取积极措施进行抢救,抗休克及迅速补充血容量应置于救护的首位。

(1) 一般处理:帮助患者采取平卧位,头偏向一侧,呕血患者注意保持呼吸道通畅。对患者进行各项生命体征的测量,对氧饱和度<94%的患者进行吸氧。要求患者保持安静,对烦躁不安、情绪激动者可给予适量镇静剂。快速建立静脉通道,做好补液前准备。

(2) 补充血容量:输液开始宜快,用生理盐水、乳酸林格钠液、右旋糖酐或其他血浆代用品,尽快补充血容量。急救人员应根据估计的失血量确定补液量,避免输液量过多而引起急性肺水肿。

(3) 心理护理:患者由于大量呕血或排出柏油样便,会造成恐惧心理。急救人员首先应及时擦去患者身上的血迹,再向其解释上消化道出血是常见的内科急症,急救人员对此有长期的救治经验,帮助患者树立信心,减轻焦虑和烦躁,从而使患者更好地配合治疗和护理。

(四) 咯血

咯血(hemoptysis)是常见急症,是指喉以下呼吸道任何部位出血,经喉头、口腔排出。大咯血是指 1 次咯血量>100 ml,或 24 小时内咯血量>600 ml。发生大咯血的患者可因大量失血而致低血容量性休克,可因气管、支气管突然吸入大量血液而发生窒息,严重威胁生命。

1. 判断要点

(1) 病因:常见有呼吸系统感染性疾病(如支气管炎、支气管扩张、肺炎、肺结核、肺脓肿和肺部真菌病)、支气管肺癌、心血管疾病(如风湿性心脏病、高血压病、肺动静脉瘘)。咯血量、性质、发生和持续时间及痰的形状对咯血病因的鉴别判断有重要价值。

(2) 临床表现:咯血前患者常有喉部瘙痒和咳嗽等症状,随后咯出鲜红色带泡沫的血痰或血液,有时会从口鼻喷出。咯血窒息是咯血死亡的主要原因,征兆包括大咯血过程中咯血突然减少或终止;喉头有声并出现呼吸急促或骤停;面色青紫、大汗淋漓、双手乱抓,甚至昏迷、大小便失禁、肺一侧或双侧呼吸音消失。

2. 现场救护

(1) 一般处理:卧床休息,让患者取患侧卧位或半卧位,若大咯血不止,可帮患者摆成头低脚高俯卧位或头部置于床边下垂以促进血液排除。保持呼吸道通畅,指导患者缓慢呼吸和咳嗽,不要屏气,及时将血咳出以免形成的血块堵塞气道导致窒息。稳定患者情绪,减少其恐惧和焦虑,保持环境安静。

(2) 止血措施:立即建立输液通道,保证足够的液体供给。选用止血药物,如卡巴克洛(安络血)、垂体后叶素、鱼精蛋白,以及扩血管药物,如酚妥拉明、山莨菪碱等。

(3) 窒息的抢救:若发现患者有窒息的征象,应该立即进行气管插管,清除呼吸道内血块,保证气道通畅。

五、急性中毒

急性中毒（acute intoxication）是指在短时间内进入人体的化学物质（毒物）达到中毒量，引起机体功能性及器质病理性损害的全身性疾病。能引起中毒的物质称为毒物。毒物的概念是相对的。例如，药物具有治疗作用，但在使用超过一定量后可产生毒性作用。一般把较小剂量就能危害人体的物质称为毒物。

（一）判断要点

急性中毒患者的现场病情判断可以毒物接触史及临床表现为依据。

临床表现：①患者的呼气、呕吐物和体表的气味可能会有蒜臭味、酒味、苦杏仁味、酮味、辛辣味、香蕉味、冬青味、梨味、酚味等。②皮肤黏膜可能出现樱桃红、潮红、发绀、紫癜、黄疸、多汗、无汗及红斑。③眼睛可能出现瞳孔缩小、瞳孔扩大、眼球震颤、视力障碍及视幻觉等。④神经系统相关症状和体征表现为嗜睡、昏迷、肌肉颤动、抽搐惊厥、谵妄及瘫痪等。⑤消化系统表现为呕吐、腹绞痛、腹泻。⑥循环系统表现为心动过速、心动过缓、血压升高、血压下降。⑦呼吸系统表现为呼吸加快、呼吸减慢、哮喘、肺水肿。⑧尿液的颜色也会发生改变，除血尿之外，还有葡萄酒色、蓝色、棕黑色、棕红色、绿色等因中毒物质不同而颜色不同的尿液。

（二）现场救护

1. 一般处理原则

（1）切断毒源，立即使患者脱离中毒现场。

（2）尽快明确毒物接触史，并设法清除进入机体已被吸收或尚未吸收的毒物。

（3）迅速消除威胁生命的毒效应，使患者基本生命体征趋于稳定状态。

（4）除一般解毒处理外，如该类中毒有特效解毒药，应尽早地开展特效解毒治疗。

（5）注意综合治疗，及时对症处理，防治可能发生的并发症。

（6）警惕毒物的迟发毒效应。

2. 现场抢救

（1）在迅速将患者脱离现场后，若发现患者呼吸困难应及时给氧，发生心搏骤停者应立即实施心肺复苏术，维持呼吸、循环功能。

（2）向上风方向移至空气新鲜处，同时解开患者的衣领，放松裤带，保持其呼吸道畅通，同时保暖、静卧，密切观察患者病情变化。

（3）皮肤污染者应迅速脱去污染的衣物，用大量流动的清水冲洗至少15分钟。对一些能和水发生反应的物质，应先用毛巾或纸吸除，再用水冲洗，以免加重损伤。冲洗要及时、彻底、反复多次。头面部受污染时，要首先注意冲洗眼睛。

（4）由于急救现场受条件限制无法洗胃，凡经口误服毒物，除强酸、强碱外的意识清醒中毒者均应根据病情做催吐处理。

项目评价 ··

通过本项目的学习，能充分认识院前现场救护的重要性；能根据判断要点正确判断院前急救种类；能掌握各种院前急救的现场救护重点；能有效实施各种院前现场救护措施；能写出重要疾病的外文缩写及中文意译。

课后复习 ··

1. 简述休克、发热、腹痛及昏迷等院前常见症状和体征的现场处理方法。
2. 写出创伤、缺血性脑卒中及急性冠脉综合征的现场救护要点。

主要参考文献

［1］张波,桂莉. 急危重症护理学. 北京:人民卫生出版社,2012.

［2］中国红十字会总会. 救护师资培训教材. 北京:社会科学文献出版社,2014.

［3］庞国明. 院前急救指南. 北京:中国医药科技出版社,2011.

［4］孙刚,刘玉法,高美. 院前急救概要. 北京:军事医学科学出版社,2009.

［5］张科军. 新编院前急救学. 济南:山东科学技术出版社,2008.

项目五 伤病员转运

案例导入

案例1：患者,男,70岁。中午12时于家中无明显诱因感持续胸骨后疼痛并向左上臂放射、大汗淋漓、恐惧,有濒死感。休息后症状不能缓解,患者家属拨打"120"求助于医务人员,急救人员迅速赶至患者家中。在急救人员对患者进行初步检查和治疗,12导联心电图检查显示ST段抬高,结合患者临床表现初步诊断患者为ST段抬高型心肌梗死,转移至救护车内,与随行家属签订知情同意书,就近选择能提供再灌注治疗的医院并提前通知医院患者病情。

案例2：北京时间2008年5月12日14时28分,汶川大地震发生,震中位于中国四川省汶川县映秀镇与漩口镇交界处,震级为里氏8.0级。由于伤亡人数众多,使得医疗应对系统承受了医疗需求激增的冲击,超出受影响地区自身资源的应对能力。第三军医大学附属西南医院先后多次跨省到灾区转运伤员162例,全部安全转运到目的地。该跨省转运以野战救护车、长途客车为主。野战救护车配备:1名医师、1名护士和1名驾驶员,专门转运危重或脊柱、骨盆伤或疑似传染病伤员。临时改装的长途卧铺客车可满足能够取半卧位的批量伤员转运,配有输液挂钩、安全固定带、医用床单卧具。转运流程如下:到灾区当地医院或现场转运伤员前,事先与当地医院就伤员的数量、伤情、转运时间进行较为详细的了解。到达灾区医院或现场留守1名医师和2名护士在救护车或长途客车上,其余医护人员迅速根据当地医疗机构提供的名单查看伤员伤情,进行检伤分类、标号,检出和标识危重、特殊伤员记号,排除传染病,指定担架员与医护人员搬运上车。车上医护人员迅速评估病情,建立伤员基本信息和病历。开车后对伤员对症处理,将已登记的伤员基本信息通过电话、Email或拍照手机蓝牙传输到后方医院,后方医院据此信息迅速办理入院手续,车上完成流动急救站工作,确保伤员安全。

那么,什么是伤病员的转运? 如何实施转运?

分析提示

案例1还原了在现场对患者进行初步处理后,将其转移至救护车并送往医院的过程,即患者的院前转运。案例2则以实例描述了重大灾难发生后转运成批伤的流程。本项目主要讲述伤病员转运,具体内容为伤病员转运的定义、原则、知情同意、转运对护送人员、转运工具和设备的要求及转运前准备。

引言

现代急救医学中伤病员转运(the wounded patient transfer)的概念是对经过现场初步医疗救治的伤患,利用现代化交通工具运送至医院,并在途中实施医疗监护救护,确保其平安到达医院从而接受后续治疗的过程。在现场发病的急、危、重患者,病情紧急,需要迅速的医疗救护。对于这些情况严重的患者而言,时间就是生命。实践证明有效的"黄金1小时"的现场救护固然十分重要,但如果没有后期有效的医疗转运,院前急救只能停留在院前,院内的后续治疗无法进行。美国几次大规模战争的伤兵死亡率统计发现,有效的现场急救运送能够明显降低伤兵死亡率。因此,医疗急救中心在接到救助电话后必须尽可能快地把院前急救资源和院前急救人员送到患者身边,急救人员在现场对患者进行初步处理后,在其生命体征稳定的情况下应立即将其就近转运到对该疾病有医疗救治能力的医院。对患者及伤员的快速转运目的是为院内急救赢得时间,使伤病员获得更好的诊治措施,并且增加重症患者的存活率。由于转运存在风险,因此转运前应该充分评估转运的获益及风险。一般而言,在现有条件下积极处理后血流动力学仍不稳定,不能维持有效气道开放、通气及氧合的患者不宜转运。但需立即外科手术的急症(如胸、腹主动脉瘤破裂等),视病情与条件仍可转运。

自然因素异变或人类活动导致人类社会人员伤亡、财产损失、生态破坏的事件称为灾害。由于灾害产生的伤病员数量大,而灾害现场又不可能留治伤病员,因此,灾害现场急救工作重要的一环是伤病员的转运。只要病情许可应立即转送医院,即使是危重伤病员,在给予必需的紧急处理之后也应立即转送到医院。转运对于重大突发事件的作用显而易见,它既可疏散大批伤患,又可使现场得到及时清理。应急预案的详细制订能够有效地提高转运效率。5.12汶川大地震,尽管灾情严重,但国家启动应急预案并科学应对突发事件,使成批伤患者得到及时救治并转送至各地进行后续治疗,最大限度降低了伤病员的死亡率。

一、转运原则和知情同意

从2014年2月起,《院前医疗急救管理办法》(以下简称《办法》)正式开始实施。该《办法》规定:在接到"120"急救电话后,急救医院应迅速派出救护车和院前医疗急救专业人员(pre-hospital emergency medical professionals),按照就近、就急、满足专业需要、兼顾患者意愿的原则,将患者转运至医疗机构救治,不得因费用问题拒绝或者延误院前急救。针对灾害进行转运时应注意:①遵从灾难救援的基本规律,根据就近、就急、就能力的原则转送伤病员。②优先运送重伤病员。③根据伤情和医院的救治能力确定转运的先后及送往的医院。④如果运输工具不够,应先运送有存活希望的重伤病员。

目前,急救车转运患者具体送往哪家医院的问题并未在立法中明确。在急救转运过程中,已有知情同意书(the informed consent)的存在。转运前应将转运的必要性和潜在风险告知,获取患者的知情同意并签字。患者不具备完全民事行为能力时,应当由其法定代理人签字;患者因病无法签字时,应当由其授权的人员签字。紧急情况下,为抢救患者的生命,在法定代理人或被授权人无法及时签字的情况下(如挽救生命的紧急转运),可由医疗机构负责人或者授权的负责人签字。当急救医生初步诊断患者病情但本院无法救治时,就会往上级医院送。如本院能够治疗,而患者家属又执意要转运到其他医院时,应与患者或家属详细说明出现意外后的责任承担等相关事宜,签订知情告知书,待患者或其家属签字后,救护车再将其送往其他医院,这是为了防止患者因转院导致延误病情或中途意外死亡而引起的纠纷。

二、转运护送人员

目前大多急救中心对院前急救的配置为1名急救医生、1名护士、1名司机加上1辆急救车。与国外主要是非医务人员构成院前急救队伍的主体相比,国内从事院前急救的人员主要是专业医护人员,人员组成上差别很大,有主治医师、也有医师或助理医师,有些配置担架员,有些不配置担架员。医护的来源也是各种各样,没有统一的准入制度,没有统一的培训。《办法》第19条规定从事院前医疗急救的专业人员包括医师、护士和医疗救护员。医师和护士应当按照有关法律法规取得相应执业资格证书。医疗救护员应当按照国家有关规定经培训考试合格取得国家职业资格证书,上岗前,应经市级急救中心培训考核合格。由于国家对院前医疗急救投入不足,院前医疗急救任务重、风险高、收入低,导致急救人员的长期缺乏及不断流失。院前医疗急救人员紧缺,为缓解人员紧缺问题,借鉴国际经验,《办法》从多个方面做出规定。一是将医疗救护员纳入从事院前医疗急救的专业人员,规定医疗救护员按照国家有关规定经培训考试合格取得国家职业资格证书,上岗前经市级急救中心培训考核合格,可以辅助医疗救护工作。二是规定在技术职务评审、考核、聘任等方面,给予从事院前医疗急救的专业人员适当优惠。三是规定卫生行政部门应当建立稳定的经费保障机制,保证院前医疗急救与当地社会、经济发展和医疗服务需求相适应。但是,造成院前医疗急救专业人员紧缺的原因是多方面的,包括财政投入、技术职称、福利待遇等,涉及部门较多,从根本上缓解专业人员紧缺问题还需要多部门配合。

三、救护工具

(一) 急救转运对救护工具的要求

(1) 院前急救对象复杂而紧急的病情要求急救运输工具到达及转运及时、速度快;要求运输工具性能良好,急救设备完善;在转运途中保持舒适、平稳和安全的环境。

(2) 院前急救对象往往病情变化迅速,在转运过程中很可能发生病情变化,因此要求急救运输工具无论在现场或转运途中都能作为实施急救医疗的场所。

(3) 急救对象人数根据具体事件有所不同,内科急症具有单发性,急救对象一般仅有一个,大型车祸及群体中毒事件的人数较多,重大灾难如地震、火灾的急救对象人数最多。急救运输系统既能分散执行任务,也能集中执行任务,这需要具备高度的灵活性和运作能力。

(4) 急救对象发病地点具有随机性和分散性的特点,要求急救运输路线尽可能短,能够直达。

(5) 考虑急救对象的支付能力,使用急救运输的收费应该合理。

(二) 救护车

救护车是专为院前急救设计制造、运输性能良好的交通工具,也是院前最常用的救护工具。一般配有完备的急救设备、齐全的药品,无论在现场或转送途中都可以为患者提供临时的抢救场所与方便、安全的救治环境。针对院前急危重症伤病员,应使用《中华人民共和国卫生行业标准——救护车》中的抢救监护型抢救车。

1. 救护车自身特点

(1) 救护车体积小,行驶机动灵活,启动迅速、驾驶方便,可以直达目的地,不需要转运,而且可以随时、随处停靠。

(2) 救护车在陆上行驶地域广泛,既可以在宽阔的马路上行驶,也可以在大街小巷、山乡土路上行驶,不需要专用停靠设施,活动范围大,受自然气候条件的限制小。

(3) 救护车购置和使用费用低,且能够满足大部分院前急救的运输,在国内使用普遍。相比而言,直升机虽然方便灵活,速度快,但因其使用价格昂贵且需要专业操作人员,目前在国内使用量很少。

2. 有关救护车辆的法规

(1) 急救车在转运患者途中的优先路权已有法律明确。现行《中华人民共和国道路交通安全法》第 53 条规定,救护车、警车、消防车、工程抢险车 4 类特种车辆,在执行紧急任务时拥有优先路权,包括不受行驶路线、行驶方向、行驶速度和信号灯的限制,其他车辆和行人应该让行。

(2) 北京对于《中华人民共和国道路交通安全法》的实施办法中还有明确的罚则:如

驾驶机动车遇有执行紧急任务的警车、消防车、救护车、工程抢险车未按照规定让行的，或违反规定占用应急车道的，均处 200 元罚款。

（3）公安部《关于特种车辆安装、使用警报器和标志灯具的规定》指出，为了维护交通秩序，保证各部门特种车辆执行紧急任务时顺利通行，各类特种车辆安装、使用警报器和标志灯具，其音响和颜色应有明显区别，以便群众和其他车辆识别避让。规定救护车安装"慢速双音转换调"警报器和蓝色回转式标志灯具。

知识拓展

飞机对转运伤病员具有独特的优点。直升机机动性强，较灵巧，一个篮球场地已足够它的起飞和降落，对伤病员的转运十分便利。有发达国家形成一张可以覆盖全国领空 90% 的"空中急救网"，实现了 50 公里半径、10 分钟内赶赴现场的空中救护。直升机对伤病员的运输路线在空中，节省了转运的时间，其平稳的飞行和起落对有严重创伤（多发性骨折、脊柱损伤）的伤病员十分有帮助。

直升机的优点显而易见，它能够节约时间，避开地面复杂的运输环境，运送急救人员、伤病员及急救物资器材等。但它只是救护车的重要补充，不能替代救护车。原因为首先直升机内空间通常较小，仅能提供除飞行员以外的两名急救人员。其次在进行抢救时受空间的影响，急救人员无法活动自如。还有投资较大、使用价格昂贵、所需设备多、人员培训复杂，易受气象条件影响等缺点。

"救护飞机"继直升机之后出现，该飞机类似一个设备完善的"空中 ICU"，舱内有担架床，各类监护抢救仪器、输液装置及药品等。机舱空间较大，便于急救人员在机舱内进行各项抢救。救护飞机速度快，可持续飞行时间远，能够实现跨国、跨洲、跨地区的运输，在国际重大灾难的相互支援中起到重要作用。

四、设备仪器及药物

所有转运设备都必须能够通过转运途中的电梯、门廊等通道，转运人员须确保所有转运设备正常运转并满足转运要求。所有电子设备都应能电池驱动并保证充足的电量。

救护车内必须配备便携式监护仪、除颤仪，必要时需配备有创压力监测装置以便转运途中进行有创动脉血压、中心静脉压等有创压力监测。需配备简易呼吸器、负压吸引装置、充足的氧气（足够全程所需并富余 30 分钟以上），配备便携式呼吸机，呼吸机应具备基本呼吸模式及其他主要参数，并具有气道高压报警及脱管报警，同时建议配备外置可调呼气末正压（PEEP）阀供呼吸球囊，以备通气时精确调节 PEEP，还需配备适合不同患者的各种型号气管插管包及环甲膜穿刺设备。此外，还应配备输液泵、注射泵、负压吸引设备等（表2-4）。

表 2-4　《中国重症患者转运指南(2010)(草案)》危重患者(成人)转运推荐设备

推荐设备	选配设备	推荐设备	选配设备
气道管理及通气设备		循环管理设备	
鼻导管	环甲膜切开包	心电监护仪及电极	动脉穿刺针
鼻咽通气道/口咽通气道	各种型号的储氧面罩	袖带式血压计及各种型号的袖带	中心静脉导管包压力延长管
便携式吸引器及各种型号吸引管	多功能转运呼吸机	除颤仪、除颤电极板或耦合剂	压力传感器有创压力监测仪
各种型号的加压面罩		各种型号的注射器/针	加压输液器
简易呼吸器	$P_{ET}CO_2$ 监测器	各种型号的静脉留置针	输液加热器装置
喉镜(弯镜片 2、3、4 号,备用电池、灯泡)	球囊外接可调 PEEP 阀	静脉穿刺用止血带	经皮起搏器
各种型号的气管插管	呼吸机螺旋接头	静脉输液器	
开口器		输血器	
管芯	呼吸过滤器	输液泵及微量泵	
牙垫	湿热交换器	三通开关	
舌钳、插管钳(Magil 钳)	胸腔闭式引流设备	皮肤消毒液	
环甲膜穿刺针		无菌敷料	止血钳/止血带
氧气瓶及匹配的减压阀、流量表、扳手	便携式血气分析仪	其他	创伤手术剪
便捷式呼吸机		体温计	外科敷料(海绵、绷带)
听诊器		血糖仪及试纸	脊柱稳定
润滑剂		鼻饲管及胃肠减压装置	
专用固定气管导管的胶带		约束带	
脉搏血氧饱和度监测仪		电筒和电池	
气胸穿刺针/胸穿包		通讯联络设备	

　　药物的配备强调紧急抢救复苏时用药以及为维持生命体征平稳的用药,病情特殊者还应携带相应的药物(表 2-5)。

表 2-5 《中国重症患者转运指南(2010)》(草案)危重患者(成人)转运配置药物

推选药物	选配药物	推选药物	选配药物
静脉输注液体:生理盐水、乳酸林格钠液、胶体	异丙肾上腺素	硝普钠	纳洛酮
肾上腺素	腺苷	氨茶碱	神经肌肉阻滞剂(如氯琥珀胆碱、罗库溴铵、维库溴铵)
阿托品	维拉帕米	地塞米松	麻醉性镇痛剂(如芬太尼)
多巴胺	美托洛尔	氯化钾	镇静剂(如咪达唑仑、丙泊酚、依托咪酯、氯胺酮)
去甲肾上腺素	沙丁胺醇喷雾剂	葡萄糖酸钙	
胺碘酮	甲泼尼龙	硫酸镁	
利多卡因	肝素	碳酸氢钠	
		50%葡萄糖注射液	
毛花苷 C	甘露醇	无菌注射用水	
呋塞米	苯巴比妥	吗啡	
硝酸甘油注射剂	苯妥英钠	地西泮注射液	

五、成批伤的转运工作

重大灾害后,大批伤员需进行安全转运,转运涉及人员、物资及信息很多,故应在发生灾害的第 1 时间快速建立灾区转运中心指挥部。由当地卫生行政部门担任总指挥,承担现场医疗卫生救援的协调,各医疗队则承担医疗救援和伤员转运任务。

(一)转运前准备

1. 准确评估病情,迅速检伤分类 准确评估有无致命因素的存在,具体方法详见"项目二 现场评估"。目前的检伤分类工作是在急救人员到达现场后由具有丰富经验的医生根据标准对伤员进行检伤、分类,以此确定转运的顺序。目前,检伤分类的标准很多,如 START 程序(simple triage and rapid treatment)、国际红十字会分类法、我国卫生部颁布的《灾害事故医疗救援工作管理办法》的分类方法等。具体方法详见"项目三 检伤分类"。

2. 给予初步救治 对心搏骤停的伤病员进行基础生命支持,有效进行 CPR;对气道不通畅的伤病员及时清除呼吸道异物,解除呼吸道梗阻,保持呼吸道通畅;快速建立静脉通路,可适当固定,避免滑脱;创伤骨折患者须经过有效的止血、包扎、固定等妥善处理;对其他危重病患者应给予相应的初步治疗措施。对于轻伤员,可鼓励伤员进行自救和互救行动,配合急救人员做好初步包扎、固定和镇痛治疗。具体方法详见"项目四 现场救护"。

3. 确定转运时机和顺序 伤员转运的最佳时机和如何确定伤员转运顺序等在目前

尚无统一规定。伤员转运顺序目前仍遵从"先重症，后轻症"的原则。符合以下条件的伤员可以进行转运：①伤员经过初步治疗后并病情稳定或相对稳定，如呼吸、心率、血压等生命指标相对平稳。②直接威胁生命的危险因素得到有效控制或基本控制。③无直接威胁生命因素存在。

4. 确定转运方式　由于灾害种类各不相同，转运距离长短不一，转运方式的选择应该根据具体情况而定，需要注意的是转运所需时间是选择转运方式的关键。具体的转运工具有汽车、火车和飞机等，伤员距离医院车程2小时以内者仍以救护车为主。

5. 急救人员的要求和配置　灾害伤员伤情复杂、变化快，因此要求承担转运任务的急救人员具备各种急危重症的处理能力，全面的知识、熟练的急救技能及丰富的经验能够对顺利完成转运起到帮助。通常救护车内包括司机1～2名、护士1名、医生1名。

6. 确定接收医院并给予伤员病情信息　已明确的伤情接收标准为：伤情较重者，向就近的市三级医院或专科医院转送；伤情较轻者，向就近的二级医院或社区内医院转送；部分轻微伤害者，如擦伤、挫伤等送往社区。急救人员应该在转运前与接收医院进行联系和确认。

（二）转运中与外界保持联系

转运途中应随时与管理机构及接收医院保持联系，详细告知接收医院转运伤员的伤情和数量，转运工具的类型、数量及具体到达的时间，便于医院做好接收准备。

（三）转运后进行交接

按照"先重后轻"的顺序逐一将伤员转运到接收医院，向医院报告伤员病情以及途中用药情况，完善转运记录，统计消耗的转运物品并及时向灾区指挥部报告转运成功的信息及返回灾区的时间，以便安排此后的任务。

项目评价 ··

通过本项目的学习，能认识伤病员转运的原则、重要性及时机；能了解我国院外转运使用的工具及其相关法律，常用的设备和药物；能了解我国院外转运的现状及困难；能掌握成批伤的转运规则；能写出重要名词的外文缩写及中文意译。

课后复习 ··

1. 阐述《院前医疗急救管理办法》规定的院前转运原则是什么。
2. 写出成批伤的转运前准备包括哪些内容。

主要参考文献

[1] 孙刚,刘玉法,高美. 院前急救概要. 北京:军事医学科学出版社,2009.

[2] 中华医学会重症医学分会.《中国重症患者转运指南(2010)(草案)》. 中国危重病急
救医学,2010,22(6):328~330.

[3] 罗羽,杨雅娜,刘秀娜,等. 重大灾害后大批伤员转运工作的研究现状. 护理学杂志,
2009,24(2):87~89.

项目六　途 中 救 护

案例导入

　　某小巷内,80多岁的梁大爷突然晕厥,性命危在旦夕,巷子外的救护车却被狭窄的巷子"拦"在外面,危急之际,急救人员拿起抢救设备走往梁大爷家中,躺在床上的梁大爷已经面色发紫、呼吸微弱、血压低。急救人员在成功给予输液后毅然背起85 kg(170斤)重的梁大爷,将其小心转移至救护车上。在送往医院的途中,梁大爷因为病情危重一度出现心跳、呼吸骤停的情况,经过救护车上的临时治疗暂时将其病情稳定,最后顺利送至医院进行进一步的治疗。从案例中我们发现除了有效的现场救护外,把患者送往医院的途中救护也是至关重要的。那么,什么是途中救护? 它在院前急救中又处于什么样的地位?

分析提示

　　案例中,急救人员首先将抢救设备带入梁大爷家中并对其进行初步处理,如输液,即现场救护;随后将梁大爷转移至救护车上并送至医院,即病员转运;转运期间,急救人员在救护车内对梁大爷的病情监护和抢救称为途中救护,也是本项目的核心内容。本项目讲述途中救护实施前的准备,途中救护的一般处理及成批伤转运的途中救护。

引言

　　实践证明"黄金1小时"固然重要,但现场救治措施如果没有有效途中救护,急救只能停留在院前,院内的后续治疗无法进行,这体现了伤病员转运的重要性。如果转运途中病情变化却没有相应的治疗措施,院前急救将前功尽弃,因此途中救护(medical care on the way to hospital)也是院前急救中非常关键的一环。发达国家的急救经验显示,途中救护的医疗监护水平越高,伤病员者的预后也越好。

　　现代急救医学中途中救护的概念是对经过现场初步医疗救治的伤病员,利用现代化交通工具运送医院途中实施医疗监护救护,确保患者平安到达医院,并施予后续治疗的过程。尽管目前途中救护命名上并不统一,如"医疗运送"、"医疗运输"、"医疗护送"、"医疗救护运送"、"医疗监护运送"和"医疗救护运输"等,目的旨在使运送途中伤病员能够得到医疗"关心"、"照顾",随时发现病情变化,随时可以得到救治护理,不会因为途中没有医疗条件而失去救治机会。途中救护包括必要的监护、护理、治疗、抢救等,目的在于使伤病员伤病情相对稳定,能够安全抵

达医院。途中救护是现代医学发展和社会进步的需要,也是急救医学发展中通过无数代价反复实践中总结出来的经验。

随着医疗救护观念的不断更新,急救单元(一医、一护、一司机、一套抢救药械物品)如同"流动医院"、"流动急救站"的服务模式应运而生,代替了传统的单纯运输服务模式。现代化的"120"急救车已成为急救人员抢救危重伤病员的"微型急救室"。当伤病员被转移至救护车后,救护车一旦启动即成为独立的急救工作单元,途中是在"孤立无援"的情况下对伤病员进行救治。途中救护更体现了人性化服务理念,伤病员在运送途中同样应得到精心的医疗呵护。

现场急救的伤病员仅仅得到最初步的救治,在后期极易发生病情不稳定和病情变化,在运往医院的途中需要密切关注伤病员的病情变化,随时发现问题并予以处理,使其安全抵达医院,得到后续的治疗。

一、准备阶段

(一) 设备准备

根据伤病员伤病情评估情况,快速做好转运准备,首先检查救护车及车载设备,准备监护仪、呼吸机、吸痰器、氧气、骨折固定包、气管插管喉镜、颈托、颈部固定器、脊柱板、担架推车、铲式担架、缝合包等;其次,按病情需要准备充足的急救药物,包括急救药品箱 1 个(内备常规急救药物,特殊患者根据病情需要准备药品),一次性中单,一次性 5 ml、10 ml、20 ml、50 ml 注射器,一次性输液器,一次性输血器,留置针,消毒棉签,绷带,纱布,三角巾和碘(碘伏)等急救消毒敷料及治疗用物。

(二) 伤病员准备

根据伤病员病情开放 2～3 条静脉通道,对有外伤的伤病员包扎好伤口,对骨折的伤病员固定患肢,对用止血带止血的伤病员注明包扎止血带的时间,对颈椎骨折的伤病员用颈托固定后,在脊椎板上用固定器固定头部,吸氧并用监护仪进行监护,固定好各种引流管路,如静脉输液管、吸氧管、气管插管、胸腔闭式引流管、导尿管等。充分做好准备,保证安全、有效地转运伤病员,提高途中救护质量。

二、一般救护

患者进入救护车,救护人员要充分利用车上设备对患者实施生命支持与监护。

(一) 伤病员体位

合理放置伤病员体位,脑出血、颅脑损伤、昏迷等伤病员取头偏向一侧的平卧位;胸部创伤、呼吸困难的伤员取半卧位;下肢骨折的伤员进行牢固固定,适当抬高患肢 15°～20°,颈椎损伤的伤员应保持脊椎轴线稳定,将身体固定于脊椎板上搬运,防止因途中摩擦造成血管、神经再损伤。

(二) 心电监护

应用除颤监护仪,对患者进行持续的心电监护,密切观察患者病情和生命体征的变化,如血压、脉搏、心率、呼吸等。注意心律波形间隔和频率,有无期前收缩(早搏)或推迟出现,是否存在心肌供血不足或严重心律失常,护士对常见心律失常要有识别能力,并及时报告医生,给予处理。对特殊病情,必要时应使用遥测心电监护装置,并请示医生如何用药。

（三）开放气道及给氧

颅脑损伤、昏迷伤病员使其头转向一侧,根据伤病员血氧饱和度调节吸氧流量。保持气道通畅,及时清除口腔分泌物,防止误吸。应用鼻导管或面罩给氧,确保伤病员氧饱和度在94%以上。自主呼吸微弱的伤病员,可使用面罩加压给氧或使用机械通气。给氧的过程中,应密切观察患者口唇、指甲及其他部位末梢循环情况,有无发绀。同时要观察相应的血流动力学改变,如神志、血压、脉搏、皮温等,将一些明确的变化记录下来。

严密观察伤病员呼吸频率改变,呼吸频率异常减慢(<10次/分)或异常增快(>24次/分),呼吸停止或只有无效喘息均是病情发生变化的标志,应在转运前或途中及时对患者进行气管插管并固定牢固,确保转运途中插管位置正确。对使用机械通气的伤病员,要观察通气管路是否通畅及各项参数是否稳定。对无反应且呼吸停止或只有无效喘息的伤病员,在判断不能触及脉搏后及时进行心肺复苏。

（四）建立有效静脉通路

这是帮助对重症患者进行高级生命支持的重要措施,原则上越早建立越好。为抢救患者使用的静脉穿刺针管径要大,目的是保证在短时间快速输入液体或药物。静脉通路穿刺部位的选择要根据患者的具体情况和急救人员技术而定,一般选用前臂静脉或肘正中静脉,尤其是在进行心肺复苏抢救时,上肢静脉穿刺的选择明显优于下肢静脉。因为上腔静脉血管内有较健全的静脉瓣,在进行胸外按压时,能有效驱动上腔静脉血液入心脏,从而达到增加回心血量、支持循环的目的。下腔静脉系统因静脉瓣不完善,对血液的驱动作用差,不适合心肺复苏时患者抢救。

院前就进行静脉输液的患者,经常因搬动或在运送医院的途中而使穿刺针头的位置移动,如不细心照护,就可能使针头刺破血管而使液体外渗。因此,在保证静脉输液通畅的同时,应固定好穿刺点。另外,现代护理用具在逐步更新,现在应用的静脉留置针明显优于其他穿刺针。静脉留置针置管后,仅在血管内留下一中空软管,且管径较大,不仅方便快速静脉输液,且不易刺破血管从而最适合院前急救时使用。

一般在院前抢救患者时,很少使用深静脉插管,如患者需要长距离转运,且外周静脉不能应用时,才考虑应用深静脉插管。因院前护理技术操作及维护中不易保持穿刺无菌和穿刺部位清洁,所以即使在有必要使用的情况下也需要谨慎。

通过静脉通路可输入液体和药物,急救人员要掌握液体及药物的药理作用及不良反应,做好相应的观察。在院前急救用药中,医生只下口头医嘱,要求护士要执行"三清一复核"的用药原则。三清:听清、问清、看清;一复核:核对药物名称、剂量、浓度,切忌出现用药差错。对用药的空安瓿应暂时保留,以便再进行核对。

（五）院前无菌操作技术

无菌技术是指在执行医疗护理技术操作过程中,不使已灭菌的物品再被污染,使之持续保持无菌状态的技术。在院前急救工作中,导尿术、伤口无菌敷料覆盖、肌内注射、静脉输液等均属无菌操作范围。无菌技术操作的首要原则是必须在清洁的环境中进行,这在急救现场和家庭中是不易做到的。因此,在实际操作中,急救人员要注意维护抢救治疗环境,疏散人群,减少人员走动,禁止人员靠近无菌治疗区谈话。进行无菌操作前,如有可能,应洗手、戴好帽子、口罩。无菌物品取出后,不管是否动用,不能再放回原处。如物品已被污染或疑似有污染时不可再用。为避免交叉感染,一份物品只能供一名患者使用。任何无菌包打开前,急救人员都要检查其消毒日期,有无松散或潮湿,违反无菌原则的绝不能使用。

三、心理护理

与伤病员及家属的沟通交流非常重要。疾病、创伤使伤病员在精神上、肉体上均承受了无法想象的痛苦,并可能产生紧张恐惧、无助不安的情绪。家属因目睹亲人忍受疾病或创伤折磨会有焦虑、慌张无措等表现。急救人员在转运途中通过询问病情,与伤病员、家属进行沟通,解答疑惑,逐步进行心理疏导,加强伤病员与家属接受进一步治疗的信心,缓解紧张的情绪,尽量帮助伤病员保持平静。

四、成批伤员长途转运的途中救护

在灾难事件中,因为医疗资源的限制,伤员的急救和转运均以稳定病情为主,为以后的治疗创造条件。转运工具如列车启动后,急救人员应立即投入对伤员的医疗、护理工作中。

首先,应合理安置伤员。将伤员集中安置于某几节车厢,头部朝向过道,方便医护人员观察病情。按照伤情严重程度对伤员分区放置,危重伤员安置于靠近医护人员的地方,在该区域内集中布置血压计、血氧饱和度监测仪、急救箱等设备,形成一个小型车厢ICU,以便及时观察处理伤情,并能够密切观察心率、呼吸、血压、血氧饱和度及尿量等,及时记录生命体征,如有异常采取相应措施。对伤情较轻的伤员按病种分类放置,便于护士看管,掌握病情动态变化。将伤员妥善安置后,对所有伤员重新进行登记、核查,标记床号,建立病情一览卡,了解所有伤员的编号、姓名、年龄、性别、诊断及是否有陪伴亲人、是否卧床等。为所有伤员测量生命体征,病情有改变时应制订相应的救治方案。

其次,应严密观察伤员病情变化。建立观察记录单,对伤情较轻者每小时巡视1次,对重伤者派专人守护,随时观察病情变化并做好记录。在转运途中应该连续监测生命体征。进行治疗时应严格遵守"三查七对",保证救治工作忙而不乱,紧张有序不出错。交接班时应在每例伤员床边交班,了解伤员病情变化及治疗情况。输液时,尽量采用塑料瓶装或袋装液体,输液瓶应妥善固定,避免转运途中颠簸致输液瓶坠落伤人。

再者,应重视心理护理。重大自然灾害将会对伤员造成严重心理创伤,很多伤员还失去了亲人,会产生低沉或烦躁不安等情绪,对治疗缺乏信心或不愿意配合医务人员治疗。远离家乡前往外地就医的陌生感及对疾病不可控制感增加了伤员的恐惧。因此,转运过程中心理护理的重要性不低于药物治疗。在评估伤员病情及实施治疗时,对伤员及其家属进行心理疏导,减少其恐惧心理,增强其安全感,促进伤员配合救治工作。医务人员应向伤员和家属详细讲解到站后的注意事项,告知前往医院的医疗技术条件及接收医院的充分准备工作,从而提升伤员对未来治疗和护理的信心,减少心理压力。

最后,尽量完善基础护理。保持车厢内的整洁及床单位平整,及时更换污染的床单,尽可能保持舒适温馨的环境,利用枕头、被褥为伤员创造舒适的卧位。定期对重伤员翻身,按摩骨隆突处,防止压疮发生。定时拍背,保持呼吸道通畅。用棉签蘸生理盐水或温开水做好口腔护理,对有留置导尿管的伤员擦洗会阴,更换引流袋等。

急救人员应熟记常见急症急救流程和护理风险预案,做到发生紧急状况时能以最快的速度做出判断和处理,转运途中急救人员必须陪伴在伤病员身边,严密观察病情变化,随时监测生命体征的变化,及时发现问题及时做好处理,并在相应记录单上做好记录。在救护的同时及时与医院取得联系,开设绿色通道,保证患者入院时得到 3 个及时:及时得到检查,及时得到接诊或抢救,及时得到手术。

项目评价

通过本项目的学习,能认识途中救护是院前急救重要的一环;能掌握途中救护实施前的物品及伤病员准备;能掌握途中救护的一般治疗和成批伤救护。

课后复习

1. 写出途中救护中一般救护包括的内容。
2. 阐述心理护理在途中救护中的作用。

主要参考文献

[1] 孙刚,刘玉法,高美. 院前急救概要. 北京:军事医学科学出版社,2009.
[2] 王颖. 大批量地震伤员的远程转运. 护理学杂志,2008,23(18):9～11.

(刘晶晶　王　宪)

第三章 医院急诊救护

学习目标

1. 识记急诊危重患者的就诊流程。
2. 识记急诊预检分诊内容。
3. 理解急诊科设置原则。
4. 理解急诊科管理的要求。
5. 学会应用急诊预检分诊知识对患者进行分诊。
6. 学会应用急诊救护流程实施患者救护。

▎项目一 急诊科（室）的设置及管理

案例导入

　　王某,男,51 岁,在工地施工时,自高处坠落,摔伤全身多处,伤后即意识不清,由"120"救护车送往附近医院急诊科就诊。

　　提问:患者被"120"救护车送入急诊室首先到哪里? 患者在哪里进行抢救,需要使用哪些抢救物资? 如果患者病情复杂,由谁负责联系及安排? 抢救的护士需要掌握哪些技能才能满足该患者的需要? 患者在急诊救治过程中实施的检查在哪里进行?

分析提示

　　王某由"120"急救车送入急诊室。首先,在急诊室设有"120"救护车停靠点,有"120"救护车专用通道,将患者送入急诊预检处,预检护士快速判断患者病情后,护送患者进入抢救室。患者在抢救室进行抢救,抢救室内必须备用抢救所用的药物、物品及仪器,呈良好的备用状态。有专职医生及护士实施救治。如果患者病情复杂,应由首诊医生呼叫相关科室医生会诊,并商讨救治方案。抢救室护士必须具备娴熟的抢救能力、协调能力,才能顺利完成抢救任务。患者在救治过程中所涉及的检查均在急诊室内部完成,体现急诊救治的方便、快捷及有效。

一、急诊科的设置

1. 设置的基本原则

（1）以方便患者急诊救治为首要原则，体现"快、急、畅"。

（2）能够预防和控制医院感染及传染病的传播。

（3）医护流程及布局应从应急出发。

2. 设置要求

（1）急诊科的位置应设在医院内便于患者迅速到达区域，独立或相对独立，并邻近各类辅助检查部门。

（2）应有单独出入口，有急救车专用停靠处，入口通畅，设有无障碍通道方便轮椅、平车出入，设有绿色通道、救护车通道，有条件的可分设普通急诊通道、救护车通道（图3-1）。

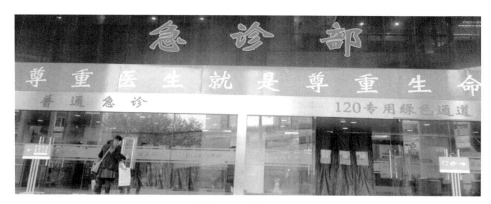

图3-1 急诊室入口

（3）急诊科的门应足够大，走廊及门内的大厅足够宽敞，便于担架、车辆的进出及较多的患者、家属短暂候诊时的停留。

（4）急诊科应有醒目的路标和标识，以方便和引导患者就诊，预检分诊台设在大厅醒目的位置，便于患者发现。与手术室、ICU等连接的院内紧急救护绿色通道标识应当清楚明显。为了确保危重患者的紧急救治，在挂号、化验、药房、收费等窗口均有抢救患者优先的措施。白天应有指路标志，夜间应有指路灯。

（5）急诊科的面积应与全院的总病床数及主要服务区域内急诊就诊总人次呈合理的比例。

（6）急诊科应设有专门的呼叫系统以及与市区"120"急救中心的直线电话。有条件的医院可建立急诊临床信息管理系统，为医疗、护理、感染控制、医技、后勤保障等部门提供信息。

3. 主要科室的设置和基本设施 急诊科设有诊疗区和支持区。诊疗区包括预检分诊处、抢救室、观察室、输液室、各就诊室、处置室（清创室）、洗胃室，有条件的医院可设急诊手术室、急诊监护室或复苏室。支持区包括收费处（图3-2）、药房（图3-3）、检验室、影像科及 B 超室等部门。诊疗区和支持区应合理布局,以缩短急诊检查和抢救半径为原则。

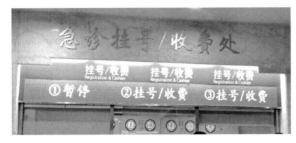

图 3-2　急诊挂号/收费处

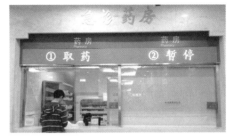

图 3-3　急诊药房

(1) 预检分诊处:设在急诊大厅入口醒目处。预检人员由在急诊工作 3 年以上的有经验的护士担任,负责分诊工作。预检护士能够根据患者的病情快速准确疏导患者到相应的就诊区域就诊,遇到急危重症患者应立即呼叫有关医生接诊,协调好患者就诊的秩序及流程。

1) 急诊呼叫系统:应有与院内各部门畅通的内部电话和一部与市内"120"急救中心呼叫的专用电话。当预检护士接到急救中心危重患者预报时,立即通知抢救医生和护士准备就位,备好急救物资,做好抢救的准备。根据患者的病情,呼叫相关科室的医生到位。

2) 信息网络化系统:急诊预检台应与收费处、药房及急诊抢救室、各诊室进行信息化管理,将就诊患者的基本信息和病情信息数据及时传输,有助于急诊快速、高效、准确地运作。

3) 物品配备:患者病情评估工具,体温计、血压计、脉氧饱和度、手电筒、压舌板等,还有各类登记本(患者就诊登记本、救护车登记本、死亡患者登记本、传染病患者登记本、物品清点登记本等)。

4) 为患者提供便民服务的措施:备有患者所需的平车、轮椅、躺椅、一次性茶杯、饮用水等,提供公用电话及零钱。

(2) 抢救室:应邻近急诊入口,由专职急救人员负责抢救工作,如患者病情危重、复杂,需要其他科室会诊时,有权呼叫相关科室医生到位,协助抢救。抢救室的设置和设施要求如下(图 3-4)。

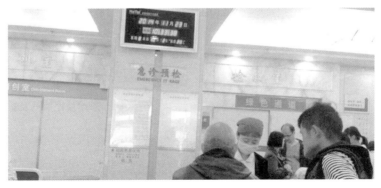

图 3-4　急诊抢救室

1) 抢救室的布局:有足够的空间、充足的光线,墙壁上配有抢救室的工作制度、消毒隔离制度、常见疾病应急抢救预案及处理流程。

2) 抢救室的床位:设有 3～6 张抢救床,既可固定成床,也可当推车便于患者检查和移动,床旁设有心电监护仪、壁式氧气和负压、吸引装置以及气压源等。

3) 抢救仪器和用品:每个床边需配备床边心电监护仪,还需配备心电图机、除颤仪、洗胃机、呼吸机、临时起搏器、胸外按压仪等仪器,每个仪器至少配备 2 台以上。还需配备开胸包、腰穿包、胸穿包、全套气管插管、气管切开包、静脉切开包、导尿包、穿刺包、压舌板、开口器、拉舌钳和牙垫等。

4) 抢救药品:抢救室内应备用心脏复苏药物;呼吸兴奋药;血管活性药、利尿及脱水药;抗心律失常药;镇静药;解热止痛药;止血药;常见中毒的解毒药、平喘药、纠正水电解质酸碱失衡类药、各种静脉补液液体、局部麻醉药、激素类药物等。

5) 其他抢救必备物品:气管插管箱、加压输液及输血器、胃管、三腔二囊管、吸痰管、导尿管、胸腔引流管、胸腔引流瓶、负压引流器、吸氧管、冰袋、氧气袋、冰帽等。

抢救室内所有的物品、药品、器械必须呈备用状态,做到定人保管、定点放置、定量供应、定期消毒、定期补充和维护,完好率为 100%。抢救室的护士必须熟悉所有抢救物品的性能、使用方法以及常见故障的排除。

(3) 各诊室(图 3-5):一般三级医院均设有急救科、内科、外科、脑外科、神经内科、骨科、脊柱外科、妇儿科、耳鼻喉科、口腔科、皮肤科、整形科等分科急诊诊疗室。各诊室医生根据急诊急救管理的不同,有的是由各科室轮流委派的值班医生担任,有的是由急诊专职医生担任。每一诊室内均有诊疗床一个,并有隔帘遮挡,墙壁上设有氧气及负压接口(图 3-6),设有医生工作站,电脑一台,医生检查常用的物品,如检查手套、检查包等,定期检查,及时补充。

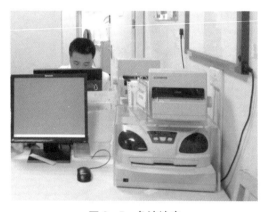

图 3-5　急诊诊室

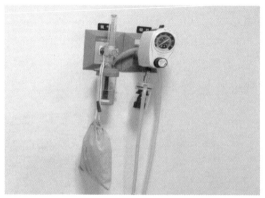

图 3-6　急诊诊疗氧气及负压接口

(4) 急诊注射室:主要完成急诊患者静脉注射、肌内注射以及各类药物的过敏试验等。在注射室需要配备过敏性休克的抢救流程,每位护士必须熟知,备有青霉素过敏急救盒(肾上腺素 1 支、滑轮 1 个、2 ml 空针 1 个),各类皮试液应做到现用现配,确保准确无误。

（5）急诊输液室：分为患者输液区和配药区。一般输液室设有输液躺椅或床以满足不同病情需求的患者需要，输液椅舒适、宽敞、足够，且备有呼叫铃。输液室内配备墙壁式中心供氧和负压吸引管道装置，配备常用的急救药物及物品，有条件者设立专用的无菌输液配置室。建立信息化 PDA 输液系统，跟踪患者液体的配置、输液流程，提高工作效率。

（6）急诊观察室：留院观察的对象为短时间不能确诊、病情存在危险不能离院以及抢救后需要等待住院进一步治疗的患者，患者留观时间原则上不超过 72 小时。急诊科应根据患者流量和专业特点设置观察床，原则上按医院内正规病房设置与管理，给予患者与病房的同质化服务，应设置正规床位，床号固定，有单独的医护办公室、治疗室、处置室、库房、配餐间等，护理工作程序同院内普通病房一致。观察床的数量以医院床位 2%～3% 为宜。

（7）急诊清创室：清创室的位置与抢救室毗邻，便于紧急抢救，清创室备有清创床 1～2 张，无影灯 1～2 个，有墙壁中心供氧及负压吸引装置，根据清创的需求配备各类清创包、敷料、消毒液等。有条件的医院分为无菌手术室和常规处置室。

（8）急诊重症监护室：应选在急诊科的中心位置或相对独立的单元，靠近急诊抢救室或急诊手术室，可设有监护床 2～8 张，主要收治急诊危重症患者，需要进一步监护、治疗，等待进入综合 ICU 的患者，24 小时不间断的专职医护人员，严格按照 ICU 管理的需要进行管理。

（9）在有条件的医院设有洗胃室，还有单独设置石膏室。针对有传染病倾向的急诊患者，专门设立区域相对独立的发热（门）急诊、肠道（门）急诊、肝炎（门）急诊等，与一般急诊及病房保持一定的界限，设立专门的传染病隔离室。

二、急诊科的管理

1. 急诊科人员的配置及要求　急诊科以急诊医师及急诊护士为主，承担各种患者的抢救、鉴别诊断和应急处理。急诊患者较多的医院，还应安排妇产科、儿科、眼科、耳鼻喉科等医师承担本专业的急诊工作。急诊科可根据实际需要配置行政管理和其他辅助人员。

（1）急诊科人员配置数量：急诊科应当根据每天就诊人次、病种和急诊科医疗和教学功能等配备医护人员。需要配备数量足够，受过专门训练，掌握急诊医学的基本理论、基础知识和基本操作技能，具备独立工作能力的医护人员。2009 年，卫生部医政司在《医院急诊科设置与管理规范（征求意见稿）》中，对急诊科医护人员配置进行了说明（表3-1）。

表 3-1　急诊科医护人员配置表

急诊量（日平均人次）	抢救量	观察床位数	日观察人次	医师（人）	护士长（人）	护士（人）
≤100	4	10	12	12～14	1	25～30
101～200	8	15～20	0	18～21	2	40～50

（续表）

急诊量（日平均人次）	抢救量	观察床位数	日观察人次	医师（人）	护士长（人）	护士（人）
201～300	12	21～30	25	24～26	2	50～60
301～400	16	31～40	30	27～28	3	60～70
401～500	20	31～40	30	29～30	3	70～80
≥500	20	31～40	30	31～40	3	80 以上

（2）对急诊科医师的要求：急诊科须有固定的急诊医师，且不少于在岗医师的 75%，医师梯队结构合理。除正在接受住院医师规范化培训的医师外，急诊医师应当具有 3 年以上临床工作经验，具备独立处理常见急诊病症的基本能力，熟练掌握心肺复苏、气管插管、深静脉穿刺、动脉穿刺、心电复律、呼吸机、血液净化及创伤急救等基本技能，并定期接受急救技能的再培训，再培训间隔时间原则上不超过 2 年。

急诊科主任负责本科的医疗、教学、科研、预防和行政管理工作，是急诊科诊疗质量、患者安全管理和学科建设的第一责任人。三级综合医院急诊科主任应由具备急诊医学副高以上专业技术职务任职资格的医师担任。二级综合医院的急诊科主任应当由具备急诊医学中级以上专业技术职务任职资格的医师担任。

（3）对急诊科护士的要求：急诊科应当有固定的急诊护士，且不少于在岗护士的 75%，护士结构梯队合理。急诊护士应当具有 3 年以上临床护理工作经验，经规范化培训合格，掌握急诊、危重症患者的急救护理技能，常见急救操作技术的配合及急诊护理工作内涵与流程，并定期接受急救技能的再培训，再培训间隔时间原则上不超过 2 年。

急诊科护士长负责本科的护理管理工作，是本科护理质量的第一责任人。三级综合医院急诊科护士长应当由具备主管护师以上任职资格和 2 年以上急诊临床护理工作经验的护士担任。二级综合医院的急诊科护士长应当由具备护师以上任职资格和 1 年以上急诊临床护理工作经验的护士担任。

2009 年，卫生部医政司在《医院急诊科设置与管理规范（征求意见稿）》中，对急诊科医护人员配置进行了说明。

2. 急诊科管理要求

（1）业务管理要求

1）健全管理制度：健全并严格遵守执行各项规章制度、岗位职责和相关诊疗技术规范、操作规程，保证医疗服务质量及医疗安全。实行首诊负责制，不得以任何理由拒绝或推诿急诊患者，对危重急诊患者按照"先及时救治，后补交费用"的原则进行救治，确保急诊救治及时有效。

2）制定分诊流程：制定并严格执行分诊程序及分诊原则，按患者的疾病危险程度进行分诊，对可能危及生命安全的患者应当立即实施抢救。要设立针对不同病情急诊患者的停留区域，保证抢救室危重患者生命体征稳定后能及时转出，使其保持足够空间，便于应对突来的其他危重患者急救。

3）做好突发事件及重大抢救时应急处理：在实施重大抢救时，特别是在应对突发公共卫生事件或群体灾害事件时，应当按规定及时报告医院相关部门，医院根据情况启动相应的处置程序。医院及医务管理部门应当指定专（兼）职人员负责急诊科管理，帮助协调紧急情况下各科室、部门的协作，指挥与协调重大抢救和急诊患者分流问题。制定主要常见急危重症的抢救流程和处置预案，做到急诊科抢救关键措施及相关医技等科室支持配合有章可循。各类辅助检查部门应当按规定时间出具急诊检查报告，药学等部门应当按有关规定优先向急诊患者提供服务。

4）对急诊会诊要求：医院应当建立保证相关人员及时参加急诊抢救和会诊的相关制度。其他科室接到急诊科会诊申请后，应当在规定时间内进行急诊会诊。

5）对急诊住院要求：建立急诊患者优先住院的制度与机制，保证急诊处置后需住院治疗的患者能够及时收入相应的病房。

（2）急诊工作制度：包括急诊范围；预检分诊制度；急诊工作制度；首诊负责制度；急诊抢救制度；急诊留观制度；急诊监护室制度；急诊绿色通道制度；急诊汇报制度等。为切实贯彻落实这些制度，护理人员必须掌握急诊护理工作程序。

（3）急诊护士应掌握的技术和技能：掌握急诊护理工作内涵及流程，急诊分诊；急诊科内的医院感染预防与控制原则；常见危重症的急救护理；创伤患者的急救护理；急诊危重症患者的监护技术及急救护理操作技术；急诊各种抢救设备、物品及药品的应用和管理；急诊患者心理护理要点及沟通技巧；熟知急诊常用实验室检查正常值及临床意义；突发事件和群伤的急诊急救配合、协调和管理。

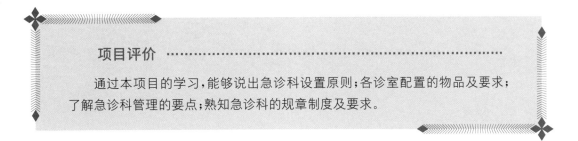

项目评价 ●●●●●●●●●●●●●●●●●●●●●●●●●●●●●●●

通过本项目的学习，能够说出急诊科设置原则；各诊室配置的物品及要求；了解急诊科管理的要点；熟知急诊科的规章制度及要求。

课后复习 ●●●●●●●●●●●●●●●●●●●●●●●●●●●●●●●

1. 简述急诊预检分诊处的作用。
2. 简述急诊管理的要求。

（李　蕊）

项目二　预检分诊

案例导入

患者,男,42岁,于就诊前3小时腹部胀痛,反复呕吐,均为胃内容物,来医院急诊科就诊。

患者,女,65岁,长期咳嗽、咳痰,偶有血丝。2小时前突然咯出大量鲜红色血液,约200 ml,感到头晕、眼花、胸闷、气促,即来医院急诊科就诊。

患者,男,30岁,骑自行车摔倒后,膝关节软组织破损,踝关节处肿胀,活动受限,由"120"救护车送至医院急诊科。

提问:3位患者分别来到医院急诊科,预检护士应如何接诊? 如何进行预检分诊? 又如何安排就诊先后顺序呢?

分析提示

第1位患者因腹部不适来院就诊,经过病情判断,属于B级患者,需要安排到外科诊室就诊。第2位患者来到急诊科因患者出血咯血,符合绿色通道的要求,应立即送入急诊抢救室。第3位患者因外伤踝关节处肿胀,经病情判断,属于C级患者,需要进入骨科急诊室就诊。如果同时就诊,第2位患者应首先就诊。

急诊分诊是接待来急诊科就诊患者的第1个窗口,分诊护士要主动热情接待。分诊护士的责任是根据患者的主诉及主要症状和体征,进行初步考虑,分清疾病的轻重缓急及所属急诊科室,安排救治程序,分配专科就诊,以便患者得到迅速有效诊治,为抢救患者赢得宝贵的时间。

急诊分诊的基本程序包括接诊、护理评估及分诊等环节。

一、接诊

接诊是指医护人员对到达医院急诊科的患者,以最短的时限、最熟练的医学技巧,对病情有一个较明确的判断。

1. **当处于危急状态的患者送到医院急诊科时**　应保持急诊绿色通道畅通无阻。目前,医疗救护中心已与各大医院的急诊科建立联系网络,当医疗救护中心铃声响起时,分诊护士应尽快在两次铃声内接听预报电话,并初步了解患者的有关信息,如了解患者急诊情况、中毒、出血还是其他疾病,患者生命体征是否稳定,意识状态如何等。若是集体意外伤害,还要了解有多少人即将送过来,大约能够到达的时间。分诊护士接到电话后,应立即通知抢救医生及护士做好抢救的准备工作,如准备抢救的空间、推车及其他急救医疗器械、药物,并通知辅助人员,疏通急救通道,迎接救护患者。分诊护士听到救护车报警声,应与辅助人员或医生主动在医院急诊科门口等候,分秒必争地处理患者。

2. 普通急诊患者就诊时　应按照患者病情轻重缓急安排就诊。急诊患者来院就诊方式各不相同,除坐救护车外,乘坐出租车来急诊科的也不少。居住在医院附近的居民,虽然有时病情很急,但由于患者对疾病的知识缺乏,也可能步行来院就诊。因此,分诊护士在接诊时要做到对每一位到急诊科就诊的患者谨慎、仔细、认真负责,采用病情评估对患者综合情况进行评估,按患者的病情分级安排就诊,将急危重症患者送入抢救室,其他患者根据病情轻重安排入相应的专科诊室等候就诊。

3. 急诊患者信息录入　目前,急诊预检均配备了完善的信息管理系统,通过管理程序软件,将所有急诊患者个人信息及就医信息自动录入,包括编号、姓名、就诊日期、时间、患者姓名、性别、出生日、职业、家庭地址、联系电话、初步诊断、病情等级、患者去向。急诊预检信息管理系统还应提供信息的存储传输、信息汇总、信息查询、动态分析等功能,使急诊预检患者信息实行数字化、智能化管理。

二、分诊

分诊是指根据患者主诉及主要症状和体征,第 1 时间内运用熟练的分诊技巧和专业知识,在较短的时间内完成资料收集、评估工作,区分病情的轻、重、缓、急及隶属专科,进行初步诊断,安排救治程序及分配专科就诊的过程。预检分诊是急诊护理工作中重要的专业技术,所有急诊患者均要通过分诊护士的分诊后,才能得到专科医生的诊治。如果分诊错误,则有可能延误抢救治疗时机,甚至危及患者生命。因此,必须提高对分诊工作的重要性的认识。

1. 分诊步骤　包括病情分诊和学科分诊。

(1)病情分诊:2011 年国家卫生部出台了《急诊患者病情分级指导原则(征求意见稿)》明确指出,急诊患者病情的严重程度,决定患者就诊及处置的优先次序。急诊患者病情分级不仅仅是给患者排序,而是要分流患者,要考虑到安置患者需要哪些急诊医疗资源,使患者在合适的时间去合适的区域获得恰当的诊疗。

1)根据患者病情评估结果分级,共分为 4 级(表 3 - 2)。

表 3 - 2　急诊患者病情分级标准

级别	标准	
	病情严重程度	需要急诊医疗资源数量(个)
1 级	A 濒危患者	—
2 级	B 危重患者	—
3 级	C 急症患者	≥2
4 级	D 非急症患者	0～1

注:"需要急诊医疗资源数量"是急诊患者病情分级补充依据,如临床判断患者为"非急症患者"(D 级),但患者病情复杂,需要占用 2 个或 2 个以上急诊医疗资源,则患者病情分级定为 3 级。即 3 级患者包括:急症患者和需要急诊医疗资源≥2 个的"非急症患者";4 级患者是指"非急症患者",且所需急诊医疗资源≤1 个。

2）病情分级说明

1 级：濒危患者。病情可能随时危及患者生命，需立即采取挽救生命的干预措施，急诊科应合理分配人力和医疗资源进行抢救。

2 级：危重患者。病情有可能在短时间内进展至 1 级，或可能导致严重致残者，应尽快安排接诊，并给予患者相应处置及治疗。

3 级：急症患者。患者目前明确没有在短时间内危及生命或严重致残的征象，应在一定的时间段内安排患者就诊。

4 级：非急症患者。患者目前没有急性发病症状，无或很少不适主诉，且临床判断需要很少急诊医疗资源（≤1 个）的患者。如需要急诊医疗资源≥2 个，病情分级上调 1 级，定为 3 级。

3）分区就诊：根据急诊患者病情进行分区就诊。

从空间布局上将急诊诊治区域分为三大区域：红区、黄区和绿区。

红区：抢救监护区（抢救室、监护室），适用于 1 级和 2 级患者处置，快速评估和初始化稳定。

黄区：密切观察诊疗区（各就诊诊室、清创室），适用于 3 级患者，原则上按照时间顺序处置患者，当出现病情变化或分诊护士认为有必要时可考虑提前应诊，病情凶险的患者应被立即送入红区。

绿区：（各就诊诊室）即 4 级患者诊疗区。

4）病情分诊流程：预检护士对来急诊科就诊的患者进行初步的病情评估，病情评估标准见表 3-3。根据病情评估结果，将急诊患者安排至不同的区域就诊，贴不同的标识。通过病情评估病情等级为 A 级的患者直接送入抢救室。病情等级为 B 级、C 级、D 级的患者预检护士需要根据患者的临床表现进行分科到各诊室就诊，同一科室的患者，不是按照就诊时间先后诊治，而是按照病情 B 级、C 级、D 级来安排就诊次序。

表 3-3　急诊预检分诊快速病情评估标准

急诊患者快速病情评估单							
姓名		性别		年龄		时间	
项目	3	2	1	0	1	2	3	测量数据
心率（次/分）	≤40	≤50	51～59	60～100	101～110	111～129	≥130	
收缩压（mmHg）	≤70	71～80	81～90	91～140	141～159	160～199	≥200	
呼吸频率（次/分）	≤8	9～11	12～15	16～20	21～24	25～29	≥30	
氧饱和度（%）	85	85～89	90～94	≥95				
意识	无反应	对疼痛有反应	对声音有反应	清楚				

（续表）

急诊患者快速病情评估单						
姓名		性别		年龄	时间	
疼痛	重度痛	中度痛	轻度痛	无痛		
总评分	A　＞6分:危重患者——抢救室,绿色通道(贴红色标识)					
	B　4~6分:优先安排医生接诊——各诊室就诊(贴黄色标识)					
	C　2~3分:排队等候医生接诊——各诊室就诊(贴绿色标识)					
	D　＜2分:建议门诊治疗(无标识)					

（2）学科分诊:病情分诊与学科分诊是密不可分的,预检护士在进行病情判断时,根据患者的主诉及临床表现进行学科分诊。学科分诊包括急救科、内科、外科、神经外科、神经内科、骨科、脊柱外科、妇儿科、耳鼻咽喉科、口腔科、眼科、皮肤科等科室。病情 A 级的患者直接送入抢救室由急救科医师进行抢救外,其余病情级别的患者应按照病情严重程度安排在相应的诊室就诊。

2. **分诊方法**　分诊的方法很多,包括望闻问切法、谈心解释法、最佳时机法、强制执行法、利用威信法、选择诊疗法等。急诊护士采用望闻问切法和谈心解释法对急诊患者进行分科。分诊护士要通过病情评估,对患者的症状和体征进行分析,但不宜做出疾病的诊断。

（1）望闻问切法:医护人员通过自己的眼、耳、鼻、口、手等感觉器官感受患者的症状、体征,从而判断患者病情及分科,给予患者快速的救治,是护理人员最常用的急诊分诊方法。

望:指医护人员接诊时,用眼去观察患者的面容表情、面色、呼吸、体位、姿态、语言等,判断患者主诉的症状表现程度如何,还有那些症状患者未提到,如有无面色苍白、发绀、有无颈静脉怒张等。

闻:预检护士可以根据自己的听觉和嗅觉分辨患者的声音变化和发出某种特殊气味,包括嗅诊、听诊和叩诊。如鼻嗅患者是否有不一样的呼吸气味,如酒精、大蒜味、酸味等,以及是否有感染化脓伤口的气味。用耳朵去听患者的呼吸、咳嗽有无杂音或者短促呼吸等来判断患者的相关疾病。

问:通过询问患者和家属及其他知情人,了解患者的既往史、现病史、过敏史和用药史。由于疾病早期并无客观指标可供参照,主要是靠问诊获得信息。通过询问,了解患者的发病过程及当前的病情。

切:预检护士可以通过触觉,对患者的有临床表现的部位进行触摸、按压等,以了解患者病情轻重缓急。如患者腹部疼痛,通过按压腹部的压痛点了解患者是外科还是内科疾病等。

（2）谈心解释法:是指医护人员为实现救治的目的,同患者进行思想和情感交流的表达方式。对不具有或者缺乏医学知识的人,讲解有关疾病的知识、疾病的诊断、治疗及转归的思想意识,使患者能够了解一定的医学知识,从而配合医护人员进行医疗活动,达到康复的目的。谈心解释法的技巧如下:注意观察,先后有序;认真聆听,仔细体会;明确目的,突出重点;以情动人,打动感情;以理服人,实事求是。

3. 分诊技巧　根据患者的疾病种类的不同,采用不同的分诊技巧。最常用的分诊技巧包括 SOAP 公式、PQRST 公式、RTS 评分和 CRAMS 评分。

(1) SOAP 公式:Larry Weed 将分诊概括为 SOAP 公式,即:主诉(subjective,S)、观察(objective,O)、估计(assess,A)、计划(plan,P)4 个英文单词第 1 个字母组成的缩写。SOAP 公式易记,有很好的使用效果,是分诊工作中常用的技巧。S:收集患者或陪护者主诉的主要资料。O:运用观察手段对患者进行病情观察,获得初步印象。A:综合上述情况对病情进行分析估计。P:组织抢救程序,进行专科分诊。

(2) PQRST 公式:是急诊分诊的又一技巧,主要用于描述疼痛患者的主诉。PQRST,即诱因(provokes,P)、性质(quality,Q)、放射(radiates,R)、程度(severity,S)、时间(time,T)5 个英文单词第 1 个字母组成的缩写,它刚还是心电图的 5 个波形字母顺序,因而便于记忆和应用。P:疼痛的诱因是什么? 怎样可以使之缓解? 怎样使之加重? Q:疼痛是什么性质的? 患者是否可以描述。R:疼痛的部位在哪里? 是否向其他部位放射? S:疼痛的程度如何? 用疼痛尺将疼痛的程度比喻为 1～10 数字的话,患者的疼痛相当于哪个数字? T:疼痛何时开始? 何时终止? 持续多长时间?

(3) 修订创伤(RTS)评分(表 3-4):用量化标准来判断患者损伤的严重程度,主要包括呼吸频率、收缩压、昏迷指数 3 项数值相加。

表 3-4　创伤(RTS)评分

评估项目	反应	得分
GCS	13～15	4
	9～12	3
	6～8	2
	4～5	1
	3	0
收缩压(mmHg)	>89	4
	76～89	3
	50～75	2
	1～49	1
	0	0
呼吸频率(次/分)	10～29	4
	>29	3
	6～9	2

（续表）

评估项目	反应	得分
	1～5	1
	0	0

（4）CRAMS评分（表3-5）：是一种简易快速、初步判断创伤患者伤情的方法，包括循环、呼吸、腹部、运动、语言5项生理变化。判断方法：每项各占2分，总分为10分。总分9～10分为轻伤，7～8分为重伤，≤6分为极重度伤。

表3-5　CRAMS评分

参数	2	1	0
循环	毛细血管充盈正常（SBP＞100 mmHg）	毛细血管充盈迟缓（SBP85～99 mmHg）	毛细血管无充盈（SBP＜85 mmHg）
呼吸	正常	＞35次/分	无自主呼吸
胸腹	均无压痛	胸或腹压痛	连枷胸、板状腹或深穿刺伤
运动	遵嘱动作	只有疼痛反应	无反应
语言	回答切题	错乱、语无伦次	发音听不清或不能发音

SBP = 收缩压

（5）改良早期预警（MEWS）评分（表3-6）：是快速，简便较快能判断患者伤情的方法，目前已用在我国较多医院急诊预检科分诊伤情判断中。包括收缩压、心率、呼吸、体温、意识等5项。判断方法：评分＜5分：大多数不需住院治疗；评分5～9分：病情变化危险增大，有"潜在危重病"危险，需住专科病房甚至ICU；评分＞9分：死亡危险明显增加，需住ICU接受治疗。

表3-6　MEWS评分标准

项目	评分						
	3	2	1	0	1	2	3
收缩压（mmHg）	≤70	71～80	81～100	101～119	—	≥200	—
心率（次/分）		＜40	41～50	51～100	101～110	111～129	≥130
呼吸（次/分）	—	＜9		9～14	15～20	21～29	≥30
体温（℃）		＜35		35～38.4	—	≥38.5	—
意识	—	—		清楚	对声音有反应	对疼痛有反应	无反应

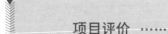

项目评价

通过本项目的学习,能够说出急诊科分诊的程序;掌握危重患者的接诊流程;说出病情分诊与学科分诊的步骤及方法;了解急诊护士分诊的方法与技巧;能够结合案例进行预检分诊。

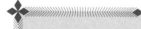

课后复习

1. 急诊危重患者预检护士的接诊流程是什么?

2. 目前急诊患者分诊流程是什么?

3. 急诊护士的分诊方法及技巧是什么?

4. 案例分析:通过上面的 3 个案例,作为急诊科预检分诊护士应按照怎样的方法去接诊? 又怎样进行分诊呢?

(李　蕊)

项目三　急诊救护程序

案例导入

患者,男,62 岁,有心绞痛病史 5 年,今凌晨 3:00 突然感到难以忍受的胸骨后压榨样疼痛,并累及左颈部和下颌,伴大汗淋漓、面色苍白、恶心、呕吐,呼吸困难和窒息感,自服硝酸甘油无效,于早晨 5:00 来医院急诊。生命体征:T37.0℃,P118 次/分,R32 次/分,BP100/60 mmHg,心电图检查示为室颤。医生准备为其行电除颤,3 名急诊科护士配合抢救。护士甲准备行心肺复苏术,护士乙立即推抢救车予以简易呼吸球囊辅助呼吸,护士丙迅速为其建立静脉通路,遵医嘱用药,抽动脉血行血气分析,并送检。

分析提示

讲述急诊救护的特点,急诊患者如何快速进行初级评估和次级评估,对急诊一般患者、危重患者及成批伤病员如何救治。

一、急诊救护的特点

急诊作为急救医疗体系中的重要环节,其护理工作具有独特性。

(一) 工作随机性大,时间性强

急救具有很强的时间性,急诊护理工作强调的是速度,特别是交通事故、地震、火灾、建筑物倒塌、爆炸、各类中毒等突发性公共卫生事件常常导致数十例甚至上百例伤员突然来诊,或是患者突发心搏骤停、心脑血管疾病时,常需要医护人员在短时间迅速到达现场展开抢救,并根据需要实施昼夜连续监护。由于急诊救护工作随机性大,安排常无固定时间,且医护人员与伤病员接触时间短暂,因此要求急救人员能迅速作出诊断,并实施有效的急救措施,充分体现"时间就是生命"的信条。

(二) 护理工作要求高,技术复杂

急救护理的对象是人,鉴于患者的疾病种类复杂,健康基础不同,年龄差距大,以及工作随机性大、时间性强等特点,急诊急救对护理人员的工作提出了很高的要求。急诊护理的业务范围涉及多种病情凶险需要紧急救治和严密监护的病种,如心搏骤停、各种类型休克、多系统多脏器功能紊乱和衰竭、严重创伤、急性昏迷、急性呼吸衰竭和成人呼吸窘迫综合征等。患者病情复杂,护理难度大。因而要求护理人员为训练有素的专业急诊护士,具备较为全面的护理知识与病情观察能力,熟练掌握急救基本理论和操作技术,能配合医师开展各种危重患者的急救和护理工作。

急诊护理工作对护理人员技术操作要求非常高,仅掌握一般的护理技术是远远不够的,还必须掌握急救和监护技术。前者主要包括对院前和急诊室患者实施心肺复苏、人工气道建立、电复律、除颤、洗胃等急救技术,后者主要是对急诊 ICU 患者实施生命体征、心电、神志以及各器官系统功能监测的技术。急诊护士只有熟练掌握以上技术,才能适应急诊急救护理工作发展的需要。

(三) 与各学科之间协作性强

急救医学是一门跨专业的边缘学科,很多内容存在纵横交叉。一个具有严重休克的复合伤、多发伤患者,首先需要各专科(脑、胸、泌尿、骨和普外科)手术处理创伤,以后随着病情发展会出现血流动力学改变,微循环障碍,酸碱失衡与水、电解质紊乱,氧与二氧化碳失衡,血浆渗透压改变,致使发生多系统脏器功能衰竭。可见,急救医学不是单纯重复其他临床各科,而与之存在相互联系,所以其业务范围涉及甚广,工作性质与各临床科室既紧密相连,又有其独立性和专业性。因此,协调各学科之间的关系,统一指挥、统一调度才能保证患者在较短的时间得到救治,要求护理人员树立全局观念,加强协作。

(四) 社会性强,影响面广

急救技术水平高低和服务质量的优劣常涉及千家万户和社会的方方面面,故对其要求高、社会影响大。能否及时、高效地抢救各类急危重患者,反映了一个国家、一个地区、一所医院的管理水平和医护技术力量,反映了一个医院的整体救治水平,是医院的窗口与缩影。因此,要求从事急救专业的医护人员不仅要具备高超的急救监护技术能力,而

且要具备全心全意为伤病员服务的品德;同时,还要做好与当地卫生部门、急救中心、救护大队以及兄弟医院间的协调工作,建立良好的合作关系。

二、急诊救护评估程序

急救评估程序包括快速初级评估(primary assessment)和次级评估(secondary assessment)。初级评估包括从患者、家属、警察、消防员或专业救护人员处获得的信息,快速初级评估是为了快速准确的决策,发现致命性的问题并加以处理,维持生命体征稳定,之后进行详细的再次评估以制定救护方案。

(一)初级评估

初级评估在于发现致命性问题,并予以处理。A(airway):呼吸道及颈椎;B(breathing):呼吸及换气功能;C(circulation):循环功能(包括出血情况);D(disability, disorder of consciousness):神志情况。

1. A:呼吸道维护和颈椎保护

(1)检查患者能否说话及发音是否正常:清醒的、能讲话的患者呼吸道通畅,通过与患者沟通也可获得患者主诉、受伤或生病机制、以往相关病史等,但仍须重复评估,并注意发音与年龄是否匹配。不能讲话的患者,检查是否有外来异物、面部骨折、气管、喉部损伤或其他原因引起气道阻塞。

(2)评估呼吸道是否通畅及清除气道异物:检查可能造成呼吸道阻塞的原因,诸如口、鼻、咽、喉部内异物、呕吐物、血块、黏痰、牙齿脱落等,外伤患者注意脸部、下颚或气管、喉部是否骨折。解开伤员的衣领、腰带,清除伤员呼吸道异物,对舌后坠造成的阻塞,可立即将舌牵出固定,或用口咽通气管。

(3)保护颈椎:检查患者头颈部是否有外伤,活动是否受限,呼吸有无影响。对于外伤患者打开呼吸道应使用托颌法,并使用颈托等器具维持颈椎固定。

2. B:呼吸和通气

(1)一旦气道通畅性得以建立,就应立即评价患者是否有自主呼吸。

(2)观察通气和氧合情况:注意呼吸频率、节律、深浅度等变化,视诊胸廓起伏情况,两侧起伏是否对称;听诊双侧肺野,呼吸音有无减弱,叩诊肺部是否有气体或血液潴留,胸部触诊可以发现连枷胸的节段或肋骨骨折的征象,这些会影响通气量。此外,体检发现捻发音或软组织内有气体可提示气胸,开放性胸部伤口或气管损伤,这些会使通气受限。迅速使通气减弱的损伤包括张力性气胸、连枷胸伴肺挫伤、大量血胸和开放性气胸,所有这些损伤应在初级评估中得到确认。呼吸停止者应立即行人工呼吸。

3. C:循环功能

(1)判断意识状态:当身体循环血量降低时,脑部血流灌注将显著变差而导致意识改变。

(2)观察肤色:皮肤苍白或花斑,此时失血容量可能已达全身血量的30%以上。

(3)检查脉搏:外周脉搏细弱、快速而减低均是低血容量的表现。这些患者需要建立额外的大孔口径静脉输液通路,积极复苏。进行性的外出血应在初级评估中迅速确认和控制,适宜用直接的压迫,尽可能避免使用止血钳,维持有效灌注。潜在性的内出血可发生在胸腔、腹腔、骨折处及穿刺伤的肌肉组织中。维持合理的血压是衡量组织灌注的标志,切忌纠正休克后再手术,及时手术止血才是最根本的抗休克措施。除骨盆骨折大出血或合并腹内脏器伤应立即处理外,对脊柱、四肢、骨关节损伤先行临时止血、固定,待脑、胸、腹致命伤经急救处理、病情稳定后再施行确定性手术。

4. D:神经系统评估

(1)评估患者意识水平:患者是否清醒,对声音有无反应,对疼痛刺激有无反应。

(2)检查瞳孔大小和反射:观察患者瞳孔是否等大、等圆,瞳孔对光反射、压眶反射、角膜反射是否存在。

(3)神经系统初查:初查绝不意味着对神经系统损伤应进行全面评估,如果时间允许,应对患者进行格拉斯哥昏迷指数评分(Glasgow coma scale,GCS),每项评分的总和即为昏迷指数,昏迷程度以睁眼、言语、运动反应三者分数加总来进行评估,得分值越高,提示意识状态越好。>14分属于正常状态;<8分为昏迷,昏迷程度越重者的昏迷指数越低分;3分多提示脑死亡或预后极差。

注重患者的体温监控以及保暖,监测排尿量,适度降温,可降低脑组织氧耗,保护血-脑脊液屏障,减轻脑水肿,抑制内源性毒性产物的释放,减轻脑细胞结构破坏,促进脑功能修复,是最重要的治疗措施之一。维持颅内温度32～34℃,周身体温35～37℃。

（二）次级评估

在完成初级评估、患者生命体征稳定后开始进行次级评估,次级评估又称从头至脚的评估(head to toe assessment),是指由上到下、由到内的评估,目的在于发现患者所有的异常或者外伤,评估时候需要去除衣物,依次检查以下部位。

1. 头面部

(1)头皮及头部:有无出血、血肿、撕裂伤、挫伤、骨折等。

(2)眼睛:视力、瞳孔大小、对光反射、有无结膜及眼底出血、穿刺伤、晶状体移位,有无因眼眶骨折造成的眼球活动受限。

(3)鼻、耳、口腔:有无出血,有无脑脊液鼻漏、耳漏,有无眼眶周围淤血、耳后乳突区淤血等颅底骨折之征象,牙齿有无松动、脱落及咬合不正。

2. 颈椎及颈部

(1)颈椎:检查颈椎及颈部有无伤口。

(2)颈部:通过视诊、触诊、听诊,判断有无颈椎压痛、气管偏移、喉管骨折、皮下气肿等。

3. 胸部及背部

(1)视诊:观察患者有无伤口,有无开放性气胸及大范围连枷胸,呼吸频率及呼吸深度是否异常。如:发生肋骨骨折时,胸式呼吸减弱;胸廓不对称可能提示有连枷胸。

(2)触诊:完整触摸整个胸廓,包括锁骨、肋骨及胸骨。锁骨骨折或肋骨软骨分离,胸骨加压可能会出现疼痛,如有大量胸腔积液、气胸可出现一侧胸廓扩张度降低、语音震颤减弱或消失。

(3) 叩诊:呼吸音降低、叩诊呈高度共振及重度休克提示张力性气胸的可能,须立即作胸部减压处理。

(4) 听诊:对于气胸可于前胸部高位听出,而血胸可于后底部听出,心音遥远、脉压减小可能提示心脏压塞,心脏压塞及张力性气胸可出现颈静脉怒张,而低血容量可使颈静脉怒张降低或消失。

4. 腹部

(1) 视诊:观察腹部是否对称,有无伤口、淤血、开放性伤口。腹式呼吸减弱或消失常见于急性腹痛、消化性溃疡穿孔所致的急性腹膜炎。

(2) 听诊:肠鸣音是否正常。肠鸣音亢进次数多且呈响亮、高亢的金属音为机械性肠梗阻的表现。

(3) 叩诊:肝浊音界消失代之以鼓音是急性胃肠道穿孔的重要体征。胆囊区叩击痛是胆囊炎的重要体征。

(4) 触诊:检查腹部有无疼痛、反跳痛,位于脐与右髂前上棘连线中、外 1/3 交界处的麦氏点压痛为阑尾病变的标志。

5. 会阴、直肠、阴道

(1) 会阴部:检查是否有挫伤、血肿、撕裂伤及尿道出血。由于骨盆骨折可造成骨盆容量增加,引起难以控制的血液流失,并导致致命性的失血,必须及时予以评估并处置。髂骨、耻骨、阴唇或阴囊出现淤血要怀疑骨盆骨折,对于清醒患者,骨盆环触压痛是骨盆骨折的一项重要体征;对于昏迷患者,采用前后压迫方式,用手轻柔地压髂前上棘及耻骨联合,若造成骨盆活动则要考虑骨盆环分离。

(2) 直肠:放尿管之前应先作直肠指检,检查肠道管腔内有无血液、有无前列腺损伤、骨盆骨折、直肠壁损伤,以及检查肛门括约肌张力。

(3) 阴道:女性患者要检查阴道穹隆有无血液,查看有无阴道撕裂伤,对于所有生育年龄的妇女均应行妊娠试验检查。

6. 脊柱、四肢、关节

(1) 脊柱:视诊脊柱有无侧突、畸形,有无脊柱活动度异常。脊柱触诊有压痛及叩击痛多见于脊椎外伤或骨折。明显的肢体外伤有可能在 X 线片上并未发现骨折。

(2) 关节:检视肢体有无挫伤或变形,触摸骨骼,检查有无压痛或不正常的活动。韧带破裂会造成关节不稳定,肌肉及肌腱的损伤会影响受创结构的主要活动。

(3) 四肢:如果出现感觉功能障碍或丧失肌肉自主收缩能力,可能因为神经受损或缺血,或由于筋膜间隔综合征引起。手部、腕部、足部等骨折在急诊室再次评估中通常不能被诊断出,只有在患者已经恢复意识以后,或其他主要的伤害已经解决,患者才能指出这些区域的疼痛。

7. 神经系统

(1) 运动及感觉评估。

(2) 评估患者意识、瞳孔大小、Glasgow 昏迷指数评分,检查早期神经状况改变。感觉丧失、麻痹或无力提示脊柱或周边神经系统可能有重大伤害。使用颈部固定仪器的患者,必须持续使用,直到脊髓损伤已经排除。

(三)创伤评分系统

创伤评分系统可将伤情严重程度转化为一组数字,帮助临床工作者判断伤情严重程度,对正确诊断、指导治疗及判断预后具有重要的现实意义。创伤评分系统根据不同的用途可以分为两类:一类用于现场急救和后送的院前评分;另一类用于医院急诊科、病区、ICU。根据评价系统采集内容可以分为 3 类:解剖学评价方法、生理学评价方法和综合评价方法。解剖学评价方法主要包括简明创伤评分(abbreviated injury scale,AIS)、损伤严重评分(injury severity score,ISS)、新创伤严重评分(new injury severity score,NISS);生理学评价方法主要包括修订创伤评分(revised trauma score,RTS)、格拉斯哥昏迷指数评分(Glasgow coma score,GCS)和急性生理与慢性健康状况评分(acute physiology and chronic health evaluation,APACHE);综合评价方法包括创伤与损伤严重度评分(trauma and injury severity score,TRISS)和创伤严重特征法(a severity characterization of trauma,ASCOT)。

1. 解剖学评价方法

(1)简明创伤评分(AIS):AIS 于 1971 年发表,它以解剖损伤为依据,最开始主要用于机动车所致闭合性损伤的创伤严重度评分,其后 20 年中历经 6 次修订,2008 年在 AIS05 的基础上修订而成的 AIS08 是最新版本,增加了 12 个新的编码,修改了另外 8 个编码的损伤定级。该法按人体分区进行诊断编码,按损伤程度进行伤情分级。AIS 将全身分解为 9 区,规定每一器官的每种损伤一个编码和分值,有多少处确定的损伤就有多少个编码评分。AIS90 由诊断编码和损伤评分两部分组成,记为“＊＊＊＊＊＊.＊”的形式。小数点前的 6 位数为损伤的诊断编码,小数点后的 1 位数为伤情评分(1～6 分)。第 1 位数用 1～9 分别代表头、面、颈、胸、腹部和盆腔、脊柱、上肢、下肢、体表;第 2 位数用 1～6 分别代表全区域、血管、神经、器官、骨骼、意识丧失(loss of consciousness,LOC);第 3、4 位数为具体受伤器官代码;第 5、6 位数为具体的损伤类型、性质或程度;第 7 位数代表伤势,按照伤情对生命威胁性的大小,将每一处损伤评为 1～6 分。

(2)损伤严重评分(ISS):ISS 以 AIS 为基础把身体划分为 6 个区域,头颈部、面部、胸部、腹部和盆腔脏器、骨盆、四肢和肩胛带的损伤及体表伤。在多发伤情况下,计算 3 个最严重损伤区的最高 AIS 值的平方和,即为 ISS 总分。ISS 主要用于多发伤的综合评定,是迄今为止应用最广的院内创伤评分系统,可以预测伤员的存活概率;不足之处在于该法只从解剖学角度出发,未考虑生理学因素,对重型颅脑伤评分偏低,不能反映年龄、健康状况对预后的影响,无法区分严重创伤和轻度损伤处理不当。

(3)新创伤严重评分(NISS):Osier 等在 ISS 基础上于 1997 年提出了新损伤严重度评分,不论创伤所在位置,NISS 定义为取 3 处 AIS 评分最严重伤处得分的平方和,对于贯穿伤评估更加准确;而对于 ICU 收治的创伤患者,在判断是否需要插管、机械通气及机械通气时间方面,NISS 较 ISS 准确度更高。

2. 生理学评价方法

(1)创伤评分(trama score,TS):1981 年由 Champion 等提出,选择的生理指标如

下。循环:收缩压和毛细血管充盈;呼吸:呼吸频率和呼吸幅度;意识:格拉斯哥昏迷指数。每项0~5分,5项分值相加为创伤评分,一般认为≤12分为重伤治疗的标准(表3-7)。

表3-7 创伤评分表

评估项目	反应	得分
呼吸频率(次/分)	0	0
	<10	1
	>35	2
	25~35	3
	10~24	4
呼吸状态	浅或困难	0
	正常	1
收缩压(mmHg)	0	0
	<50	1
	50~70	2
	70~90	3
	>90	4
毛细血管充盈时间	无	0
	>2 s	1
	<2 s	2
Glasgow 昏迷指数得分	3~4	1
	5~7	2
	8~10	3
	11~13	4
	14~15	5

(2) 修订创伤评分(RTS):由于 TS 法中的毛细血管充盈和呼吸幅度观察误差较大,特别是夜间不易观察,1989 年提出了去除 TS 中的毛细血管充盈和呼吸幅度,形成修订创伤评分法(见表3-5)。

(3) 急性生理学与慢性健康状况评分(APACHE):APACHE 评分系统于 1981 年在美国华盛顿大学医学中心提出,用于评估疾病的严重程度,分为慢性健康评分和急性生理学评分,急性生理学评分测量的参数代表了人体的主要生理状况。经简化后,APACHE Ⅱ 于 1985 年问世,包括 3 部分,即 12 个急性生理参数、年龄和慢性健康状况。APACHE Ⅲ 于 1991 年提出,最重要的修改就是包含了 17 个变量,限制了对同病状况的影响。

（4）修订早期预警评分（MEWS）：修订早期预警评分是 Subbe 于 2001 年提出的一种用于急诊或入院前患者病情评估和危险分层的新评分方法，主要通过对心率、收缩压、体温、意识、呼吸频率 5 项指标进行评分，每项评分为 0～3 分。MEWS 评分越高，患者病情越严重，收住专科病房和 ICU 的概率越大。而 MEWS 评分 5 分是鉴别患者严重程度及收住 ICU 的最佳分界点。

3. 综合评价方法

（1）创伤与损伤严重度评分（TRISS）：TRISS 主要由 ISS、RTS 和患者年龄组成。

（2）创伤严重特征法（ASCOT 法）：ASCOT 与生存概率关系密切，强调头伤和昏迷对于预测死亡的重要性。

三、院内急救

1. 急诊室救治的组织管理　医院医护管理人员在得到通知后，根据病情当即组织相关人员做好迎接患者及开展救治工作的准备。通知急救科及相关科室医生在急诊室待命，加强护理人员的配备；准备必需的救治设备和救护场所；通知药房、检验科和手术室以随时启动工作。由院领导指挥，指定医疗、护理和后勤保障部门的负责人，协同作战，保证抢救工作有条不紊地开展。

（1）危重伤员首先诊治：伤员到达医院后，急救科医生和护士各一名负责患者的分诊和编号。在分诊中要重点突出，抓主要矛盾，分检出危重患者并予首先诊治。

（2）相同情况集中处理：灾难伤病员因致病因素相同，临床表现也大多相同。除危重伤员外，对轻、中度伤病员可进行编号，集中一处，医护人员抓紧时间诊治，并由护士将处置的结果认真记录，以免在抢救中治疗用药的重复和遗漏。如车祸伤病员均需做破伤风抗毒素（TAT）皮试、注射，若无专人负责编号，在忙乱中易出现重复注射和遗漏等。

（3）分析病情妥善处理：突发性、群体性的成批伤员病情差异大，经抢救伤员病情稳定后，患者需妥善安置，要求各科医生在诊治过程中认真分析病情，以决定患者去向。如需立即手术则通过医教部与相关科室联系，办理住院手续；如需急诊留观的患者人数过多时，应建立临时观察病房，安排技术力量强的医护人员值班，待病情平稳后回家。轻伤员在妥善处置后可立即回家。及时分流可减轻急诊工作的忙乱，保证患者按先重后轻、先急后缓的原则得到及时有效的救治，以提高抢救成功率。

（4）多方协作统一指挥：成批伤病员送达急诊室前，一般医院均已接到通知，并着手进行各项准备工作。通常由院长、医教部、护理部和急救科主任统一指挥，建立医院逐级联络系统，重要技术骨干应随身携带移动通讯设备，调动全院各科室医护力量，集中人员进行抢救，力求做到工作中忙而不乱。

2. 急诊室抢救措施　根据所获症状及体征迅速作出诊断及处理，急诊室抢救原则是"先救命，再救伤"。

（1）体位安置：对轻症或中重度患者，在不影响急救处理的情况下，协助患者处于舒适卧位；对于危重患者应予平卧位，头偏向一侧（怀疑颈椎损伤者除外）。

（2）畅通呼吸道：观察口腔或咽喉部有无异物、舌后坠，及时解除气道梗阻。开放气道的方法有 3 种：仰头举颌法、仰头抬颈法和仰头举颏法。

(3) 维护呼吸功能：观察呼吸的频率、幅度、节律，有无呼吸困难、"三凹征"，检查局部有无创伤。通气正常者给予鼻导管或面罩吸氧；通气不佳或无呼吸者，可酌情选用口咽通气管、面罩、气管插管或气管切开予以呼吸支持，有条件者可行脉搏、血氧饱和度（SpO_2）监测。

(4) 建立有效循环：观察脉搏、血压、皮肤色泽。无脉搏者，立即行胸外按压，必要时剖胸直接心脏按压。循环功能衰竭者，应立即建立快速有效的静脉通路，根据医嘱采取扩容、纠正酸碱失衡、升压等对症治疗；同时做好交叉配血，在积极止血的同时做好输血的各项准备，还要特别注意有无内出血，积极查找出血来源，必要时做好紧急手术止血的准备。

(5) 简单的神经系统检查：观察意识水平，瞳孔形状、大小、光反射的变化，以及有无肢体活动。

(6) 彻底暴露患者：在不影响体温的情况下，可脱去或剪去患者衣服，以利全面检查与伤情评估。

(7) 注意事项：标本采集和送检要及时，密切观察血压、脉搏、呼吸、氧饱和度等生命体征的变化，及时评估救治效果，并准确完成护理记录。

3. 急诊危重患者接诊的要求

(1) 快速接诊：当危重患者来院，护士应立即迎诊，推至抢救室，通知医师，先抢救后挂号。注意尽量减少搬动患者的次数，对做检查、住院、手术的患者安排医护人员护送，途中观察病情变化。

(2) 立即开放气道：患者头偏向一侧，清除呼吸道异物，为有效呼吸提供保证；对昏迷患者给予吸氧，并做好气管切开、吸痰及辅助通气的准备。

(3) 迅速建立静脉通路：必要时采取多根静脉通道，可在上肢或颈外静脉经皮穿刺插入 16 号(或更大号)导管。由于留置导管不怕弯曲、不易滑脱，不影响测血压，且操作容易又安全，故对抢救患者，补充有效循环血量效果较好。

(4) 心理护理：急诊患者特别是外科患者多数是意外发病，无心理准备，对症状反应强烈，内心紧张，心情焦虑，不知所措。护士应主动关心患者，对患者不能有丝毫厌烦情绪，消除患者紧张心理，使其对疾病有正确认识，树立战胜疾病和克服困难的信心。

(5) 维持抢救秩序：急诊室常常拥挤嘈杂，陪客及围观的人群多，他们往往不知情况随便发表议论，给抢救工作带来干扰。值班护士常扮演组织抢救的角色，应以恰当的方式说服围观人员回避，保持一个良好的抢救环境。

(6) 及时向家属交代病情：对危重患者的抢救应及时向家属交代病情、主要的抢救措施及预后，让患者家属有心理准备，减少不必要的纠纷。

(7) 做好手术准备：做好术前皮试、用药、配血、备血等准备。

通过急诊室的抢救，患者的生命体征一旦平稳，应抓住有利时机进行分流，或进急诊观察室，或进病房，危重者进 ICU 进一步救治。

4. 成批伤患者接诊的要求

(1) 检查伤势及分类：不同的创伤、损害所涉及的抢救方法、措施都是不同的，所以一定要查明伤病员的病情严重程度。对于大批伤害,更应该按病情轻重进行分类,便于合理有效抢救,避免延误抢救或过度抢救等情况的出现。

(2)检查项目:呼吸、脉搏、清醒程度、伤情、毛细血管的充盈程度等。

(3)集中伤势严重者,方便医护人员救护,情况许可时应及时转送这些伤者入院。

(4)轻伤员集中于离抢救处稍远的地点,给予安抚及简单处理,并按优先原则分批送院。

(5)现场设立临时指挥中心:无呼吸及脉搏的伤者可能已经死亡,如资源不足,应放弃救治,优先处理重伤者及轻伤者。

(6)记录所有送院伤者的人数及伤势。

项目评价 ··

通过本项目的学习,掌握急诊救护的特点,能对急诊患者病情进行初步评估及次级评估,并采取正确的救护方法进行救护。

课后复习 ··

1. 简述急诊救护的特点。
2. 掌握急诊危重患者的接诊要求。
3. 掌握急诊病患者初级评估的项目。

(乔安花)

项目四 常见急症的急诊救护

案例导入

案例1:患者,男,80岁,2小时前突然感觉胸痛、胸闷,且逐渐加重,伴有呕吐、冷汗来急诊科就诊。

案例2:患者,女,67岁,早晨晨起昏迷,且出现呕吐症状,呼叫言语不清,由"120"救护车送至急诊科。

案例3：患者，男，82岁，于夜里突然出现呼吸困难、面色苍白、口唇发绀、大汗淋漓、咳出粉红色泡沫样痰，立即送入急诊科。

案例4：患者，男，54岁，饭后突然呕出大量鲜血约200 ml，之后一直持续呕吐，来急诊科就诊，既往有肝硬化病史。

案例5：患者，女，27岁，因与老公争吵后口服约200 ml有机磷农药，半小时后由"120"救护车送入急诊科。

案例6：患者，男，39岁，在高空作业时，在距离35 kV高压线约1 m时，被电击烧伤，当即昏迷，无呼吸，心搏骤停，由"120"救护车送入急诊科。

提问：不同疾病的患者来急诊科就诊，作为急诊科的护士应如何配合医生进行救治呢？每一种疾病的急诊救治流程是否相同，相同点在哪里？不同点在哪里？每一种紧急疾病的救治关键点在哪里？需要急诊科护士熟练掌握哪些技能以及从观察患者病情中，如何发现患者潜在的危险因素呢？

分析提示

不同疾病的患者紧急情况下来急诊科就诊，急诊护士作为第1个接诊患者的人，应立即采取解除危害患者生命的关键措施，如心脏骤停的患者立即给予胸外按压，窒息的患者立即给予开放气道，呼吸困难的患者立即给予吸氧，休克的患者立即给予静脉通路的建立等，之后再配合医生进行针对性的救治。每一种疾病救治流程是不同的，但有些急救的措施是相同的，如建立静脉通道、吸氧、开放气道等。作为急诊科的护士务必要了解每一种疾病的急诊救护流程，了解关键的急救措施，才能及早使患者脱离生命危险。因此，急诊科护士必须熟练掌握这些急救措施，并通过病情观察，及早给予相应的急救处理。

一、急性心肌梗死的急诊救护

1. 定义　急性心肌梗死属冠状动脉粥样硬化性心脏病的严重类型，是在冠状动脉粥样硬化的基础上，由持久的、严重的急性心肌缺血所引起的部分心肌坏死。

2. 临床表现　在饱餐、劳累、情绪激动时易发病，持续性胸痛，向颈部、下颌、背部放射，伴濒死感及发热，严重者出现心律失常、心源性休克、心力衰竭等。

3. 诊断标准　典型胸骨后痛，持续时间30秒以上，硝酸酯类药物不能缓解，血清酶谱改变，心电图（EKG）检查出现病理性Q波，ST段改变。

知识链接

病理性Q波：Q波＞本导联R波1/4，宽≥0.04，有两个相关导联以上

血清酶：指肌酸磷酸激酶（CPK），肌肉型肌酸磷酸激酶（CPK-MB），门冬氨酸氨基转移酶（SLT），乳酸脱氢酶（LDH），α-羟丁酸脱氢酶（α-HBDH）

4. 急救措施 见图 3-7。

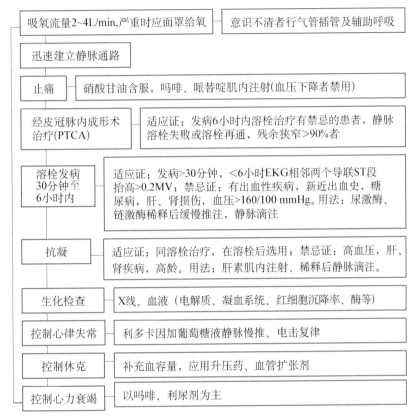

图 3-7 急性心肌梗死的急救措施

5. 护理关键点

（1）绝对卧床休息，环境安静。

（2）吸氧，保持呼吸道通畅。

（3）镇静、镇痛。

（4）保持大便通畅，饮食清淡。

（5）病情监测：心电监护，血压、血氧饱和度监测，做好除颤准备。

（6）抗凝治疗时注意出血倾向。

（7）作好 PTCA 术前准备：备皮，碘试验、普罗卡因青霉素皮试。术前 6～8 小时禁食、禁水。

（8）做好心理护理。

6. 关键护理急救技能

（1）经皮冠脉内成形术治疗（PTCA）术前准备。

（2）气管插管的护理配合及气管插管患者的护理。

（3）电除颤操作。

二、急性脑出血急诊救护

1. 定义　是指脑实质内的血管自发性破裂引起脑内的出血,是病死率和致残率较高的一种疾病。

2. 临床表现　多见年龄≥50岁的高血压病患者,起病突然,表现为突然头痛、头晕、恶心、呕吐、偏瘫、失语、意识障碍、大小便失禁、眼压明显增高,可有颈部抵和脑膜刺激征,根据出血部位不同,临床表现不尽相同,如常有的基底节区出血,可表现为"三偏征"(偏瘫、偏身感觉障碍、偏盲)、失语、凝视障碍。

3. 诊断标准　中年以上多见,患者常有高血压、动脉硬化史,多数在情绪激动、紧张、剧烈活动、气候骤变、排便、咳嗽时发病。发病突然,有上述临床表现,CT 或 MRI 检查示明确血肿部位、出血量、大小、脑水肿范围,脑脊液压力增高,可呈血性,血白细胞、血糖、血尿素氮均增高。

4. 急救措施　见图3-8。

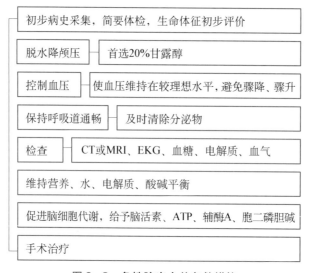

图3-8　急性脑出血的急救措施

5. 护理关键点

(1)保持安静,避免过多搬动。

(2)躁动不安可选用地西泮(安定)、苯巴比妥药物,禁用吗啡、哌替啶。

(3)降温:冰帽、冰袋。

(4)及时清理呼吸道分泌物,头平卧,昏迷时偏向一侧,定期翻身拍背,预防压疮。

(5)严密观察病情:意识、瞳孔、生命体征、血压、血气、血糖、心电监护。

(6)留置导尿时,防止尿路感染。

6. 关键的护理急救技能

(1)冰帽的使用注意事项。

（2）躁动患者的护理措施（约束带的使用，镇静药的观察）。

（3）留置导尿术。

（4）脑血管疾病的病情观察要点。

三、急性左心衰竭的急诊救护

1.定义 是指由于心脏瓣膜疾病、心肌损害、心律失常、左室前后负荷过重导致急性心肌收缩力下降、左心室舒张末期压力增高、排血量下降，从而引起以肺循环淤血为主的缺血缺氧、呼吸困难等临床症候群。

2.临床表现 疲劳、乏力，极度呼吸困难，端坐呼吸，吸气时肋间隙和锁骨上窝内陷，呼吸频率每分钟 30～40 次，伴频繁咳嗽，粉红色泡沫痰，烦躁不安，大汗淋漓。听诊双肺布满湿性啰音和哮鸣音，心脏听诊有心率增快，心尖部出现舒张期奔马率。

3.诊断标准 呼吸困难、端坐呼吸、夜间阵发性呼吸困难，有频繁咳嗽伴粉红色泡沫痰。肺部湿性啰音和哮鸣音，心尖部有舒张期奔马律。X 线检查示肺淤血、急性肺水肿。

4.急救措施 见图 3－9。

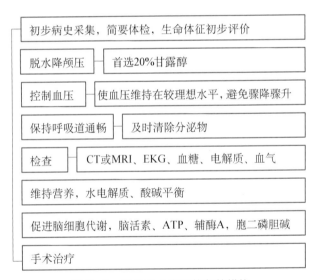

图 3－9 急性左心衰竭的急救措施

5.护理关键点

（1）保持坐位或半卧位，注意保暖、安静。

（2）高流量吸氧，每分钟 4～6 L 流量。

（3）暂禁饮食，保持大便通畅。

（4）病情观察：意识、生命体征、肺部啰音、心率、尿量、心电监护及用药后症状体征改变。

（5）尽早建立静脉输液。

6.关键护理急救技能

（1）高流量酒精湿化给氧操作。

（2）左心衰竭患者的被动体位。

（3）特殊用药的观察要点。

（4）气管插管的护理配合。

（5）呼吸机的连接及参数设置。

四、上消化道出血的急诊救护

1. **定义** 上消化道出血是指屈氏韧带以上的消化道,包括食管、胃、十二指肠或胰胆等病变引起的出血,胃空肠吻合术后的空肠病变出血亦属这一范围。大量出血是指在数小时内失血量>1 000 ml 或循环血容量的 20%。

2. **临床表现** 主要表现为呕血和(或)黑粪,往往伴有血容量减少引起的急性周围循环衰竭,是常见的急症,病死率高达 8%～13.7%。

3. **诊断标准** 上胃肠道疾病史,门静脉高压引起食管下段胃底静脉曲张、破裂上消化道邻近器官组织疾病以及全身疾病等,常见消化道溃疡、急性胃黏膜损伤、食管胃底静脉曲张、胃癌病史。

4. **急救措施** 见图 3-10。

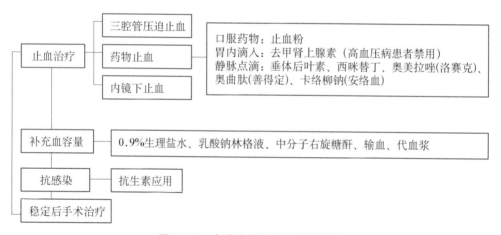

图 3-10 上消化道出血的急救措施

5. **护理关键点**

（1）平卧位,下肢抬高位。

（2）保持呼吸道通畅、吸氧。

（3）病情监测:体温、呼吸、血压、脉搏,呕血、黑便,神志,尿量,血色素、血细胞比容。

（4）做好三腔两囊管的护理及观察。

6. **关键护理急救技能**

（1）三腔两囊管的护理及观察要点。

（2）药物止血的注意事项。

（3）内镜止血的术前准备。

（4）上消化道出血患者病情观察要点。

五、有机磷农药中毒的急诊救护

1. 定义　急性有机磷农药中毒是指有机磷农药短时大量进入人体后造成的以神经系统损害为主的一系列伤害,临床上主要包括急性中毒患者表现的胆碱能兴奋或危象,其后的中间综合征以及迟发性周围神经病。

2. 临床表现　轻度:头痛、头晕、恶心、呕吐、多汗、胸闷、乏力、瞳孔缩小、血清胆碱酯酶在正常的 50%～70%。中度:轻度中毒症状＋肌束颤动、瞳孔缩小明显、轻度意识障碍,血清胆碱酯酶在正常的 30%～50%。重度:中毒症状加重,出现肺水肿、昏迷、发绀、呼吸困难、癫痫样抽搐、大小便失禁,血清胆碱酯酶在正常的 30% 以下。

3. 诊断标准　有吞服、接触史,有上述临床表现,呕吐物、呼出气似蒜臭味,血胆碱酯酶低于正常。

4. 急救措施　见图 3 - 11。

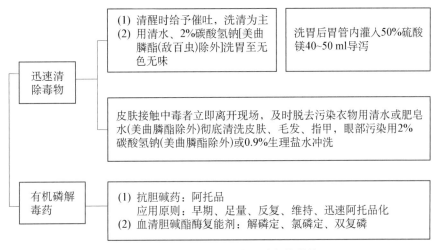

图 3 - 11　有机磷农药中毒的急救措施

5. 护理关键点

(1) 立即终止毒物吸收,尽早、彻底、反复洗胃,清洗总量为 10 000～30 000 ml,重者需 30 000～40 000 ml。

(2) 保持呼吸道通畅,平卧,头侧向一侧。

(3) 准备抢救用药,建立静脉通路。

(4) 病情观察:体温、呼吸、脉搏、血压、瞳孔、神志变化,毒物留样送检,有无呕吐便血,做好心理护理,防止阿托品中毒,动态监测血清胆碱酯酶活性。

(5) 饮食护理:洗胃或催吐后,禁食 1 天。

6. 关键护理急救技能

(1) 洗胃技术。

(2) 催吐技术。

(3) 导泻技术。

（4）病情观察：动态监测血清胆碱酯酶活性。

六、电击伤的急诊救护

1. 定义 俗称触电。通常是指一定量的电流或电能量（静电）直接接触人体，或高压电经过空气或其他导电介质传递电流，通过人体引起组织不同程度损伤和气管功能障碍，严重者甚至发生呼吸停止、心搏骤停而死亡。

2. 临床表现 轻者表现：头晕、心悸、面色苍白、全身无力、口唇发绀、肌痛。重者表现：持续性抽搐、昏迷、心室纤颤、休克、呼吸停止、心搏骤停。局部皮肤表现：呈白色或黄色斑点，中心部位低陷，严重烧伤者局部皮肤炭化、焦化，肢体广泛坏死。

3. 诊断标准 有电击病史，出现上述的临床表现。

4. 急救措施 见图3-12。

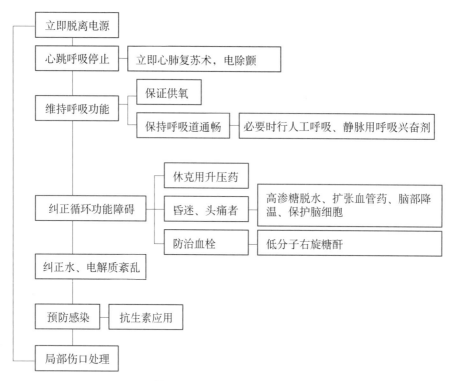

图3-12 电击伤的急救措施

5. 护理关键点

（1）卧床休息。

（2）密切观察病情：呼吸、脉搏、血压、心律、神志、出入量及受伤部位皮肤血运，持续心电监护、氧饱和度监测。

（3）立即建立静脉通路。

（4）保持呼吸道通畅，面罩或鼻塞吸氧。

（5）加强精神症状护理。

（6）加强营养支持，皮肤护理。

6. 关键的急救护理技能

（1）电击伤患者伤口的处理。

（2）心肺复苏术、胸外按摩仪的使用。

（3）电除颤的操作。

项目评价

通过本章的学习，能够说出对常见患者实施急救措施、护理关键点及作为急诊护士应掌握的急救技能及知识。

课后复习

1. 思考题：急性心肌梗死、急性脑出血、急性左心衰竭、上消化道出血、有机磷农药中毒和电击伤患者的急救措施、护理关键点，以及护士需要掌握的急救技能有哪些？

2. 案例分析：根据上述案例，请大家分别说出最可能的诊断，并给予相应的急救护理措施。

（李　蕊）

第四章　医院重症监护

学习目标

1. 识记重症监护病房的设置与管理。
2. 理解 ICU 预防感染的管理。
3. 学会对重症患者进行正确的监测及护理。

项目一　重症监护病房的设置与管理

案例导入

　　患者,女,58 岁,因车祸致急性呼吸窘迫综合征收入 ICU。患者神志清楚,给予持续心电监护,血压 120/55 mmHg,呼吸急促,氧饱和度 75%,吸氧后无改善,动脉血气分析结果显示血氧分压40 mmHg,二氧化碳分压 50 mmHg。经紧急抢救,呼吸机辅助呼吸 1 周,患者呼吸功能改善,但出现失眠、焦虑、思维混乱、幻觉等 ICU 综合征表现,后给予积极的综合干预,病情稳定。

分析提示

　　此患者第 1 次入住 ICU,对 ICU 环境及各种监护仪器并不熟悉,出现了一系列 ICU 综合征表现。

引言

　　重症监护病房(intensive care unit,ICU)是指运用先进的医疗技术、现代化的监护和急救设备,对各类急危重症患者实施集中的加强治疗和护理的重要场所,是医院集中监护和救治急危重症患者的专业科室。急危重症患者的生命支持技术水平直接反映医院的综合救治能力,体现医院整体实力,是现代化医院的重要标志。ICU 的建设水平已经成为衡量一个国家、一所医院急救医疗水平的重要标准。

一、重症监护病房的设置

（一）ICU 模式

ICU 模式主要根据医院的规模及条件决定。分为以下几种模式。

1. 综合 ICU　是一个独立的临床业务科室，受院部直接管辖，收治医院各科室的危重患者。这种体制有利于学科建设，便于充分发挥设备的效益。综合 ICU 抢救水平代表全院最高水平。国内 ICU 发展趋势仍以综合 ICU 和专科 ICU 为主。

2. 部分综合 ICU　介于专科 ICU 与综合 ICU 之间，即由医院内较大的一级临床科室为基础组成的 ICU，如外科、内科、麻醉科 ICU 等。

3. 专科 ICU　一般是临床二级科室所设立的 ICU，如心内科监护病房（cardiac care unit，CCU），是专门为收治某个专科危重伤员而设立的，病种单一，多属于某个专业科室管理，对抢救本专业的急危重症患者有较丰富的经验。

（二）ICU 规模

1. 床位设置　ICU 床位设置要根据医院规模、总床位数来确定。一般综合性医院综合 ICU 床位数量应占全院总床位的 1%～2%，发达国家 ICU 床位占全院总床位的 5%～10%。一般以 8～12 张床位较为合理。ICU 每张床位占地面积≥20 m²，以 25 m² 为宜，以保证各种抢救措施的实施。室温要求保持在 22～26℃，相对湿度以保持在 50%～60% 为宜。

2. 监护站设置　中心监护站原则上应该设置在所有病床的中央地区，能够直接观察到所有患者为佳。围绕中心站周围，病床以扇形排列为好。中心站内放置监护及记录仪、电子计算机及其他设备。也可以存放病历夹、医嘱本、治疗本、病情报告本及各种记录表格。

3. 人员编制　由于 ICU 各类危重患者集中在一起，工作量较大，治疗手段繁多，操作技术复杂，医疗介入面广，知识更新快，设备现代化，技术新，故医护人员的配备要明显多于其他科室。对于一般综合性 ICU，医生与床位的比例要求达到（1.5～2）：1，护士与床位的比例为（2.5～4）：1。

4. ICU 设备　包括监测设备和治疗设备两种。如：多功能生命体征监测仪、呼吸机、血透机、除颤仪、心电监护仪、心电图机、输液泵、微量泵等，还包括床边 X 线机和超声设备。

5. 其他　每个病床都应安置氧气、负压吸引、压缩空气等插头装置。并安装多功能电源插座，每张床位的电源插孔不少于 20 个，并配备电源自动转换装置。配备床头灯，应设有应急照明灯。同时，还应有紫外线消毒灯。ICU 应使用带有升降功能的输液轨。为减少交叉感染，两床之间最好设置洗手池，自来水开关最好具有自动感应功能，并配备自动吹干机，有条件者每个病床配备速效手消毒剂，方便工作人员使用（图 4-1）。

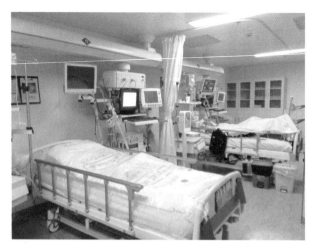

图 4-1　ICU 环境

二、重症监护病房的管理

(一) ICU 的基本功能

综合性 ICU 应具备以下功能：①有心肺复苏能力。②有呼吸道管理及氧疗能力。③有持续性生命体征监测和有创血流动力学监测的能力。④有紧急作心脏临时性起搏能力。⑤有对各种检验结果做出快速反应的能力。⑥有对各个脏器功能较长时间的支持能力。⑦有进行全肠道外静脉营养支持的能力。⑧能够熟练地掌握各种监测技术和操作技术。⑨在患者转送过程中有生命支持的能力。

(二) ICU 服务对象

ICU 收治范围包括临床各科的危重患者。所谓危重患者是指病情危重,处于生死关头,随时都有生命危险的患者。危重病大多是由急性病变或慢性病急性恶化造成的。患者经过集中强化治疗和护理,渡过危险阶段,有望恢复。其主要服务对象如下：①创伤、休克、感染等引起多系统器官衰竭的患者。②心肺脑复苏术后需对其功能进行较长时间支持的患者。③严重的多发性复合伤。④物理、化学因素导致危急病症,如中毒、溺水、触电、虫蛇咬伤和中暑的患者。⑤有严重并发症的心肌梗死、严重的心律失常、急性心力衰竭、不稳定型心绞痛的患者。⑥各种术后重症患者或者年龄较大,术后有可能发生意外的高危患者。⑦严重水、电解质、渗透压和酸碱失衡的患者。⑧严重的代谢障碍性疾病,如甲状腺、肾上腺和垂体等内分泌危象的患者。⑨各种原因大出血、昏迷、抽搐、呼吸衰竭等各系统器官功能不全需要支持的患者。⑩脏器移植术后及其他需要加强护理的患者。

(三) ICU 组织领导

ICU 实行院长领导下的科主任负责制。科主任负责科内全面工作,定期查房,组织会诊和主持抢救任务。ICU 实行独立与开放相结合的原则。所谓独立,就是 ICU 应有自己的队伍,应设有一整套强化治疗手段,没有独立就体现不出 ICU 的特色。所谓开放,就是更多地听取专科医生的意见,将更多的原发病处理如外伤换药留给专科医生解决。医生的配备采取固定与轮转相结合的形式。护士长负责监护室的管理工作,包括安排护理人员工作、检查护理质量、监督医嘱执行情况及护理文书书写等情况。护士是ICU 的主体,承担着监测、护理、治疗等任务,能进行 24 小时观察和最直接得到患者第一手临床资料的只有护士。当病情突然改变时,要能在几秒钟、几分钟内准确及时地进行处理。所以,ICU 护士应训练有素,熟练掌握各种抢救技术。要有不怕苦、不怕脏的奉献精神,要善于学习,与医生密切配合。

(四) ICU 规章制度

制定各种规章制度是做好抢救工作的基本保障。如各级医务人员岗位责任制,查房制度,交接班制度,消毒隔离制度,观察记录制度,设备的使用、维修与保养制度等。ICU是精密仪器比较集中的地方,每种设备都应建立各自的档案,详细记录其使用、维修及保养情况。必须保持各种抢救设施始终处于完好的待命状态。

(五) ICU 的感染控制

ICU 是院内感染的高发区,也是细菌高度耐药区域。其原因为:患者病情重、病种复杂,感染的患者相对较为集中;患者机体免疫力降低,易感性增加;ICU 常驻细菌大多是对各种抗生素耐药的菌株等。因此,降低 ICU 院内感染发生率是提高抢救成功率的关键。ICU 感染控制措施包括如下。

(1) ICU 病室应设单间用以收治严重创伤、感染及免疫力低下的患者,应有较好的空气净化装置,入口处铺设吸尘胶垫。

(2) 限制人员出入:ICU 内空气污染最严重的区域多为入口处和走道,特别在医师查房和护士交班以及家属探视时间更为严重。因此,应将进入 ICU 的人员减少到最低限度,包括限制探视人员以及减少医师、护士不必要的出入。

(3) 严格更衣、换鞋制度:工作人员进入 ICU 应更换室内工作衣、工作鞋。护理感染患者时,应穿防护服或防护围裙。探视人员进入 ICU 也应更换清洁的外衣和鞋子。

(4) 养成勤洗手习惯:院内感染可通过医护人员的双手传播,应养成勤洗手的习惯,注意在处理不同患者或接触同一患者不同部位前后,必须洗手。病室内应有洗手池,最好是感应水龙头。查房时使用免洗手部消毒剂。

(5) 保持创面、穿刺和插管部位无菌。

(6) 力求使用一次性医疗护理用品。

(7) 严格执行消毒隔离制度:凡患者使用过的器械均需进行消毒→清洗→灭菌这一流程。呼吸机湿化液、湿化器每天更换,呼吸机管路每周更换。吸痰管一次性使用后集中进行消毒、清洗、高压灭菌。氧气湿化瓶每天更换。加强床单的终末处理。各种抢救或监护器械在更换使用者时应进行表面消毒,有条件时尽量浸泡消毒。定期进行物体表面及空气培养,严格控制细菌菌落数,空气<200 cfu/m^3,手或物体表面<5 cfu/m^3。

(8) 重视室内卫生:室内应采用湿式清扫,防止灰尘飞扬,地面每天用消毒液拖擦,拖把分区放置、固定使用、定期更换。每天定时消毒、净化空气。定期进行室内大清扫。

（9）限制预防性应用抗生素：感染性疾病根据细菌培养与药敏试验结果，合理应用抗生素。

（10）定期对引流液和分泌物培养：所有导管拔除时均应做细菌培养及药敏试验，以便尽早发现感染并及时治疗。严重感染性疾病必要时要隔离，切断扩散途径。

项目评价 ·····························

通过本项目的学习，熟知重症监护病房的开展模式、人员编制、设备要求以及收治病种情况，掌握 ICU 感染控制措施。

课后复习 ·····························

1. 简述重症监护病房收治患者的范围。
2. 简述重症监护病房预防感染控制的各项措施。

（乔安花　席淑华）

项目二　重症监护监测技术

案例导入

患者，男，因从"8 m 高处摔下致多发伤 8 天"收入 ICU。患者 8 天前从高处落地，当时右髋部先着地，全身多处疼痛，右下肢活动受限。急症行剖腹探查术，术中见腹腔出血约 800 ml，右肝内、左肝后叶破裂，行修补术。术后 X 线检查显示：右肺挫伤，右侧胸腔少量积液。术后予以抗休克、扩容、止血、改善呼吸循环功能等支持治疗，术后患者出现多器官衰竭，予以机械通气。血气检查示：pH 7.35，PaO_2 53.4 mmHg，$PaCO_2$ 56.9 mmHg，$[HCO_3^-]$ 31.5 mmol/L。肾衰竭，伤后 24 小时尿量为 140 ml，血尿素氮（BUN）34.5 mmol/L，血肌酐（SCr）571 mmol/L。体格检查：T 36.8℃，P 108 次/分，R 18 次/分，BP 135/95 mmHg，神志模糊，GCS 评分 9 分。腹部无压痛，无肌紧张，移动性浊音阴性，腹部正中可见一长约 20 cm 纵形切口，右下腹留置一腹腔引流管。

分析提示

　　患者意识障碍,呼吸功能和肾功能不全,人工通气状态下存在明显低氧血症和二氧化碳潴留,尿量减少,SCr 值升高,连续性肾脏代替疗法(CRRT),出现多器官功能障碍综合征,在 ICU 呼吸机辅助呼吸、持续心电监护等各种监测治疗。

一、心电监护技术

详见"心电监护技术"。

二、血氧监护技术

　　血氧是反映组织的供氧量与耗氧量的重要指标。常用的血氧指标有氧分压、氧容量、氧饱和度和动静脉氧分压差等。无创血氧监测技术因其很大程度上减少了采血次数,且具有快速、动态、能连续监测的特点,因而临床应用日渐广泛。

(一) 脉搏血氧饱和度(SpO₂)监测

1. 监测原理

(1) 氧合血红蛋白(O_2Hb)和还原血红蛋白(Hb)的分子可吸收不同波长的光线,O_2Hb 吸收可见红光,波长 660 nm;而 Hb 吸收红外线,波长为 940 nm。运用分光光度计比色原理,测定这两种光的吸收情况,即可分别测得 O_2Hb 与 Hb 浓度,从而计算出动脉氧饱和度。

(2) 动脉血管床的搏动使其光吸收作用产生脉冲信号,当一定量的光线射入光经过手指或耳垂时传到分光光度计探头,除动脉血血红蛋白可吸收光外,其他组织(如皮肤、软组织、静脉血和毛细血管血液)也可吸收光,但是动脉血吸收的光强度会随着动脉搏动而有所改变,而其他组织吸收的光强度不随搏动和时间而改变,且保持相对稳定。动脉床搏动性膨胀,使光传导路程增大,因而光吸收作用增强,此时光电感应器测得的光强度较小。

　　利用可测知穿过手指或耳郭的透过光强度,在搏动时与每两次搏动之间测得的光强度比较,其减少的数值就是搏动性动脉血所吸收的光强度。据此,就可计算出在两个波长中的光吸收比率 R,R 值与 SpO_2 呈负相关,在标准曲线上可得出相应的 SpO_2 值。当 R 为 1 时,SpO_2 值大约为 85%。

2. 优点

(1) 能够敏感地反映患者即刻的血液氧合情况。

(2) 可同时计数脉搏。

(3) 能够连续监测,及时诊断低氧血症。

(4) 监测为无创性,患者无痛苦。

(5) 操作简便,开机即可测定。

(6) 适用范围广,可用于多个科患者的监护。便携型脉搏血氧饱和度监测仪还可用于院前急救、转院、转科或从手术室回病房途中的监测。

3. 影响因素

(1) 血中碳氧血红蛋白(COHb)含量病理性增高:COHb 在波长 660 nm 时的光吸收作用与氧合血红蛋白相似,而在波长 940 nm 时的光吸收作用很弱,当血液中有较多的 COHb 存在时,波长 660 nm 的入射光吸收增加,透过减少,吸收比率(R 值)增高,SpO_2 测定值会出现假性降低。

(2) 血中正铁血红蛋白(MetHb)含量病理性增高:在波长 660 nm 时 MetHb 的光吸收作用与还原血红蛋白几乎相等,在波长 940 nm 时 MetHb 的光吸收作用比其他几种血红蛋白都强,因此在两个波长上都会引起一个大的光吸收脉冲,使吸收比率(R)的分子分母均增大。随着血中 MetHb 的含量增高,R 值趋向于 1,SpO_2 趋向于 85%,而且变得与实际的动脉氧饱和度几乎没有关系,而不能反映患者真实的氧合情况。

(3) 静脉内注射染料:动物实验表明,静脉注射亚甲蓝实验、吲哚花青绿等可使 SpO_2 出现假性降低。

(4) 肢端循环不良:休克或其他原因引起肢端血液循环不良时,由于脉搏幅度减小,SpO_2 信号将消失或精确度降低;而且此时 SpO_2 仪对外光源(如室内荧光灯)呈敏感状态,由此可影响 SpO_2 测值。

(5) 测定部位:表皮增厚(如灰指甲)或痂壳(如严重烧伤后结痂)局部组织的病变可能影响光的透过与吸收,进而影响 SpO_2 读数的准确性。

(6) 静脉搏动:SpO_2 监测仪是以动脉血流搏动的光吸收率为依据,但静脉血流的光吸收也有搏动成分,由此可影响 SpO_2 测值,在静脉充血时 SpO_2 读数稍偏低。

(7) 感应器未戴好:如果传感器没有正确放在手指或耳垂上,传感器的光束通过组织就会擦边而过,可产生"半影效应",信号减少,影响 SpO_2 的准确性,并由此可产生误导。婴幼儿因手指(或足趾)短而细,感应器常不易戴稳或够不着光源。如用指夹式感应器,可夹住两个手指(示指和中指或中指和环指),并将末节手指对准光源;如用指套式感应器,可将指套反方向套在拇指上,以使末节拇指对准光源,方能进行监测。

(二)经皮氧分压($PtcO_2$)监测

1. 基本原理　$PtcO_2$ 监测是一种测定与动脉化毛细血管平衡后的组织氧张力的无创技术。研究表明:角质层是氧气经皮肤扩散的有效屏障。皮肤加热 $>41℃$ 时,角质层由晶状结构转化为杂乱结构,气体通过角质层的扩散速度增加 $100\sim1\,000$ 倍,从而有效消除角质层的屏障作用。皮肤加热还可使真皮毛细血管襻顶端的氧分压增加。因此,皮肤加热能使 $PtcO_2$ 传感器迅速反映皮肤组织氧分压。

2. 监测方法　本法是将加热的氧电极直接置于患者胸骨旁第 2、3 肋间正常皮肤上以测定氧分压,优点在于无创性的连续监测组织氧合情况。

3. 临床意义　组织血液灌注量正常时,$PtcO_2$ 与 PaO_2 具有良好相关性。而当机体血流动力学发生改变、组织血液灌注不良时,$PtcO_2$ 的变化与心排血量的变化密切相关,能在心排血量减少的早期即起报警作用。临床和动物实验表明:血流充足时,$PtcO_2$ 随

PaO_2 的趋势而变化;休克时 $PtcO_2$ 下降并随心排血量变化。

4. 注意事项

(1) 必须注意 $PtcO_2$ 本身的实际意义:它能无创显示组织氧供的倾向,但并不能精确估计低氧血症、休克或组织缺氧的严重程度。如需要进行更精确的判断,则要借助血气分析、脉搏氧饱和度等手段进行监测。

(2) 必须注意影响 $PtcO_2$ 与 PaO_2 相关性的因素:首先必须考虑不同年龄人群皮肤的特点。新生儿皮肤表面几乎没有什么角化层且皮肤毛细血管较稠密,故 $PtcO_2$ 监测的准确程度优于年龄大者;随着年龄增长,表皮角化层增厚,氧弥散梯度加大,$PtcO_2$ 与 PaO_2 的相关性减小。

(3) 氧气的适宜温度范围为 43~45℃(早产儿常为 43℃,成年人常为 45℃),电极放置部位应无毛、无油,每 2 小时变换 1 次。

(4) 要经常检查电极有无偏移,并加以校正。

(5) 要确保电极和皮肤的正确接触,既要避免压迫电极,又要防止电极脱离。

三、血流动力学监测技术

血流动力学监测的适应证包括各科危重症患者,如创伤、休克、呼吸衰竭和心血管疾病及较大而复杂的手术患者,可分为无创和有创两大类。无创的血流动力学监测,是指应用对机体组织器官没有机械损伤的方法,经皮肤或黏膜等途径间接取得有关心血管功能的参数,具有安全、操作简便、可重复等优点;但影响因素很多,会使结果的准确性受到影响。有创的血流动力学监测,是指经体表插入各种导管或监测探头到心腔和(或)血管腔内,直接监测各项生理学参数。

(一) 动脉血压监测

1. 监测指标及意义　动脉血压是重症监护的基本监测项目,是反映后负荷、心肌氧耗与做功,以及周围循环的重要指标之一。它与心排血量、循环血容量、周围血管阻力、血管弹性及血液黏度等因素有关。常见的动脉血压监测指标如下。

(1) 收缩压(SBP):主要由心肌收缩性和心排血量决定,其重要性在于克服各脏器的临界关闭压,保证脏器的供血。正常值为 90~120 mmHg。

(2) 舒张压(DBP):其重要性在于维持冠状动脉灌注压(CPP)。CPP=DBP−LVEDP(左室舒张末期压力),正常值为 60~90 mmHg。

(3) 脉压(SBP−DBP):正常值为 30~40 mmHg。

(4) 平均动脉压(MAP):是指心动周期的平均血压。MAP=DBP+1/3(SBP−DBP)。MAP 与心排血量(CO)和体循环血管阻力(SVR)有关。MAP=CO×SVR,是反映脏器和组织灌注是否良好的重要指标之一。正常值为 60 ~ 100 mmHg(8.0 ~ 13.3 kPa)。

动脉血压的数值主要取决于心排血量和外周阻力,因此凡能影响心排血量和外周阻力的各种因素,都能影响动脉血压。小儿血压可略低,而老年人则偏高,其收缩压正常值应以年龄+90 mmHg(12.0 kPa)进行计算。

2. 监测方法

(1) 无创伤性监测：无创伤性监测可根据袖套充气方式的不同,分为袖套测压法和自动化无创伤测压法(automated noninvassive blood pressure,NIBP)。前者用手法控制袖套充气,压迫周围动脉(常用肱动脉)间断测压。该法所用的设备简单,费用低,便于携带,适用于一般患者的监测。后者用特别的气泵自动控制袖套充气,可定时间断测压,广泛应用于危重患者及手术麻醉中患者。目前临床主要采用振荡技术,即上臂缚上普通橡胶袖套,测压仪内装有压力换能器、充气泵和微机等,能够定时地使袖套自动充气和排气。当袖套充气压迫肱动脉时,动脉搏动消失,接着逐渐排气,由于动脉的搏动大小形成袖套压力的变化。通过压力换能器又形成振荡电信号,经放大器将信号放大,振荡最大时为平均动脉压。而收缩压和舒张压的数值是通过检测压力振荡变化率各方程式而得,收缩压的定点通常取自压力振荡由最大的 25％升高至 50％时,而舒张压的定点取自压力振荡下降达 80％时。测压仪能自动定时显示收缩压、舒张压、平均动脉压和脉率。该仪器的特点是伪差小,在测压仪内还安装了压力的上、下限报警装置。

(2) 创伤性动脉压监测：是 ICU 中常用的监测血压方法之一。是指在动脉内置管进行血压连续监测,它可以反映每一心动周期的动脉收缩压、舒张压和平均动脉压,并将其数值和波形实时显示在监护仪屏幕上,及时、准确地反映患者血压的动态变化。可通过动脉波形初步判断心脏功能;经动脉穿刺导管采取血标本可随时进行血气分析,测定电解质的变化;围手术期心电图的监测受交流电干扰时,仍可从动脉波形描计中了解心脏跳动是否规则。

测量方法：①动脉置管成功后,将其尾部通过压力延长管与换能器相连,通过特定的导线连到具有压力测定功能的监护仪上。②使压力传感器内充满液体排尽气体,位置应与穿刺动脉测压点在同一水平线上。③使压力传感器与大气相通,校正零点。④隔绝大气使压力传感器与动脉相通,监护仪上即可显示动脉血压的数值及波形。⑤定时冲管：一般肝素稀释液(12～25 U/ml)15～30 分钟冲管 1 次,保持动脉导管的通畅。

3. 护理要点

(1) 自动化无创伤测压注意点

1) 袖带的长短、宽窄合适,松紧适宜,应使袖带内充气气囊的中心恰好置于肱动脉部位。

2) 测压时袖带应与患者心脏在同一水平线,平卧时应与腋中线第 4 肋间相平。

3) 合理调整测压间隔时间,避免袖带在短时间反复充气,引起该侧肢体长时间受压,静脉回流受阻,肢体肿胀。

(2) 创伤性动脉压监测注意点

1) 保持测压管道通畅：妥善固定测压导管,防止其脱落、受压或打折。

2) 防止动脉内血栓形成：血栓形成是动脉内置管最常见的并发症。应定时用肝素稀释液定期冲管,因动脉内置管时间长短与血栓形成呈正相关,在患者循环功能稳定后,应尽早拔除测压管。

3) 防止置管远端肢体缺血：引起远端肢体缺血的主要原因是血栓形成,血管痉挛及局部长时间包扎过紧等也可引起。在监护中应密切观察术侧远端手指的颜色与温度,当发现有缺血征象,如皮肤苍白、发凉及有疼痛感等异常变化时,应立即拔管。同时,在固定置管肢体时,切勿行环形包扎或包扎过紧。

4) 防治感染:穿刺时及测压过程中严格执行无菌操作,穿刺部位每 24 小时换药 1 次,如出现发红、疼痛等异常情况,应立即拔除导管。同时监测患者体温变化,如出现高热、寒战等症状,应及时寻找感染源,必要时取创面物培养或做血培养以协助诊断。

5) 防止空气栓塞:在调试零点、取血等操作过程中,严防气体进入动脉内造成栓塞。

(二) 中心静脉压监测

1. **正常值及监测意义**　中心静脉压(CVP)是指胸腔内的上、下腔静脉或右心房内的压力。CVP 由 4 部分组成:①右心室充盈压。②静脉内壁压,即静脉内血容量。③作用于静脉外壁的压力,即静脉收缩压和张力。④静脉毛细血管压。CVP 的高低,主要反映右心室前负荷和血容量,与静脉张力和右心功能有关,不能反映左心功能。

中心静脉压的正常值为 5~12 cmH$_2$O。如果 CVP<2~5 cmH$_2$O 表示右心房充盈欠佳或血容量不足;CVP>12~20 cmH$_2$O 表示右心功能不全。当患者已有左心功能不全时,其 CVP 也失去了参考价值。CVP 监测是反映右心功能的间接指标,应结合其他血流动力学参数综合分析以评估患者的右心功能和血容量变化。

2. **适应证**　①各类大中手术,尤其是心血管、颅脑和胸部大而复杂的手术。②各种类型的休克。③脱水、失血和血容量不足。④心力衰竭。⑤大量静脉输血、输液或需要静脉高能量营养治疗者。

3. **监测方法**

(1) 插入途径:将穿刺导管经颈内静脉或锁骨下静脉,插至上腔静脉,也可经股动脉插至下腔静脉。

(2) 插管前将连接管及静脉导管内充满液体,排空气泡,测压管内充满液体,使液面高于预计的静脉压。

(3) 穿刺成功后,将导管末端与测压装置相连,排尽气泡,固定测压管,使零点与右心房中点在同一水平面上。

(4) 转动三通开关使测压管与静脉导管相通即可测压。不测压时,转动三通开关使输液瓶与静脉导管相通,用于补充液体,并保持静脉导管的通畅。

4. **护理要点**

(1) 患者体位改变时,测压前应重新调整零点,以保持测压管零点始终与右心房在同一水平线上。

(2) 测压时,应先排尽测压管中的气泡,防止气体进入静脉内造成空气栓塞并影响测压结果的准确性。

(3) 每次测压后及时将三通管转向生理盐水输入通路作持续点滴,以保持测压管道通畅。

(4) 预防感染:中心静脉置管感染率为 2%~10%。应加强护理,每天消毒静脉穿刺部位并更换敷料,严格无菌操作。密切观察伤口情况,如出现局部炎症反应或不明原因发热,应考虑拔管。

(5) 注意观察有无并发症:包括心律失常、出血和血肿、气胸、血管损伤、血栓形成等。

(三) 肺动脉压监测

30 年来,临床监测方面主要的进展是肺动脉压的测定,特别是带气囊漂浮导管的广泛应用。由此可迅速、方便地在床旁进行各种血流动力学监测,对于了解左心室功能,估计疾病的进程,研究心脏对药物的效应,评价新的治疗方法,诊断和治疗心律失常,鉴别各种原因的休克,帮助诊断右心室心肌梗死、心包填塞、肺梗死和急性二尖瓣反流等,均可提供较可靠的依据。

1. 监测指标及临床意义 将特制的漂浮导管经静脉,如右颈内静脉、左锁骨下静脉或股静脉经上腔或下腔静脉到达右心房、右心室、肺动脉主干和左或右肺动脉分支,直至肺小动脉,又称肺小动脉插管。通过该多腔的导管可测得 CVP、右心房压(RAP)、右心室压(RVP)、肺动脉收缩压(PASP)、肺动脉舒张压(PADP)、肺动脉平均压(PAP)及肺小动脉楔压(PAWP)(表 4 - 1)。

表 4 - 1 漂浮导管测得的各种指标正常参考值 （单位:kPa）

	RAP	RVP	PASP	PADP	PAP	PAWP
平均值	0.67	3.33/0.67	3.06	1.20	2.0	1.3
参考值范围	0.13~1.33	2.0~4.0/0~1.06	2.0~4.0	1.06~1.6	1.3~2.6	0.67~2.0

(1) 监测指标

1) 右心房压(RAP):导管进入右心房,示波器上显示低平的 RAP 波形。可代替中心静脉压,与右心室舒张末期压力相似,对评估右心室功能有价值(图 4 - 2)。

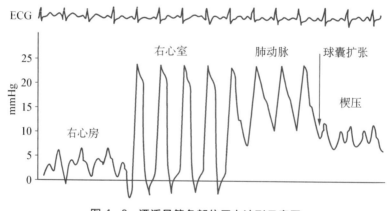

图 4 - 2 漂浮导管各部位压力波形示意图

2) 右心室压(RVP):当导管通过三尖瓣进入右心室时,可记录到收缩压突然升高、舒张压迅速降至零点的 RVP 波形。这是导管推进过程中的一个重要定位标志。

3) 肺动脉平均压(PAP)：导管前进至肺动脉，收缩压与右心室压相同，舒张压较前显著升高，有重搏切迹。

4) 肺小动脉楔压(PAWP)：导管再向前至肺小动脉，测得的压力值为肺小动脉楔压。其压力值波形与右心房压力波形相似。

（2）临床意义

1) 评估左右心室功能：PAWP 与左心房压(LAP)、左心室舒张末期压(LVEDP)相近似，因此在肺与二尖瓣无病变时，行肺动脉压监测 PAWP 能准确反映左心室前负荷和右心室后负荷。

2) 区别心源性和非心源性肺水肿：由于 PAWP 和肺毛细血管静水压基本一致，后者升高的常见原因为左心衰竭或输液过量。平卧时，正常血浆胶体渗透压与 PAWP 之差为1.3～2.4 kPa，若>1.1 kPa，发生心源性肺水肿的可能性较小；0.53～1.1 kPa，可明显增加；<0.4 kPa，不可避免地发生心源性肺水肿。左心衰竭时血浆胶体渗透压与 PAWP 之差可呈负值。

3) 指导治疗：为扩容补液，应用强心、利尿及血管活性药物治疗提供依据，同时还可判断治疗效果和预后。

4) 选择最佳的 PEEP。

5) 通过压力波形分析，可帮助确定漂浮导管的位置。

2. 适应证

（1）重危病患者：围手术期急性呼吸窘迫综合征(ARDS)伴有左心衰竭的最佳诊断方法是测 PAWP。当低血容量性休克应用扩容治疗时能测 PAWP 以估计前负荷，及时补充血容量并防止补液过量。各类大手术和高危病患者围手术期应用肺动脉压监测，可预防和减少循环衰竭的发生率和病死率。

（2）心脏病患者：冠心病患者伴有左心功能不全、近期心肌梗死，以及瓣膜病的心力衰竭者，在肺动脉压的监测下指导正性肌力药和血管活性药物的应用。

（3）肺部疾病患者：如急性呼吸衰竭和严重慢性阻塞性肺疾病。

（4）需复杂液体管理患者：对休克、脓毒败血症、急性肾衰竭、出血坏死性胰腺炎等患者实施液体治疗时可应用。

（5）特殊外科手术患者：如冠状动脉架桥术、瓣膜置换术、心包剥离术、主动脉钳夹的主动脉瘤修复术、坐位颅内手术和门-腔分流术。

（6）高危产妇。

3. 禁忌证　肺动脉压监测是临床救治危重患者的重要手段，极少有绝对禁忌证。但下列情况应谨慎考虑：①患有完全性左束支传导阻滞者。②全身出血性疾病尚未控制者。③恶性室性心律失常尚未控制者。④高凝状态者等。

4. 监测方法

（1）监测仪器和设备(图 4-3)：根据临床需要可选用不同规格的 Swan-Ganz 漂浮导管，常用的是四腔管。导管在室温下柔韧性较大，体温状态下则变软，从顶端开始每隔10 cm 有一黑色环形标记，作为插管深度的指示。每根导管有 3 个空腔和 1 根金属导线,导管顶端开口用于测量肺动脉压(PAP)和抽取血标本,导管近端开口(距顶端30 cm),用于测量右房压(RAP)或CVP,以及供测量心排血量时注射生理盐水用。第3个腔开口于导管顶端的气囊,充气后便于导管随血流向前推进。距离导管顶端3.5~4.5 cm处有一小的热敏电阻,金属线一端与它相连,另一端接上测定心排血量的计算机,用于测定心排血量。实施漂浮导管测压时尚需配套中心静脉穿刺用品、测压装置以及具有压力监测功能的监护仪等。

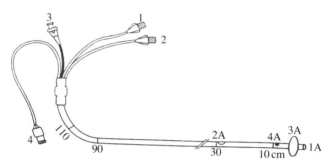

图4-3　四腔漂浮导管示意图

1:远端孔腔(肺动脉);1A:导管远端孔;2:近端孔腔(右心房);2A:导管近端孔;3:球囊注气管腔;3A:导管球囊;4:热稀释连接线;4A:热敏电阻片

(2)插管方法:通常选择右侧颈内静脉,从皮肤到右心房的距离最短,导管可直接到达右心房。当静脉穿刺成功后,经穿刺针放入导引钢丝,撤出穿刺针,通过导引钢丝送入扩张管及外鞘管,拔除导引钢丝及扩张管,留置外鞘管在血管内将漂浮导管插入静脉内。漂浮导管插入15~20 cm,即可进入右心房,示波器上显示低平的RAP波形,此时将气囊充气1.2~1.5 ml使导管随气囊前进,即可在监护仪上依次看到RAP、RVP、PAP、PAWP的特征性波形。

(3)注意事项

1)导管顶端应位于左心房同一水平的肺动脉第1节分支。此时,PAWP才能准确反映LAP。

2)漂浮导管前端最佳嵌入部位应在肺动脉较大分支,当气囊充气后监测仪上即显示PAWP的波形和压力值,而放气后屏幕上又显示PA波形和PASP、PADP、PAP值。

3)呼吸对PAWP有一定的影响:用机械通气或自发呼吸时,均应在呼气中末测PAWP。

5. 护理要点

(1)持续心电监测:严密观察心律、心率变化,注意心律失常的出现,及时准确地记录生命体征。

(2)正确掌握测压要点

1)压力室内须充满液体,不能有空气进入,压力转换器应与压力计隔膜紧密接触。

2)根据病情变化及时测定各项压力参数。

3）每次测压应根据患者体位的变化调整压力转换器的位置，使其与右房水平等高。

4）及时纠正影响压力测定的因素：如深吸气时所测得肺动脉压明显低于静息时，测压时应嘱患者平静呼吸。此外，咳嗽、呕吐、躁动、抽搐和用力等均可影响中心静脉压及肺动脉压数值，故应在静息 10～15 分钟后再行测压。

5）持续缓慢滴注 0.01% 肝素生理盐水，保持各管腔通畅。

（3）防治并发症

1）心律失常：当漂浮导管进入右心时，由于导管顶端裸露部分触及心内膜，可引起室性心律失常。为防止或减少心律失常的发生，当导管进入右心房时，宜将气囊充气，覆盖导管尖端，插入中遇到阻力时，不可用力插入。最常见的心律失常为短阵性期前收缩（早搏），很少需要利多卡因治疗。

2）气囊破裂：导管放置时间过久以致气囊老化是其主要原因。此外，注入过量气体使气囊过度膨胀也易造成气囊破裂。术前应仔细检查气囊，并注意小心缓慢充气，术中尽量使用二氧化碳充盈气囊，充气量<1.5 ml。如怀疑气囊破裂，应将注入的气体抽出，同时拔除导管。

3）导管扭曲或打结：导管缠绕心内组织可造成组织损伤。插入导管时须在压力监测下充盈气囊，缓缓推进。如已送入较长部分导管，而压力监测仍为同一部位压力图形，则应考虑导管是否在该部位打圈，此时应放尽气囊气体，缓缓回撤导管，避免导管打结。如已打结，则须在 X 线监视下操作，使导管系结松解。不可在气囊充盈状态下拔除导管，以免损伤肺动脉瓣或三尖瓣。

4）血栓形成或栓塞：导管周围血栓形成可堵塞插入导管的静脉，导管尖端血栓形成，栓子进入肺循环可引起肺栓塞，导致肺梗死。休克和低血压患者处于高凝状态，或抽取血标本后没有冲洗干净，容易发生血栓形成。因此，除静脉内持续滴注 0.01% 肝素抗凝外，还应严密观察肺动脉压图形，必要时调整导管位置。

5）肺动脉破裂和出血：肺动脉高压的患者，可迫使导管的尖端易进入肺动脉小分支，由于气囊过度充气和血管壁变性，可损伤肺血管引起破裂出血。应注意导管插入的深度，不快速、高压地向气囊内注气，测量 PAWP 的时间尽量缩短，以免该并发症的发生。

6）感染：继发于肺动脉导管的感染可发生在局部穿刺组织，也可以引起败血症、细菌性心内膜炎。要严格无菌操作，加强导管护理，定期更换敷料，全身预防性应用抗生素。

（四）心排血量监测

1. 循环功能的主要指标　循环功能的主要指标是心排血量（CO），为每搏量和心率的乘积。每搏量主要受心室前负荷、后负荷及心肌收缩力的影响。

（1）心室前负荷：心室前负荷是指舒张末期心室的容量和压力，受静脉回心血量和心室射血后剩余血量的影响，又称容量负荷。根据 Frank-Starling 定律，在一定范围内，心排血量与心室前负荷呈正比。

左心室前负荷用左心室舒张末期压（LVEDP）表示。在正常情况下，临床上采用肺小动脉楔压(PAWP)代替,右心室舒张末压(RVEDP)由中心静脉压(CVP)代替。

血浆胶体渗透压正常时,前负荷过低表示循环血量不足,PAWP 增加>18 mmHg,表示左心功能下降,可能出现心源性肺充血或肺水肿;CVP 增加时表示存在右心功能不全。

(2) 心室后负荷:心室后负荷是指心室射血时所面对的阻抗,在心脏水平上后负荷表示心室射血时心室壁的张力,在外周血管水平上后负荷为心室向大动脉内射血时的阻抗。后负荷的大小取决于动脉血管的顺应性、总外周阻力、血浆黏稠度及血容量等因素。

表示后负荷最敏感的指标是血管阻力。左心室的后负荷为体循环阻力(SVR),右心室的后负荷为肺循环阻力(PVR)。临床上常用动脉血压来计算 SVR 和 PVR。

前负荷恒定及心肌功能正常的情况下,在一定范围内后负荷增加,心排血量不受影响。但在心肌受损的情况下,后负荷增加,心排血量下降。

(3) 心肌收缩:心肌收缩力是指与后负荷无关的心肌本身的收缩力。在前后负荷恒定的情况下,心肌收缩力与心排血量呈正比。

表示心肌收缩力的指标主要有心排血量(CO)、心脏指数(CI)和心搏工作指数(SWI)。心搏工作指数等于左心室每搏功指数(LVSWI)。

心排血量、心脏指数和心室每搏功指数低于正常表示心肌收缩力受损,心力衰竭的程度与心搏工作指数呈正比。

2. 血流动力学监测指标的临床意义

(1) 肺充血、肺水肿的判别:见表 4-2。

表 4-2　PAWP 与肺脏充血改变的关系

PCWP(mmHg)	肺脏病理生理学改变
<18	罕见发生肺充血
18~20	开始出现肺充血
21~25	轻度至中度肺充血
26~30	中度至重度肺充血
>30	急性肺水肿

(2) 低心排血量病因鉴别:见表 4-3。

表 4-3　不同病因所致低心排血量的血流动力学变化

临床诊断	血流动力学监测指标
急性肺水肿	PAWP↑,CO↓
绝对或相对血容量不足	PAWP↓,CO↓/—
右心室梗死、右心衰竭	RAP↑,PAWP—,CO—

（续表）

临床诊断	血流动力学监测指标
左心衰竭	PAWP↑,PAP↑,CO↓,AP↓
肺栓塞	RAP↑,PAP↑,PAWP—,AP↓,CO↓
心包填塞	RAP↑,CO↓,PAP＝PAWP

（3）休克类型的判断：见表4-4。

表4-4　各型休克血流动力学的主要变化

休克类型	BP	HR	CO	SVR	CVP/PCWP
低血容量	↓	↑	↓	↑	↓
心源性	↓	↑	↓	↑	↑
感染性	↓	↑	↑/↓	↑/↓	↓
神经性	↓	↓	↓	↓	↓
过敏性	↓	↓	↓	↓	↓

（4）指导治疗：见表4-5。

表4-5　应用血流动力学监测选择适当治疗

BP	CVP	LVEDP	CO	临床意义	处理原则
—/↓	↓	↓	↓	血容量不足	补充血容量
—	↑	↑	—	血容量增加或容量血管收缩	利尿、扩血管
↓	—	—	—	血容量正常或不足	血管收缩药
—/↑	↑	↑	↓	体循环阻力升高	扩血管、利尿
↓	↑	↑	↓	心功能不全,血容量相对过多	综合治疗

四、呼吸系统监护技术

详见"呼吸机应用技术"。

五、肾功能监测技术

（一）尿量监测

尿量变化是肾功能改变最直接的指标,在临床上通常记录每小时尿量或24小时尿量。每小时尿量＜30 ml提示肾脏血流灌注不足,应补液。24小时尿量＜400 ml称为少尿,提示肾功能有一定程度的损害,而当24小时尿量＜100 ml称为无尿,是肾衰竭的基础诊断依据。

（二）肾浓缩-稀释功能

主要用于监测肾小管的重吸收功能。现在临床上常采用简化的或改良的浓缩-稀释试验。方法为：在试验的 24 小时内患者保持日常的饮食和生活习惯，晨 8:00 排弃尿液，自晨 8:00 至晚 8:00 每 2 小时留尿 1 次，晚 8:00 至次晨 8:00 留尿 1 次，分别测定各次尿量和比重。

1. 正常值　昼尿量与夜间尿量之比为（3～4）：1；夜间 12 小时尿量应<750 ml；最高的一次尿比重应>1.020；最高尿比重与最低比重之差应>0.009。

2. 临床意义　夜尿尿量>750 ml 常为肾功能不全的早期表现。昼间各份尿量接近，最高尿比重<1.018，则表示肾脏浓缩功能不全。当肾脏功能损害严重时，尿比重可固定在 1.010 左右（等张尿），见于慢性肾炎、原发性高血压、肾动脉硬化等疾病的晚期。

（三）血清尿素氮

血清尿素氮（BUN）是指体内蛋白质代谢产物。在正常情况下，血中尿素氮主要经肾小球滤过，而随尿排出。当肾实质有损害时，由于肾小球滤过功能降低，致使血流中浓度增高。因此，测定血清 BUN 的含量可以判断肾小球的滤过功能。

1. 正常值　2.9～6.4 mmol/L（8～20 mg/dl）。

2. 临床意义　血清尿素氮含量增高常见如下。①肾脏本身的疾病：如慢性肾炎、肾血管硬化症等。肾脏功能轻度受损时，BUN 可无变化，当 BUN 高于正常时，肾脏的有效肾单位往往已有 60%～70% 的损害。因此，BUN 测定不是一项敏感的方法。但是，其对尿毒症诊断有特殊价值，其增高的程度与病情严重程度呈正比，故对病情的判断和预后的估计有重要意义。临床上动态监测血清尿素氮浓度极为重要，进行性升高是肾功能进行性恶化的重要指标之一。②肾前或肾后因素引起的尿量显著减少或无尿时，如脱水、循环衰竭、尿路结石或前列腺增大引起的尿路梗阻。③体内蛋白质过度分解疾病：如急性传染病、上消化道出血、大面积烧伤等。

（四）血清肌酐

1. 正常值　83～177 μmol/L（1～2 mg/dl）。

2. 临床意义　肌酐是肌肉代谢产物，由肾小球滤过而排出体外，故血清肌酐浓度升高反映肾小球滤过功能减退。各种类型的肾功能不全时，血清肌酐测值明显增高。

（五）尿/血渗透压比值

1. 正常值　尿渗透压 600～1 000 mmol/L，血渗透压 280～310 mmol/L，尿/血渗透压比值为（2.50±0.8）。

2. 临床意义　此比值是反映肾小管浓缩功能的指标。功能性肾衰竭时，尿渗透压>正常。急性肾衰竭时，尿渗透压接近血浆渗透压，两者比值<1.1。

（六）内生肌酐清除率

肾脏在单位时间内能把若干容积血浆中的内生肌酐全部清除出去，称为内生肌酐清除率，是判断肾小球滤过功能的简便而有效的方法之一。

1. 计算方法

（1）24 小时法：患者低蛋白饮食 3 天，每天蛋白质应＜40 g，并禁肉食；第 4 天晨 8:00 排尿，然后收集 24 小时尿液，并加甲苯 4～5 ml 防腐；于第 4 天任何时候采取自凝血 5～7 ml，与 24 小时尿同时送检；测定尿及血清中肌酐浓度，并测量 24 小时尿量；应用下列公式计算出 24 小时内生肌酐清除率：24 小时内生肌酐清除率＝尿肌酐(mg/L)×24 h 尿量(L)/血清肌酐浓度(mg/L)。

（2）4 小时法：即于试验当日晨收集 4 小时尿液，并取血测尿中和血中的肌酐含量，计算出每分钟尿量，按下列公式计算清除率：肌酐清除率＝[尿内肌酐(mg/dl)/血浆肌酐(mg/dl)]×每分钟尿量(ml)。

2. 临床意义 正常成年人内生肌酐清除率平均值为 80～100 ml/min。内生肌酐清除率如降到正常值的 80％以下，则表示肾小球滤过功能已有减退；若降至 51～70 ml/min，为轻度损失；降至 31～50 ml/min，为中度损失；降至 20 ml/min 以下，为重度损伤。多数急性和慢性肾小球肾炎患者皆可有内生肌酐清除率降低。

（七）酚红排泄率

酚红是一种对人体无害的染料，经静脉注入后大部分与血浆白蛋白结合，除极少一部分从胆汁排出外，主要由肾脏排出，94％自肾小管排泄。测定规定时间内的酚红排泄量，可作为肾脏排泄功能的指标之一。此试验主要反映肾小管的排泄功能，但并不是一种特异性的检查方法，因为其排泄量在很大程度上还受肾血流量的影响。

1. 正常值 酚红排泄率受年龄的影响，正常成年人 15 分钟排泄率为 25％～50％，30 分钟为 40％～60％，60 分钟为 50％～75％，120 分钟为 55％～85％。判断的标准是 15 分钟的排泄率应在 25％以上，2 小时总排泄量应在 55％以上。儿童的排泄率较成年人略高，老年人排泄率略低。

2. 临床意义 肾功能损害，若 15 分钟酚红排泄量＜12％，2 小时总量＜55％，而又无肾外因素的影响，则表示肾功能不全。若 2 小时排泄总量为 40％～55％，则表示有轻度肾功能损害；25％～39％为中度损害；11％～24％为重度损害；0～10％为极严重损害。

六、中枢神经系统监测技术

（一）颅内压监测

1. 脑脊液压 通过腰穿蛛网膜下隙置管或颅骨钻孔在侧脑室内置管，与压力传感器连接持续测压。此法的优点是简便、可靠，可以间断释放脑脊液以降低颅内压，但存在感染的风险。留管时间一般＜1 周，侧脑室有时置管难度较大。

2. 硬脑膜外压 目前比较常用的方法是将压力传感器直接放置在硬膜与颅骨之间，在硬脑膜外连续测定颅内压，经颅骨钻孔后，水平置入压力传感器约 2 cm。硬膜外传感器法保留了硬脑膜的完整性，颅内感染的风险小；缺点是显示出的颅内压比脑脊液压力略高，监护时间较长者可因硬脑膜受刺激而增厚，使传感器灵敏度下降，影响监测效果。

3. 硬脑膜下压　硬膜下放置特制的中空螺栓可测定脑表面液压。颅骨钻孔,打开硬脑膜,拧入中空螺栓至蛛网膜表面,螺栓内注入液体,然后外接压力传感器。此法测压准确,但硬脑膜完整性被破坏,增加了感染的风险,目前已很少应用。

(二)脑电图监测

脑电图是指应用脑电图记录仪,将脑部产生的自发性生物电流放大100倍后,记录获得的图形,通过脑电活动的频率、振幅和波形变化,了解大脑的功能状态。脑电图监测对了解脑功能具有重要意义。

1. 电极的安放　床旁监护仪中的脑电监测插件一般只有3线或5线导联电极与监护仪相连接。电极分为针型和纽扣型。针型直接刺入皮内,可在头皮任意处安置,记录不同部位的脑电活动;纽扣型电极对患者无损伤,但电极只能贴在发际外,或者需要剃除局部头发后安放。一般可将电极置于双侧额及颞部,无关电极安置在下颌或胸前;也可根据需要将电极安置在记录脑电活动的任意部位,无关电极安置在同侧耳垂处。

2. 脑电监测的注意点

(1)安置电极前,先将局部头皮油脂擦洗干净,使电极与头皮紧密接触。

(2)避免外界电器干扰。监护室内的其他电器如心电图仪、呼吸机等均会发出电磁波,并可能对脑电监护仪造成干扰。因此,记录脑电图时尽可能停止使用其他电器。

(3)颅脑手术后左右脑半球的脑电图波形不对称,应将电极安置在特别需要关注的位置,同时注意防止切口感染。

(4)当床旁监护仪显示异常脑电图波形时,必须用标准12导联脑电图机准确测量。

(三)脑血流监测

(1)经颅多普勒超声:是指将脉冲多普勒技术与低频发射频率相结合,使超声波能够穿透颅骨较薄的部位进入颅内,直接获得脑底血管多普勒信号,进行脑底动脉血流速度的测定。

(2)激光多普勒脑血流监测:氦-氖激光多普勒血流监测仪的测量原理是基于多普勒效应。波长为600～780 mm的氦-氖激光束直接照射大脑皮质,因其波长介于血红蛋白的最大吸收波长及水的最大吸收波长之间,光束照射至流动红细胞予以不同程度的折射,其折射光的波长小于光源波长,波长减弱的程度及频率分布与红细胞的数量、流速直接相关,但不受流动方向的影响;非流动性脑组织细胞则直接将光线予以反射而不造成波长衰减。反射光为探头接收,其信号经放大器放大后予以分光光谱分析,判别发生衰减的折射光谱。继而调制成方波,经微机整分,最后以电压信号的方式送至记录仪或显示器。

项目评价 ∙∙

通过本项目的学习,熟练掌握重症监护病房常见的各类监护技术,包括心电监测技术、血氧监测技术、血流动力学监测技术、呼吸功能监测技术、肾功能监测技术和中枢神经系统监测技术,掌握各类监测技术的护理要点和注意事项。

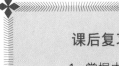

课后复习 ....

1. 掌握中心静脉压监测的意义及护理要点。
2. 熟悉肾功能监测的各项指标。

（乔安花 席淑华）

项目三 心电监护仪应用技术

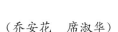

案例导入

患者，女，56岁，诊断为"冠状动脉粥样硬化、心功能不全《纽约标准》(NYHA)Ⅳ级"。冠脉造影检查显示冠脉分布呈右冠优势型，左主干末端狭窄60%。入院后完善各项检查，拟行冠状动脉搭桥手术。因病情较为危重且不稳定，术前转入ICU进行监护治疗。

请问：该患者转入ICU，护士首先应给予的护理措施是什么？护士应如何准备监护仪？该患者需要重点监测哪些项目？如何为该患者正确实施心电监护？

分析提示

患者进入ICU后，护士应通过全面收集患者相关资料，包括现病史、既往史、临床表现、影像学检查结果等进行评估，做好病情监测和疾病护理，重视心理和饮食护理，帮助患者完善术前各项检查和准备，待病情稳定后准备手术。

一、概述

（一）多功能心电监护仪的介绍

现代多功能监护仪有很多优点，具备很多功能。首先，能够同时监测多种项目，包括体温、脉搏、呼吸、血压、心率、血氧饱和度、脑电图、血液pH及电解质浓度等多种生理学参数的监护。信息的输出形式包括波形、数据、字符、图形相结合的综合性显示，既能连续实时监测，也能冻结、记忆、回放某时间段的数值，并能进行一定时段的趋势统计，对患者的多项监测数据进行自动分析，从而进行诊断。其次，具有智能化报警功能，根据所设定的报警界限，进行声光报警，并自动指示报警项目，其报警系统的智能化程度得到进一步提高。

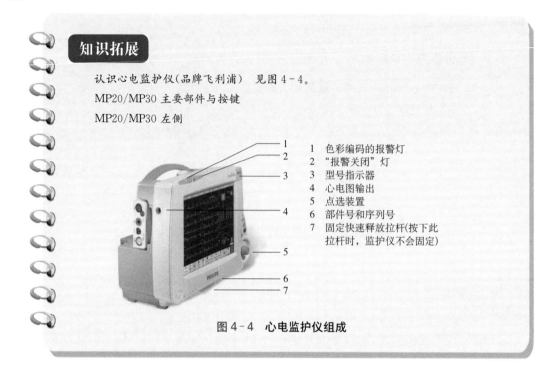

知识拓展

认识心电监护仪(品牌飞利浦) 见图4-4。

MP20/MP30 主要部件与按键

MP20/MP30 左侧

1 色彩编码的报警灯
2 "报警关闭"灯
3 型号指示器
4 心电图输出
5 点选装置
6 部件号和序列号
7 固定快速释放拉杆(按下此拉杆时,监护仪不会固定)

图4-4 心电监护仪组成

二、心电监护仪的应用指征

主要应用于:①各种原因的休克及危重症患者抢救。②严重心律失常、急性心力衰竭、心绞痛和急性心肌梗死等心脏病患者。③心脏病患者实施心脏手术或非心脏手术。④其他外科手术后的患者监护等。

三、心电监护导联的选择方式

临床上较常使用的连接方法:CM 导联(表4-6)。

表4-6 CM 导联方法

电极标志符号	色码	胸部电极放置位置	
LL(左下肢)	红色	左下腹上	RA白色(红) LA黑色(黄)
RA(右臂)	白色	锁骨下,靠近右肩	LL红色(绿)
LA(左臂)	黑色	锁骨下,靠近左肩	三导联装置电极片安放位置

四、心电监护的功能

最常见的心电监护功能包括心率/心律、血压、呼吸、动脉血氧饱和度、中心静脉压等。

心电监护仪的监测模块 见图4-5、图4-6。

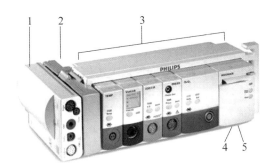

1．X1多测量模块
2．多测量模块底座
3．灵活模块机架
4．电源接通发光二极管
5．"中断"指示器

图4-5 心电监护仪监测模块

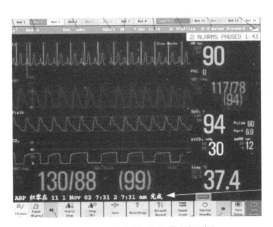

图4-6 心电监护仪监测面板

（一）血压

血压与心功能和循环相关，血压监测可提供全身循环功能的重要信息。在危重患者中，血压监测是基础监测，并已普遍应用于临床。

1．无创血压（non-invasive blood pressure，NBP） 无创血压测定是临床上应用最广泛的血压测定方式，可定时监测血压变化。

2．动脉血压（arterial blood pressure，ABP） 危重患者多采用动脉血压监测。①当患者的血流动力学不稳定时，由动脉内导管提供的血压最为准确，尤其是当有严重低血压、高血压或血压迅速波动时，无创血压监测往往不可靠。②当患者使用血管活性药物时，需要持续监测血压，频繁的无创动脉血压监测可能导致静脉淤血，影响肢体灌注并损害外周神经。③某些情况下，如主动脉瘤渗血、主动脉创伤时，需要非常严格地控制血压，以减少主动脉破裂的风险。④留置动脉导管好处还在于能提供动脉血采样检测。

（二）呼吸频率/节律（respiratory rate, RR）

呼吸频率是呼吸功能最简单的基本监测项目，呼吸频率增快或减慢均提示可能发生呼吸功能障碍。常见的呼吸节律改变包括哮喘性呼吸、潮式呼吸、间断呼吸、抑制性呼吸等。

（三）动脉血氧饱和度（SpO₂）

正常值：动脉血氧饱和度的参考值为 96%～100%。通过监测可间接了解患者血氧分压，以便了解组织的供氧情况。

（四）心率/心律（heart rate, HR）

心电图可以反映患者的心率，是否存在心律失常及评估起搏器功能。连续的心电监测可在高危人群，如急性心肌梗死、外伤性心脏挫伤、心脏手术后及既往有心律失常病史等患者中提示心律失常的发生。当患者有出血风险或正在进行体液复苏时，监测心率变化有助于诊断及治疗。而外伤、疾病或手术引起的冠状动脉疾病患者，监测 ST 段变化可以提示是否存在心肌缺血。心电图监测还可以提示电解质紊乱。

知识拓展

常见心电图：正常心电图、窦性心动过速、窦性心动过缓、期前收缩、心房颤动、心室扑动/心室颤动（表 4-7）。

表 4-7　常见心电图

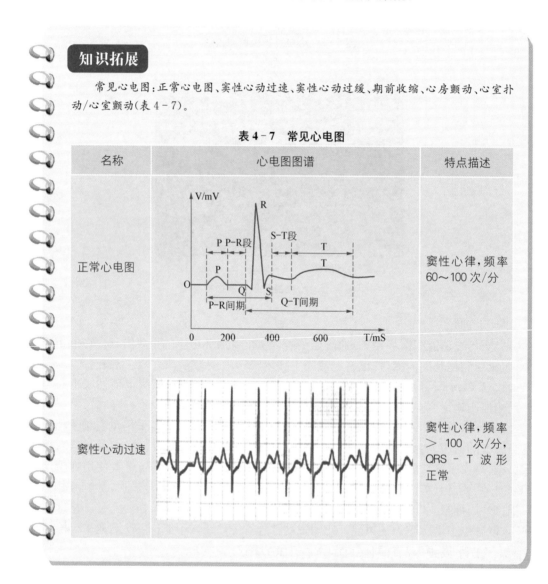

名称	心电图图谱	特点描述
正常心电图		窦性心律，频率 60～100 次/分
窦性心动过速		窦性心律，频率 > 100 次/分，QRS - T 波形正常

（续表）

名称	心电图图谱	特点描述
窦性心动过缓	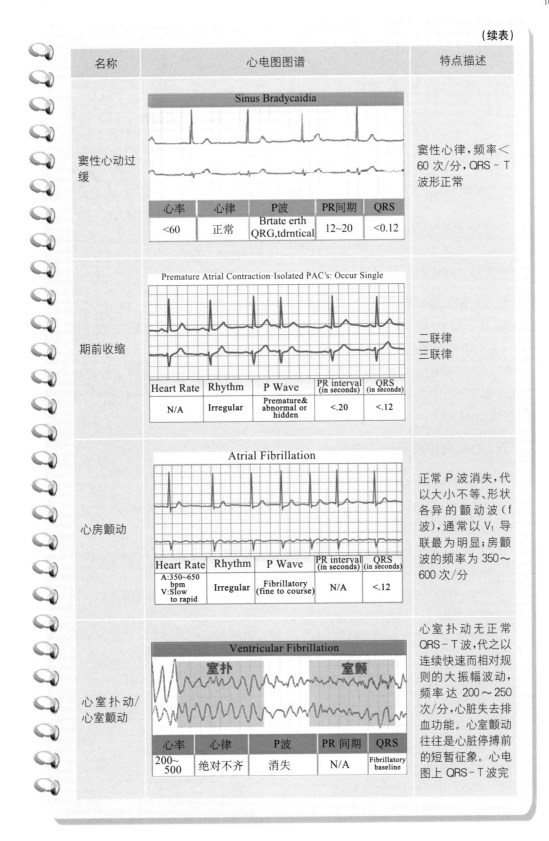	窦性心律,频率＜60 次/分,QRS－T 波形正常
期前收缩		二联律 三联律
心房颤动		正常 P 波消失,代以大小不等、形状各异的颤动波（f 波）,通常以 V₁ 导联最为明显;房颤波的频率为 350～600 次/分
心室扑动/心室颤动		心室扑动无正常 QRS－T 波,代之以连续快速而相对规则的大振幅波动,频率达 200～250 次/分,心脏失去排血功能。心室颤动往往是心脏停搏前的短暂征象。心电图上 QRS－T 波完

Sinus Bradycaidia

心率	心律	P波	PR间期	QRS
<60	正常	Brtate erth QRG,tdrntical	12~20	<0.12

Premature Atrial Contraction·Isolated PAC's: Occur Single

Heart Rate	Rhythm	P Wave	PR interval (in seconds)	QRS (in seconds)
N/A	Irregular	Premature& abnormal or hidden	<.20	<.12

Atrial Fibrillation

Heart Rate	Rhythm	P Wave	PR interval (in seconds)	QRS (in seconds)
A:350~650 bpm V:Slow to rapid	Irregular	Fibrillatory (fine to course)	N/A	<.12

Ventricular Fibrillation

室扑　　　室颤

心率	心律	P波	PR 间期	QRS
200~500	绝对不齐	消失	N/A	Fibrillatory baseline

（续表）

名称	心电图图谱	特点描述
	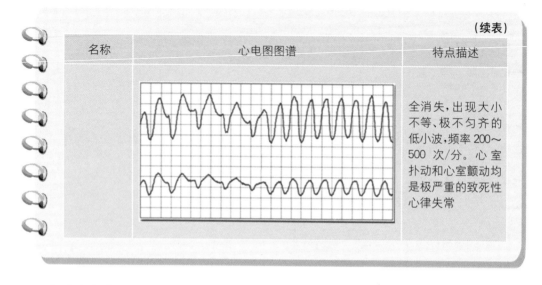	全消失，出现大小不等、极不匀齐的低小波，频率200～500 次/分。心室扑动和心室颤动均是极严重的致死性心律失常

危重患者中很多因素可引起心率加快及心律失常的变化，如发热、电解质紊乱、心力衰竭等，需要医师结合心电图上的变化趋势与患者当时的情况，才能做出合适的诊治。

（五）中心静脉压 (central venous pressure, CVP)

中心静脉压是指在胸腔内的大静脉内监测血管内压力。通常选择上腔静脉和右心房直间监测右心压力，通过测定血管内容量来评估循环容量。中心静脉压的正常值范围在5～12 cmH_2O。

五、心电监护应用的操作流程

（一）用物准备

治疗盘：一次性药碗、电极片3～5 个、油剂类棉球、橡皮筋、别针等。

监护仪：确保设备完好，备用状态。

（二）操作流程

1. 对素质的要求　护士的个人素质准备。

2. 评估、解释　监护目的（了解心律/心率、血压变化、有无缺氧等情况）。

3. 用物准备

4. 环境准备　用遮隔帘（确认附近无电磁波干扰）。

5. 操作流程

（1）核对床号、姓名（意识不清等特殊情况核对腕带）。

（2）取平卧或半卧位。

（3）解衣扣，暴露操作区域，电极片连接导联线贴于相应部位。

（4）连接 ECG（一般选 Ⅱ 导联）、SpO_2、血压袖带。

（5）按医嘱及病情设置各种参数。

（6）妥善固定导联线，避免折叠。

（7）告知患者及其家属目的、注意事项，避免电磁波的干扰，监护仪上不放东西。

（8）观察、记录。

6. 停止监护

（1）向患者说明准备停机后撤除电极片、SpO_2 探头和血压袖带，关机。必要时，使用油剂棉球，保持皮肤干净。

（2）协助穿衣，整理床单位，协助患者舒适体位。

（3）整理导联线，保持监护仪清洁并呈备用状态。

六、心电监护过程中的注意事项

（1）根据病情，协助患者取平卧位或半卧位。

（2）SpO_2，血压袖带位置正确、松紧适宜（袖带与患者手臂间可容 1～2 指）。

（3）一般选择 Ⅱ 导联，根据患者情况及医嘱正确设置各参数监测范围。

（4）密切观察心电图波形，及时处理异常检测值，特别是出现红色报警或波形呈一直线。

（5）及时处理干扰和电极片脱落，如连接部位、体位、肢体温度、导联意外脱落。

（6）定时回顾该患者 24 小时心电监护情况。

（7）正确设定报警界限，不能关闭报警声音。

（8）定期观察患者粘贴电极片处皮肤，定期更换电极片和粘贴部位。

项目评价

通过本项目的学习，能够说出心电监护的应用指征和功能。能够熟悉心电监护的操作流程，并熟练进行心电监护的操作。能够说出心电监护的主要监测项目的正常值或异常波形表现。能够识别和处理心电监护过程中无效监护和异常情况的发生。

课后复习

1. 请举例说明心电监护的应用指征。
2. 请说出心电监护的操作流程。
3. 请列举心电监护的功能和各项功能的正常指标。

主要参考文献

［1］席淑华.实用急诊护理.上海：上海科学技术出版社，2012

［2］李春燕，刘颖青.危重症护理必备.北京：北京大学医学出版社，2012

［3］杨桂荣，缪礼红.急救护理技术.武汉：华中科技大学出版社，2012

（王　黎　席淑华）

项目四　呼吸机应用技术

案例导入

患者，男，56岁，因双肺肺炎合并Ⅱ型呼吸衰竭，收入 ICU。入院后查体：T 37℃，BP 100/70 mmHg，P 85 次/分。血气分析示：pH 7.30，$PaCO_2$ 90 mmHg，PaO_2 30 mmHg。入院后突然出现意识不清，立即行气管切开及呼吸机辅助治疗，模式为辅助-控制模式（A/C）FiO_2：35%，潮气量 400 ml，呼吸频率 16 次/分，氧浓度 100%。

请问：什么情况下使用呼吸机辅助呼吸？呼吸机使用时如何设置各参数？病情观察包括哪些指标？如果发生报警提示，如何判断报警的原因，如何进行处理？使用呼吸机过程中会出现哪些并发症？

分析提示

应根据患者的病情情况，讲述呼吸机使用的适应证，参数的设置标准，病情观察的各项指标，以及出现报警时判断报警原因，进行针对性处理。

引言

呼吸机，是一种能代替、控制或改变人的正常生理呼吸，增加肺通气量，改善呼吸功能，减轻呼吸功消耗，节约心脏储备能力的装置。利用呼吸机进行人工呼吸的通气方法即为机械通气。20 世纪早期，脊髓灰质炎在世界各地流行，导致许多患者全身瘫痪，很多患者因呼吸机麻痹而失去生命。因此，人们试图研究机器呼吸器以维持生命。铁肺（呼吸机），就是在该历史背景下产生的。目前，呼吸支持是挽救急危重症患者生命最关键的手段之一，因而，呼吸机在临床救治中已成为不可或缺的医疗器械；在急救、麻醉、ICU 和呼吸治疗领域中正越来越广泛应用。

一、呼吸机的基本原理

呼吸机是指借助机械力量产生或增强患者的呼吸动作和呼吸功能，吸气时呼吸机能将空气、氧气或空气-氧气混合气压入气管、支气管和肺内，产生或辅助肺间歇性的膨胀；呼气时既可以利用肺和胸廓的弹性回缩，使肺或肺泡自动地萎陷，排出气体，产生呼气，也可以在呼吸机的帮助下排出气体,产生呼气,达到维持呼吸功能的作用(图 4-7)。

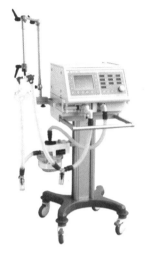

二、呼吸机主要类型

呼吸机按功能和用途分为 3 类:①包括自动模式在内的、多种通气模式并存的多功能中、高档治疗型呼吸机。②便携式急救型呼吸机。③无创型呼吸机,多用于家庭护理。

按压力方式及作用分为:体外式负压呼吸机,如早期的铁肺、胸盔式呼吸机等;直接作用于气道的正压呼吸机,如现代呼吸机。

按使用对象分为:成人型呼吸机、婴幼儿型呼吸机、成人和婴幼儿通用型呼吸机。

图 4-7　呼吸机构造

此外,还可以根据动力来源、复杂程度等分为不同类型。

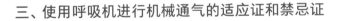

知识拓展

目前在我国销售的境外呼吸机品牌主要有:Drager、Bird、Teama、PB、Bear、Impact、Maguet、Hamiton、Stephen、Newport、Sirio、e-vent、i-evnt 等。境外品牌的呼吸机市场主要分布在大型医院。国内主要的呼吸机品牌有:北京谊安、航天长峰、上海医疗器械(SMEF)、无锡中原、深圳晨伟、江苏凯泰、南京普澳、河南辉瑞、广东鸽子、淄博科创等。国内品牌的呼吸机市场主要分布在中小型医院。

三、使用呼吸机进行机械通气的适应证和禁忌证

(一) 机械通气适应证

1. 临床特征　临床上呼吸衰竭表现为呼吸困难、欲停、咳嗽无力、发绀或意识障碍、循环功能障碍等。

2. 机械通气治疗的呼吸生理学标准

(1) 呼吸频率(RR)>35 次/分。

(2) 肺活量(VC)<10~15 ml/kg。

(3) 肺泡动脉血氧分压差 $P(A-a)O_2$ >50 mmHg。

(4) 最大吸气压力(Pi_{max})<25 cmH_2O。

(5) 动脉血二氧化碳分压 $PaCO_2$ >50 mmHg,慢性阻塞性肺疾病(COPD)患者除外。

（6）生理无效腔/潮气量（V_D/V_T）＞60％。

3. 不同基础疾病情况下机械通气治疗适应证

（1）慢性阻塞性肺疾病（COPD）：慢性呼吸衰竭急性恶化合理氧疗后，pH＞7.2，而 PaO_2＜45 mmHg，$PaCO_2$＞75 mmHg；潮气量＜200 ml，呼吸频率＞35 次/分；有早期肺性脑病改变。

（2）支气管哮喘持续状态：常规治疗后，出现下述情况之一：呼吸抑制，神志不清；呼吸肌疲劳；PaO_2＜50 mmHg，$PaCO_2$＞50 mmHg；一般状态逐渐恶化。

（3）急性呼吸窘迫综合征（ARDS）：经数小时高浓度（60％）氧疗后 PaO_2＜60 mmHg 或 PaO_2＞60 mmHg，但合并呼吸性酸中毒存在。

（4）头部创伤、神经肌肉疾患引起的呼吸衰竭。

（5）因镇静剂过量等导致呼吸中枢抑制而引起的呼吸衰竭：吸氧后改善不理想，或呼吸频率 30～40 次/分，咳嗽反射减弱，咳痰无力。

（6）心肌梗死或充血性心力衰竭合并呼吸衰竭：氧浓度＞60％、PaO_2＜60 mmHg，可谨慎进行机械通气（宜采用压力支持等模式）。

（7）预防目的的机械通气治疗：开胸手术、败血症、休克或严重外伤。

（二）机械通气的禁忌证

机械通气没有绝对禁忌证，其相对禁忌证如下。

（1）大咯血或严重误吸引起的窒息性呼吸衰竭。

（2）伴有肺大疱的呼吸衰竭。

（3）张力性气胸。

（4）心肌梗死继发的呼吸衰竭。

（5）活动性肺结核。

四、呼吸机参数的监测

呼吸机类型不同，需设置的参数也不完全相同，医护人员应熟悉各种类型呼吸机常用参数的设置和调节原则。某些特殊类型呼吸机所具有的特殊参数，只能在不断地应用过程中摸索和积累。

1. 呼吸频率　呼吸频率是呼吸机治疗最常用的参数，掌握好该参数的合理设置，有利于减少呼吸做功，有助于自主呼吸与机械通气机的协调。

设置时，首先应观察患者的自主呼吸频率。倘若患者的自主呼吸频率基本正常或明显减弱，甚至已经停止，呼吸频率的设置就非常简单，一般仅需按照正常人的呼吸频率进行设置，新生儿 40～50 次/分，婴儿 30～40 次/分，年长儿 20～30 次/分，成年人 16～20 次/分。

在设置呼吸频率时，有时还需分析患者发生呼吸衰竭的病理生理学特点。对有气道阻力增高的阻塞性肺疾病患者，为进一步降低气道阻力，适合选用慢而深的呼吸频率；而对肺顺应性下降和能进行有效气体交换的肺单位减少者，则宜选用稍快的呼吸频率。

2. 潮气量（tidal volume，TV）　除少数单纯定压型呼吸机外，大多数呼吸机均需设置 TV。一般状况下均可先按 10 ml/kg 水平设置,再根据动脉血气分析指标进行相应调整。如患者有肺大疱、可疑气胸、血压下降等,可将 TV 设置在较低水平。此时为预防通气不足,可适当提高呼吸频率;另外,对自主呼吸频率较快、呼吸机呼吸频率设置较高的患者,TV 水平就应适当降低。

3. 每分钟肺通气量(minute ventilation,MV)　MV 与 TV 的临床价值基本相同,有的呼吸机只有其中一项,设置 MV 参数时,常以 L/(m² · min)为单位,一般控制在 3.5~4.5L/(m² · min)水平。设置 MV 时,一般先确定 TV,间接设置 MV;对于只设 MV 参数的呼吸机,采用的方法是计算 TV 值后,将假 TV 值×呼吸频率,所得的就是需设置的 MV。

4. 吸/呼时间　吸/呼时间是指吸、呼气时间各占呼吸周期中的比例,是重要的机械通气参数。从呼吸生理学的角度上分析,吸气时间有助于吸入气(氧气)的分布,但可能对循环功能带来一些不利的影响;呼气时间主要影响二氧化碳的排出。在选择和设置吸/呼时间时,应考虑上述因素。

吸/呼时间设置值的选择主要依据对患者呼吸病理生理学改变特点的分析。呼吸功能基本正常者,多选择 1:(1.5~2);有阻塞性通气功能障碍的患者,可选择 1:(2~2.5);有限制性通气功能障碍的患者,多选择 1:(1~1.5)。此外,也可参照缺氧和二氧化碳潴留的程度,兼顾患者的心功能状况或血流动力学改变情况。以缺氧为主的患者,只要循环功能状况允许,可适当延长吸气时间;以二氧化碳潴留为主的患者,则可以适当延长呼气时间。

吸/呼时间设置的方式有很多。最简便的设置方式为直接设置,即将呼吸机的吸/呼旋钮或开关放在相应的位置;也可通过调节吸气时间,达到满意的吸/呼时间。此法比较麻烦,需要计算在呼吸频率固定的前提下,预计设置的吸/呼所需要的吸气时间,然后再将吸气时间旋钮调至相应的位置。此外,还可以通过调节流速设定吸/呼时间。

5. 通气压力　机械通气时一般不需要设置通气压力,在呼吸机工作压力正常的前提下完成 TV 的设置就等于设置了合理的通气压力。但多需要设置通气压力的上限或下限水平,以确保通气压力不至于过高产生气压伤或过低造成通气不足。下限以能达到满意的 TV 的最低吸气压力(15~20 cmH₂O)为宜,上限以多不超过 25 cmH₂O 水平为妥。在某些情况下,肺水肿、成人呼吸窘迫综合征(ARDS)、广泛肺纤维化时,肺的顺应性降低,需要适当地提高吸气压力,才能达到满意的潮气量。吸气压力最高可达 60 cmH₂O,但必须严密观察,防止气压伤。

6. 呼气末正压(PEEP)　初用呼吸机时,一般不主张立即应用或设置 PEEP,因为有加重心脏负担、减少回心血量及心排血量,易引起肺气压伤等可能。在能不用的情况下,应该尽量避免使用。

7. 吸入氧浓度(FiO₂)　FiO₂ 设置的原则是能使 PaO₂ 维持在 6 mmHg 前提下的最低 FiO₂ 水平。初用呼吸机时,为迅速纠正低氧血症,可以应用较高浓度的 FiO₂(>60%),最高可达 100%,但时间应控制在 30 分钟至 1 小时。随着低氧血症纠正,再将

FiO_2 逐渐降低至<60%的相对安全的水平。低氧血症未能完全纠正的患者，不能以一味提高 FiO_2 的方式纠正缺氧，应该采用其他方式，如应用 PEEP 等。低氧血症改善明显的患者，应将 FiO_2 设置在 40%~50%水平为最佳。

五、呼吸机使用过程中的生命体征观察与护理

1. 体温　体温升高通常是感染的一种表现，体温下降伴皮肤苍白湿冷则是休克的表现。

2. 呼吸频率　监测有无自主呼吸，自主呼吸与呼吸机是否同步，以及呼吸频率、节律、幅度、类型及两侧呼吸运动的对称性。开始应每隔 30~60 分钟听诊肺部。观察两侧呼吸音性质，有无啰音。如果一侧胸廓起伏减弱、呼吸音消失，可能为气管插管过深，仅一侧肺通气。

3. 心电、血压监测　机械通气开始 20~30 分钟可出现血压轻度下降。

4. 意识状态　机械通气治疗后患者意识障碍程度减轻，表明通气状况改善。若烦躁不安，自主呼吸与呼吸机部同步，多为通气不足。如患者病情一度好转，突然出现兴奋多语，甚至抽搐应警惕呼吸性碱中毒。

5. 皮肤、黏膜及周围循环状况　注意观察皮肤的色泽、弹性、温度，缺氧改善时，发绀减轻。皮肤潮红、多汗和浅表静脉充盈提示仍有二氧化碳潴留。皮肤湿冷、苍白可能出现低血压、休克。

6. 痰液　仔细观察痰液的色、质、量和黏稠度，为肺部感染治疗和气道护理提供主要依据。

7. 胸部体征　机械通气时，观察两侧胸廓运动和呼吸音强弱是否对称。

8. 做好护理记录

(1) 上机前患者的呼吸状态及生命体征，尤其是氧饱和度或动脉血气指标。

(2) 上机时间。

(3) 呼吸机与气道连接方式。

(4) 呼吸机条件：通气模式 FiO_2、PEEP、压力支持等。

(5) 上机后患者的呼吸状态及生命体征，尤其是氧饱和度或动脉血气指标。

(6) 呼吸机条件改变，气道护理，与患者的呼吸状态及生命体征等。

知识拓展

人工气道建立患者须呼吸机辅助呼吸，具体使用操作流程如下。

1. 用物准备　简易呼吸器(图 4-8)、呼吸机管路(图 4-9)、湿化器(图 4-10)、模拟肺(图 4-11)、灭菌注射用水(图 4-12)。

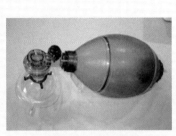
图 4-8　简易呼吸器

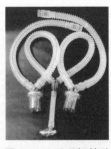
图 4-9　呼吸机管路

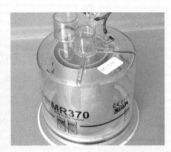
图 4-10　湿化器

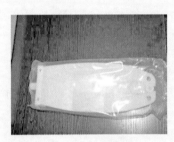
图 4-11　模拟肺

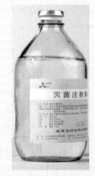
图 4-12　灭菌注射用水

2. 操作步骤

(1) 检查呼吸机和氧气管路。

(2) 连接电源。

(3) 连接气源。

(4) 连接湿化器。

(5) 加灭菌注射用水。

(6) 打开湿化器,调节温度。

(7) 连接呼吸机管路。

(8) 连接模拟肺。

(9) 打开呼吸机电源。

(10) 选择模式。

(11) 调节呼吸机参数。

(12) 取下模拟肺。

(13) 连接患者。

知识拓展

呼吸机模式(通气方式)的选择

1. 间歇正压呼吸(intermittent positive pressure ventilation，IPPV)　最基本的通气方式。吸气时产生正压，将气体压入肺内，身体自身压力呼出气体。

2. 呼气平台(plateau)　又称吸气末正压呼吸(end inspiratory positive pressure breathing，EIPPB)，吸气末、呼气前呼气阀继续关闭一段时间，再开放呼气。这段时间一般不超过呼吸周期的5%，能减少VD/VT(无效腔量/潮气量)。

3. 呼气末正压通气(positive end expiratory pressure，PEEP)　在间歇正压通气的前提下，使呼气末气道内保持一定压力，在治疗呼吸窘迫综合征、非心源性肺水肿、肺出血时具有重要作用。

4. 间歇指令通气(intermittent mandatory ventilation，IMV)、同步间歇指令通气(synchronized intermittent mandatory ventilation，SIMV)　属于辅助通气方式，呼吸机管道中有持续气流，可自主呼吸，若干次自主呼吸后给一次正压通气，保证每分通气量，IMV的呼吸频率成年人一般<10次/分，儿童为正常频率的1/2～1/10。

5. 气道持续正压通气(continue positive airway pressure，CPAP)　除了调节CPAP旋钮外，一定要保证足够的流量，使流量加大3～4倍。CPAP正常值一般4～12 cmH$_2$O，特殊情况下可达15 cm H$_2$O(呼气压4 cm H$_2$O)。

6. 分钟指令性通气(MMV)　保证患者存活设置的目标分钟通气量。

7. 双水平气道正压通气(BiLEVEL)　即在给定的时间内设置2个不同的压力水平值，患者在2个不同的压力水平上自主呼吸。

8. 辅助控制通气模式(assist/controlled)　属于纯指令性通气，包括压力控制、压力限制和容量控制。

六、呼吸机报警的处理

(一) 压力报警

压力报警是呼吸机非常重要的保护装置。呼吸机多有压力传感器持续监测患者气道压力的变化。当实际压力超过或低于预先设置的水平时，呼吸机将以灯光闪烁和蜂鸣声报警，提示操作者注意。

1. 高压报警　呼吸机的高压上限一般设定在正常气道的最高压力水平，即5～10 cmH$_2$O。在呼吸机使用过程中因某种原因使患者气道压升高，超过预先设定的高压上限即发生高压报警。致使气道压力升高的常见原因有咳嗽、分泌物堵塞、管道扭曲、呼吸机拮抗，以及患者的自主呼吸不协调等。

处理方法：①检查呼吸机管道是否打折、受压，管道内是否积水过多，并作相应处理。若积水已进入患者气道应立即吸痰。②检查患者是否有分泌物阻塞、气道痉挛等情况。对痰液过多者应立即有效吸痰以清理患者气道，分泌物黏稠者可通过雾化吸入或呼吸机湿化器等湿润气道;对于支气管痉挛者则应采取解痉措施。③检查患者的呼吸与呼吸机是否同步,呼吸机送气时患者是否屏住呼吸。有呼吸机拮抗的患者可酌情使用镇静剂、肌肉松弛剂等;而对于因呼吸机潮气量设置过高引起的报警应与医生共同检查,重新设置参数。

2. 低压报警　呼吸机的低压下限一般设定在能保持吸气的最低压力水平。低压报警最可能的因素就是管道脱落和漏气,这是非常危险的情况。若不及时处理,患者将因缺氧或通气不足而危及生命。

处理方法:①检查气管导管气囊充气情况,必要时重新充气,如气囊破裂立即更换气管导管。②仔细检查呼吸机管路,更换破裂管道并将各接头接紧。③患者出现呼吸急促、发绀等缺氧症状,立即使用简易呼吸机进行人工呼吸。

(二)容量报警

容量监测系统主要为保障患者的通气量或潮气量而设置。当实测的 TV 或 MV 低于或高于预设值,呼吸机就可能报警。该装置对预防因漏气和脱机具有重要意义。

1. 低容量报警　常见原因主要为患者的气管导管与呼吸机脱开或某处漏气。处理见上文"低压报警"。

2. 高容量报警　其价值不如低容量价值,主要是提醒医护人员注意防止实际 TV 和 MV 高于所设置的水平。处理见上文"高压报警",同时要检查所设置的通气方式、潮气量、呼吸频率等参数是否合适,报告医生及时调整。

(三)气源报警

呼吸机气源报警有吸入氧浓度 FiO_2 报警和氧气或空气压力不足报警。FiO_2 报警用于保障 FiO_2 在预先设定的水平。倘若实际 FiO_2 低于或高于所设置的报警水平,FiO_2 报警装置就会被启动,告诫人们实际 FiO_2 水平的增高或降低。FiO_2 一般为高于或低于实际设置的 FiO_2 10%～20%。氧气或空气压力不足时主要通知中心供氧室调整或更换氧气瓶,以确保供气压力。

(四)电源报警

见于停电或电源插头脱落、电闸掉闸。处理主要是立即将呼吸机与患者的人工气道脱开,给予人工通气以确保患者正常的通气功能;电源插头脱落或电闸掉闸时,在人工通气同时重新连接电源或合上电闸。

(五)低 PEEP 或 CPAP 水平报警

有些呼吸机为保障 PEEP 或 CPAP 的压力在所要求的水平,配备了低 PEEP 或 CPAP 水平的报警装置。设置此项报警参数时,一般以所应用的 PEEP 或 CPAP 水平为准,即所设置的 PEEP 或 CPAP 水平为 $0.98\ kPa(10\ cmH_2O)$,报警水平也设置在此水平,一旦低于这个水平时,机器就会报警。

七、呼吸机使用并发症

(一)与气管插管、套管有关的并发症

气管插管、气管套管(统称气管导管)是呼吸道连接呼吸器的重要一环,直接影响呼

吸器的工作和效果,有时可危及患者生命。常见的并发症如下。

1. 气管导管阻塞 气管导管可完全或部分被阻塞,堵塞所致的危害视套管外壁、气管间隙大小和患者呼吸能力强弱而定。引起气管导管阻塞原因如下。

(1) 气道分泌物阻塞或呕吐物反流气道。

(2) 导管位置不当。

(3) 气囊滑脱。

(4) 导管脱出。

2. 喉损伤 长期气管插管易致喉损伤,插管时间超过 72 小时喉损伤增多。喉损伤中以喉水肿为常见,可发生于拔管后数小时或 1 天以后,严重者可致溃疡、坏死、肉芽肿形成及喉狭窄。喉损伤程度与管的质量、操作、患者头颈活动度和局部循环情况因素有关。轻度喉水肿可应用肾上腺皮质激素,严重者吸气困难则应行气管切开。

3. 气管黏膜损伤 多表现为黏膜溃疡、坏死、出血,甚至气管食管瘘等。气管黏膜损伤原因如下。

(1) 气囊充气过多、压力太大:压迫气管壁形成缺血性黏膜溃疡、坏死,严重者可累及环状软骨,穿透气管壁,甚至侵及大血管,造成致命性出血或食管气管瘘。

(2) 物理摩擦:由于气管导管固定不牢,呼吸时食管内压力变化引起管道伸缩、气管导管上下移动,或使用过大型号的导管、导管固定位置不正,顶住局部黏膜,可致溃疡或坏死;气管插管时间长,声带受压,声门较狭等,产生压迫性坏死,形成瘢痕,致声音嘶哑。

(3) 气道护理操作不当:呼吸道分泌物吸引操作不当也是黏膜损伤的常见原因,如吸引负压过高、抽吸过多、湿化不足、橡皮导管太粗等。此外,继发感染也是诱发因素,应该重视护理和无菌操作。近年来,国内外应用低压气囊,使气管黏膜损伤明显减少。

4. 导管脱出(脱管) 表现为导管脱出体外、皮下,滑入食管。

(1) 原因:固定不牢,套管垫太厚,患者肥胖,体位移动。

(2) 处理:重新插管。

5. 皮下气肿 多发生于气管切开和应用呼吸机的初期,原因如下。

(1) 气管皮肤窦道尚未形成,导管固定太松,皮肤下脂肪层较厚或气管切口位置较低,当患者咳嗽或体位改变时,气管套管可滑出气管切口外,呼吸机的压力将气体压入气管旁蜂窝组织中,引起纵隔、颈部、头面部等的皮下气肿。

(2) 自发呼吸和呼吸器发生对抗时,气管内压力过高,空气可以从气囊旁经气管切开逸于皮下组织。

(3) 气管切开时,气管壁切口太小,套管上的气囊缚扎不牢,当套管插入气管时,气囊被勒住不能随套管进入气管,此时加压呼吸,部分空气从鼻逸出,而部分空气则经口进入皮下组织,发生皮下气肿。

(4) 气管切开时,气管壁损伤,损伤的部位在气囊下端,当加压通气时,空气从创伤处外逸,引起气肿,将气囊位置下移到损伤的部位,堵住漏洞,皮下气肿可消退。在发现皮下气肿时,应及时查处原因,予以纠正,皮下气肿一般会自行吸收,严重的皮下气肿和纵隔气肿,应扩大气管切开的皮肤切口,患者取半卧位,高浓度氧吸入。

6. 出血

(1) 原因：①气管导管对黏膜的损伤。②气道分泌物的负压吸引。③黏膜的慢性炎症等。

(2) 处理：注意人工气道的管理，局部和全身使用止血药物。

(二) 机械通气治疗引起的并发症

由机械通气引起的并发症主要原因是呼吸机参数调节不当，如潮气量、呼吸频率、吸/呼比、压力等，或因机器发生故障和护理疏忽。呼吸机机械通气治疗引起的并发症如下。

1. 通气不足

(1) 原因：导致通气不足的原因很多，主要由呼吸机调节不当或呼吸机故障所致。

1) 呼吸机通气压力过低，参数调节不当造成通气不足，导致高碳酸血症，尤其是自发呼吸消失、神志昏迷或使用过镇静剂、肌肉松弛剂的患者更易发生。

2) 自发呼吸与呼吸机发生矛盾呼吸时，也可造成通气不足。出现突发的呼吸矛盾应考虑气囊滑脱堵塞套管；气囊破裂，空气外漏；套管和气道内分泌物积滞；机械呼吸机与气道连接的管道漏气或连接脱落引起通气不足；呼吸机的动态无效腔作用。

(2) 防治：通气不足、呼吸性酸中毒不能纠正甚至加重，并可影响循环功能。在机械通气治疗时，应根据病变的性质和范围，参考动脉血气分析结果，适当调节潮气量、呼吸频率、吸/呼比和压力等，以提高肺泡通气量。

2. 通气过度

(1) 原因：潮气量和呼吸频率调节不当，每分通气量太大，可致通气过度，使二氧化碳在短期内排出太快，动脉血二氧化碳分压下降过猛，引起碳酸氢离子在体内相对升高，甚至发生呼吸性碱中毒，同时由于患者摄入或应用利尿剂，失氯多，则存在混合性碱中毒的风险。呼吸性碱中毒使氧离曲线左移，血红蛋白与氧的结合增强，加重组织缺氧，低碳酸可导致脑血管收缩，血流减少，加重缺氧，出现神经精神症状。临床对肺性脑病的患者使用辅助通气治疗时，症状好转后又呈神志恍惚或昏迷，则应考虑呼吸性碱中毒的可能。临床症状常与呼吸性酸中毒不易区别。因此，应对施行机械通气的患者动态监测血气变化。呼吸性碱中毒可诱发低血钾、心律失常、室颤，危及患者生命。

(2) 防治

1) 及时对呼吸机参数做反馈调节：调整潮气量、呼吸频率、适当减低通气量，避免每分通气量设置过大。对自主呼吸快而不规则者，可采用同步间歇性强制换气（SIMV）方式，以控制自主呼吸触发的送气次数，并可使用镇静剂抑制其自主呼吸后采用控制通气而达到每分通气量的调控，最后将 $PaCO_2$ 维持在 45～50 mmHg。

2) 增加气道无效腔：在气管套管与呼吸机之间加一段导管以加大无效腔，增加重复呼吸，使肺泡二氧化碳增加，动脉血二氧化碳排除量减少。

3) 纠正电解质紊乱：有低氯应补充氯化钾，促使碳酸氢钠从肾脏的排出。

3. 气压伤

(1) 原因:应用呼吸机时,肺泡内施加压力过大或过多的气量,可造成不同的压力损伤,出现肺间质气肿、纵隔气肿、皮下气肿、气胸。气压伤的发生主要与气道的峰压和肺组织的情况有关。

(2) 防治

1) 调节呼吸机通气参数,使气道压最小。

2) 减轻和抑制患者与呼吸机对抗。

3) 对两肺气道阻力和顺应性相差太大的患者采用双腔支气管插管对两肺分别进行通气治疗。

4) 采用低阻力呼吸管道和通气瓣膜。

5) 换用或辅以体外膜肺将二氧化碳排除。

6) 患者呼吸衰竭好转时,及时调整机械通气参数,尽快降低气道峰压或 PEEP 水平,否则在原通气条件下易引起气压伤。

7) 及时处理气胸,并限制患者体位,避免气体漏入胸腔;使肺尽快复张,避免支气管胸膜瘘的发生。

8) 对呼吸衰竭患者尽可能短期或不连续使用机械通气支持治疗。

4. 低血压、休克

(1) 原因:机械通气时,由于正压通气,所形成的气道内压可使胸膜腔内压增高,外周静脉血回流所阻,肺血管床受压,右心负荷增加,导致右心室扩张,心脏和大血管受压,心脏舒张受限,产生类心包填塞作用,当气道平均压 >7 cmH_2O 或 PEEP>5 cmH_2O 时即可引起血流动力学变化。

(2) 防治:对患者加强监测,包括各脏器灌注不良的表现。最好能对肺血管内压、中心静脉压、心排血量、血容量等指标进行动态监测,以精确了解血流动力学变化。若患者动脉血压下降幅度大,持续时间较长,则需重新核定机械通气参数,通气量勿过大,尽量使气道平均降低,改变潮气量、呼吸时比,采用 IMV 方式或降低 PEEP 水平等。对血容量不足和心功能较差者,酌情补充血容量和加用多巴胺,在血压稳定后减量或停用。

5. 氧中毒

(1) 原因:氧中毒是长期使用呼吸机可能产生的严重并发症。长时间吸入高浓度氧对机体产生的毒性作用,即氧中毒。长期以机械呼吸治疗,可引起严重的肺脏损害,肺泡弹性不断减退,机械通气治疗疗效减退,使氧和二氧化碳潴留增加,最后造成死亡,这种肺脏损害曾称呼吸器肺。氧中毒可发生中枢神经系统、视网膜、红细胞生成系统、内分泌系统和呼吸系统。在通气治疗时则以呼吸系统影响最为明显。通常在高浓度 $FiO_2>$ 50% 后出现咳嗽、胸闷症状、动脉氧分压下降、肺泡-动脉氧分压差增大。X 线胸片检查显示片状模糊阴影。

(2) 防治

1) 合理使用机械呼吸机。

2) 控制吸入氧浓度和压力。

3) 加强护理,预防肺损伤。虽吸入氧浓度的安全限值无确定数据,但应尽可能将吸入氧浓度控制在<50%。

4) 适当补充非特异性氧自由基清除剂、维生素 B、维生素 C,可能有助于防治氧中毒。有报道,在动物静脉中使用氧化物歧化酶和过氧化氢酶等抗氧化剂可阻止氧中毒的发生。发生氧中毒时,往往需使吸氧浓度增加,但这将加重氧中毒并造成肺功能损害。氧中毒时,机械通气模式可使用 PEEP,目的在于减少肺泡的萎缩,使氧分压得到改善。

6. 呼吸道、肺部感染

(1) 原因:应用呼吸机治疗后,呼吸系统继发院内感染、原有感染加重,在临床颇为多见,这也是长期使用呼吸机患者死亡的主要原因。造成感染和感染加重的原因如下。

1) 患者体质弱,加之常使用广谱抗生素、激素类药物,机体抵抗力处于较低状态。

2) 人工气道的建立使气管直接向外开放,失去了正常情况下呼吸道对病原体的过滤和非特异性免疫保护作用,病原体可直接进入气道。

3) 吸气正压时将气管内分泌物推向细支气管和肺泡,导致感染的播散和加剧。

4) 气管切开的护理操作不严格和管理不严使污染的机会增加。

5) 吸入气体未适当湿化,痰液黏稠,纤毛运动功能的减弱,患者咳嗽反射减弱,吸引不及时,未变动体位等均可造成。

6) 不同形式的人工气道对感染的影响也不同,如气管切开的高于气管插管,而经鼻气管插管的高于经口气管插管。

(2) 防治

1) 充分保护和发挥肺脏及呼吸道自然防御机制,注意充分湿化,促进支气管纤毛运动,将进入呼吸道深部的尘粒、微生物等有害物清除或被导管吸引而被排出。

2) 医护人员在接触患者前后注意无菌消毒操作,避免交叉感染的发生。

3) 在进行气道管理操作和呼吸治疗时应严格无菌操作。

4) 及时更换呼吸机管道,一般 2~7 天更换 1 次,"Y"形管以下与人工气道直接相连的螺旋管需每天更换消毒。

5) 及时清除呼吸机管道上的冷凝水,严防冷凝水反向流入湿化器甚至流入患者的气道。

6) 在气囊放气前彻底吸除气囊上滞留物,防止咽部滞留误入下呼吸道。患者进食时注意体位,防止误吸。

7) 可设置空气净化装置,减少空气中病原菌对气道开放患者的污染机会。

8) 严格掌握广谱抗生素、激素等药物的使用指征。

9) 对气道分泌物定期培养,监测其病原菌及菌群变化,以便及时采取相应的治疗措施。

知识拓展

　　呼吸机相关性肺炎(ventilator associated pneumonia，VAP)是指气管插管或气管切开患者在接受机械通气48小时后发生的肺炎，是ICU患者最常见的院内获得性感染之一。VAP在国内外报道的发生率和病死率均较高。VAP一旦发生，易造成撤机困难，延长患者在ICU停留时间及住院时间，增加相关的医疗费用，导致病死率增加，严重影响患者预后。VAP治疗不仅包括早期有效的抗感染治疗，还包括早期复苏治疗、器官功能支持治疗、营养、免疫调理等。

（三）呼吸机故障所致并发症

　　呼吸机是一种支持生命的设备，在施行机械通气过程中，呼吸机可能出现故障造成对患者的危害，在使用呼吸机的过程中应警惕仪器故障的发生，一旦出现必须及时识别和处理。

　　1. 原因　呼吸机管道方面的问题在呼吸机故障中约占40%，其他包括断电、呼吸切换等有关电路、机械的故障。呼吸机管道脱开是最常见、最严重的情况。最多见脱开的位置为"Y"形管与气管插管或气管套管之间的连接处，其次是距离"Y"形管较远的位置。脱开后患者由于自主呼吸太弱或因带呼吸机管道呼吸无效腔过大，造成严重的重复呼吸而窒息。呼吸机管道也可因积水、扭曲、组装连接口不当或单向活瓣方向装反等原因致管腔阻塞，不及时处理可造成窒息。

　　2. 防治

　　（1）医护人员必须了解、掌握仪器的性能和使用方法。

　　（2）定期检测和维修仪器，并注意仪器保养，使用前后应检测，及时发现问题进行维修。在使用前可连接模拟肺检测仪器运转状况，无故障的才应用于患者。

　　（3）呼吸机使用后应合理调整呼吸机有关参数，设置压力、容量报警限。发现报警应迅速确定和排除报警原因。

　　（4）在未辩明原因时，切忌简单消除或重复设置报警限。

　　（5）呼吸机出现故障又不能及时查明原因时，应先将呼吸机与人工气道断开，使用简易呼吸机或人工气囊加压呼吸维持患者呼吸，同时对呼吸机进行检修。

　　除上述并发症外，行机械通气治疗的患者还可出现营养、呼吸机依赖等方面的问题。

项目评价 ••••••••••••••••••••••••••••••••••••

　　通过本项目的学习，能够了解呼吸机的原理和用途，掌握连接方法，了解各参数的设置标准，能够判断常见的报警原因，并进行针对性处理。

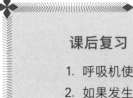

课后复习 ....

1. 呼吸机使用时各参数如何设置?

2. 如果发生报警提示,如何判断报警的原因,应该如何处理?

3. 呼吸机使用时如何进行操作?

主要参考文献

[1] 卢根娣,王世英. 呼吸机操作手册. 上海:上海科学技术出版社,2009.

（马 静 席淑华）

第五章　急救技术

学习目标

1. 掌握常见急危重症患者急救知识,熟悉常见急危重症患者救护的相关知识。
2. 能快速、准确判断急危重症患者病情,并根据病情采取正确的急救护理措施。
3. 提升救护意识,增强责任感和使命感,具备救死扶伤的精神。

案例导入

　　某医院急诊室连续接收3位急诊患者,分别是:①李先生,62岁,有心绞痛病史5年,今晨与其妻晨练时突然倒地、呼之不应,颈动脉搏动摸不到,呼吸停止,立即拨打"120"电话求救,经初步抢救,送至医院继续治疗。②王女士,29岁,在骑电瓶车上班途中不慎发生车祸,头部着地,当即不省人事,肘部关节明显畸形,有开放性创口,被目击者送来医院就诊。③陈女士,42岁,昏迷1小时。患者因与家人不和,自服农药1瓶,并将药瓶打碎扔掉,家人发现后患者腹痛、恶心,并呕吐一次,吐出物有大蒜味,逐渐神志不清,急送医院就诊。病后大小便失禁,出汗多。既往体健,无肝、肾、糖尿病史,无药物过敏史,月经史、个人史及家族史无特殊。

　　对于急诊接收的3位患者,在抢救生命和救治的过程中会用到哪些急救技术?各种急救技术应用的范围和注意事项是什么?

分析提示

　　对于李先生,"120"急救人员已经给予心肺复苏和基础生命支持,建立了静脉通路,接下来在急诊室将要进行高级心脏生命支持和延续生命支持技术;对于王女士,骨科诊室采取止血、包扎、固定技术;对于陈女士,来院后行胃症实施洗胃术。此外,在急救患者的过程中还会用到穿刺技术、气道通路的建立等,本章介绍各种常见急救技术。

项目一 心脏骤停和心肺脑复苏

案例导入

患者,男,62 岁,有心绞痛病史 5 年,今晨 3：00 突然感到难以忍受的胸骨后压榨样疼痛,并累及左颈部和下颌,伴有大汗、面色苍白、恶心、呕吐、呼吸困难和窒息感,自服硝酸甘油无效,于早晨 5：00 来医院急诊。入院后给予持续心电监护,吸氧 4 L/min。生命体征：T 37.0℃,P 118 次/分,R 32 次/分,BP 100/60 mmHg。护士在 5：15 换液体时突然发现心电监护仪上无法辨认 QRS 波、ST 段及 T 波,呈一条直线,提示出现心脏骤停,立即给予心肺复苏抢救。请问,什么是心脏骤停,如何实施心肺复苏技术?

分析提示

讲述心脏骤停的原因、类型、临床表现以及心肺脑复苏的步骤和实施要点。

引言

心脏骤停(cardiacarrest)是指各种原因所致的心脏射血功能突然停止。心脏骤停时心脏可能处于心室颤动状态,也可能完全停止活动。导致心脏骤停的电生理学机制最常见的是心室颤动(ventricular fibrillation,VF)或无脉性室性心动过速(pulseless ventricular tachycardia,VT),其次为缓慢性心律失常或心室静止(ventricular asystole,VA),较少见的为无脉性电活动(pulseless electrical activtity,PEA)。心脏骤停后患者即处于意识丧失及心跳、呼吸停止的"临床死亡"状态,经及时、有效的心肺脑复苏,部分患者可能成功复苏并完全康复。

现代心肺复苏方法于 20 世纪 50～60 年代期间逐步形成,曾挽救了众多呼吸、心脏骤停患者的生命。完整的心肺脑复苏(cardio-pulmonary-cerebral resuscitation,CPCR)是指对心脏骤停患者采取的使其恢复自主循环和自主呼吸,并尽早加强脑保护的紧急医疗救治措施,包括基础生命支持(basic life support,BLS)、高级心脏生命支持(advanced cardiac life support,ACLS)和延续生命支持(prolonged life support,PLS)3 个部分。美国心脏协会(AHA)于 1974 年开始制定《心肺复苏指南》,并在医学发展的进程中逐步完善心肺脑复苏的内容,将其应用于心肺脑复苏主要机构和高等急救培训教程,为救护人员提供了有效、科学的救治建议,指导、挽救了更多的心血管急症患者。《2010 年美国心脏协会心肺复苏及心血管急救指南》对一些心肺复苏重要问题和心肺复苏的操作技术变更进行了总结。

一、心脏骤停概述

(一) 心脏骤停的原因

导致心脏骤停的原因分为两大类,即心源性心脏骤停和非心源性心脏骤停。

1. 心源性心脏骤停

（1）冠状动脉粥样硬化性心脏病（简称冠心病）：急性冠状动脉供血不足或急性心肌梗死常引发心室颤动或心室停顿，这是造成成年人心脏骤停的主要原因。冠心病所致的心脏骤停，男女发病之比为（3～4）∶1，大多数发生在急性症状发作1小时内。

（2）心肌病变：急性病毒性心肌炎及原发性心肌病常并发室性心动过速或严重的房室传导阻滞，易导致心脏骤停。

（3）主动脉疾病：主动脉瘤破裂、夹层动脉瘤、主动脉发育异常，如马方综合征、主动脉瓣狭窄。

2. 非心源性心脏骤停

（1）呼吸停止：如气管异物、烧伤或烟雾吸入致呼吸道组织水肿，淹溺和窒息等所致的呼吸道阻塞，脑血管意外、巴比妥类等药物过量及头部外伤等，均可致呼吸停止。此时气体交换中断，心肌和全身器官组织严重缺氧，可致心脏骤停。

（2）严重的水、电解质、酸碱平衡紊乱：体内严重缺钾和严重高血钾均可致心脏骤停。血钠和血钙过低可加重高血钾的影响，血钠过高可加重缺钾的表现，严重高血钙也可致传导阻滞、室性心律失常甚至发生心室颤动，严重高血镁也可引起心脏骤停。

（3）药物中毒或过敏：锑剂、氯喹、洋地黄类、奎尼丁等药物的毒性反应可致严重心律失常而引起心脏骤停。在体内缺钾时，上述药物毒性反应引起心脏骤停常以心室颤动多见。静脉内较快注射苯妥英钠、氨茶碱、氯化钙、利多卡因等，可导致心脏骤停。青霉素、链霉素、某些血清制剂发生严重过敏反应时，也可致心脏骤停。

（4）电击、雷击或淹溺：电击伤可因强电流通过心脏而引起心脏骤停。强电流通过头部，可引起生命中枢功能障碍，导致呼吸和心脏骤停。淹溺多因氧气不能进入体内进行正常气体交换而发生窒息。溺水常可引起心室颤动。

（5）麻醉和手术意外：如呼吸道管理不当、麻醉剂量过大、硬膜外麻醉药物误入蛛网膜下隙、肌肉松弛剂使用不当、低温麻醉温度过低、心脏手术等，也可引起心脏骤停。

（6）其他：某些诊断性操作，如血管造影、心脏导管检查；某些疾病，如急性胰腺炎、脑血管病变等可引起心脏骤停。

（二）心脏骤停的类型

根据活动情况及心电图表现，心脏骤停可表现为心室颤动、心脏停搏和心电-机械分离等心电图类型。

（1）心室颤动（ventricular fibrillation，VF）：简称室颤。心室肌发生极不规则的快速而又不协调的颤动；心电图表现为QRS波群消失，代之以大小不等、形态各异的颤动波，频率200～400次/分（图5-1）。若颤动波波幅高并且频率快，较容易复律；若颤动波波幅低并且频率慢，则复律可能性小，多为心脏骤停的先兆。

（2）心脏停搏（ventricular standstill，VS）：又称心室静止。心房肌、心室肌完全失去电活动能力，心电图上心房、心室均无激动波可见，呈一条直线，或偶见P波（图5-2）。

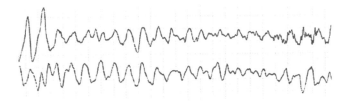

图 5-1　心室颤动心电图

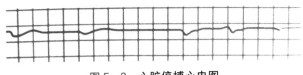

图 5-2　心脏停搏心电图

（3）心电-机械分离（electro-mechanical dissociation，EMD）：心电图可呈缓慢（20～30 次/分）、矮小、宽大畸形的心室自主节律，但无心排血量，即使采用电除颤也不能获得效果，为死亡率极高的一种心电图表现，易被误认为心脏仍在跳动（图 5-3）。

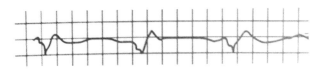

图 5-3　心电-机械分离心电图

上述 3 种类型心室颤动最为常见，复苏成功率也最高。心室颤动多发生于急性心肌梗死早期或严重心肌缺血时，是冠心病猝死的常见原因，也见于外科心脏手术后。心脏停搏多见于麻醉、外科手术、缺氧、酸中毒、休克等。心电-机械分离，多为严重心肌损伤的结果，常为心室衰竭的终期表现，也可见于人工瓣膜急性功能不全、张力性气胸和心包填塞时。

（三）心脏骤停的临床表现与判断

1. 临床表现　心脏骤停后，血流运行立即停止。由于脑组织对缺氧最敏感，临床上以神经系统和循环系统的症状最为明显。具体表现如下：①意识突然丧失或伴有短暂抽搐。②脉搏消失，血压测不到。③心音消失。④呼吸断续，呈叹息样，后即停止，多发生在心脏骤停后 30 秒内。⑤瞳孔散大。⑥面色苍白，兼有青紫。

2. 判断　最可靠而出现较早的临床征象是意识丧失伴大动脉搏动消失。大动脉搏动情况通常通过检查颈动脉搏动来获得，亦可通过触摸股动脉或肱动脉搏动来获得，时间不要超过 10 秒。切勿依靠听诊器反复听诊，更不应因寻找检测仪器来判断而延误时间。心脏骤停后，心肺脑复苏术开始的迟早是抢救成功与否的关键，必须争分夺秒。意识丧失和大动脉搏动消失这两个征象存在，心脏骤停的诊断即可成立，并应进行初步急救。

二、基础生命支持

基础生命支持(BLS)又称初步生命急救或现场急救,是复苏的关键,是指心脏骤停后患者发病现场挽救生命进行的徒手心肺复苏技术,即心肺脑复苏中第 1 个阶段的 C—A—B 3 步,《2010 年美国心脏协会心肺复苏及心血管急救指南》已对成年人基础生命支持操作顺序进行更改,包括心跳与呼吸停止的判定、建立有效循环(C:circulation)、畅通呼吸道(A:airway)、人工呼吸(B:breathing)和转运等环节,概括为心肺复苏 C—A—B。

(一)判断并启动急救医疗服务体系

1. **判断患者反应** 在判定事发地点适宜就地抢救后,救护人员在患者身旁快速判断有无损伤,是否有反应。可轻拍或摇动患者,并大声呼叫。以上检查应在 10 秒内完成,不可耗费时间太长。摇动肩部不可用力过重,以防加重骨折等损伤。如果患者有头颈部创伤或怀疑有颈部损伤,不能轻易搬动,以免造成进一步损伤。

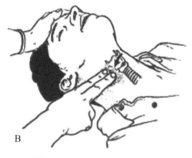

图 5-4 触及颈动脉搏动

2. **检查循环体征** 检查颈动脉搏动,时间不<10秒。年龄>1 岁的患者,颈动脉比股动脉易触及,方法是患者头后仰,救护人员一手按住前额,另一手的示指、中指找到气管,两指下滑到气管与颈侧肌肉之间的沟内即可触摸颈动脉搏动(图 5-4)。年龄<1 岁的婴儿则触摸肱动脉。

3. **启动急救医疗服务体系** 一旦判定患者意识丧失,无论有无循环,在确定周围环境安全后,救护人员都应立即实施心肺复苏。同时,立即呼救、呼喊附近的人参与急救或帮助拨打当地急救电话,启动急救医疗服务体系。经过培训的救护人员应位于患者一侧,或两人分别位于患者两侧,便于急救时人工通气和胸外心脏按压。

4. **患者体位** 迅速将患者安置于硬的平面上,即硬的地面或硬板床上,或在患者胸背部下方安插复苏板,使患者的头部、颈部、躯干呈一条直线,避免扭曲,双上肢分别放置于身体两侧。如果患者面朝下时,应将患者整体翻转以保护颈椎,即头部、肩、躯干同时转动,头部、颈部应与躯干始终保持在同一个轴面上。

(二)早期实施心肺复苏

1. **第 1 步——C:建立有效循环** 救护人员紧靠患者一侧。为确保按压力垂直作用于患者胸骨,救护人员应根据个人身高及患者位置高低,采用踩踏脚凳或跪式等相应姿势。

(1)部位:正确的胸外心脏按压部位为胸部中央胸骨下半部分(图 5-5),可通过胸前两乳头连线的中点或剑突上两横指来定位。

(2)手法与姿势(图 5-6):抢救者一手掌根部紧贴于胸部按压部位,另一手掌放在此手背上,两手平行重叠且手指交叉互握稍抬起,使手指脱离胸壁。抢救者双臂应绷直,

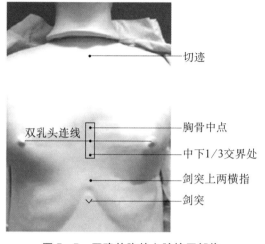

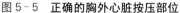

图5-5 正确的胸外心脏按压部位

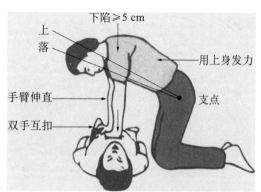

图5-6 按压姿势

双肩中点垂直于按压部位,利用上半身体重和肩、臂部肌肉力量垂直向下按压。按压应平稳、有规律地进行,不能间断,下压与向上放松时间相等;按压至最低点处,应有一明显的停顿,不能冲击式地猛压或跳跃式按压;放松时定位的手掌根部不要离开胸部按压部位,但应尽量放松,使胸骨不受任何压力。儿童可用单手掌根按压法,婴儿可用拇指重叠环抱法或示指、中指两指按压法。

(3) 按压深度:成年人需使胸骨下陷≥5 cm。儿童和婴儿需使胸骨下陷至少为胸部前后径的1/3,即分别为5 cm、4 cm。

(4) 按压频率:按压频率>100 次/分。

(5) 注意事项

1) 按压部位要准确:如果按压部位太低,可能损伤腹部脏器或引起胃内容物反流;如果按压部位太高,可伤及大血管;如果按压部位不在中线,则可能引起肋骨骨折、肋骨与肋软骨脱离等并发症。

2) 按压力度要均与适度:按压力度过轻达不到效果,过重则易造成损伤。

3) 按压姿势要正确:救护人员注意肘关节伸直,双肩位于双手的正上方,手指不应加压于患者胸部,在按压间歇的放松期,救护人员不加任何压力,但手掌根仍置于胸骨中下部,不离开胸壁,以免移位。

4) 患者头部应适当放低,以免按压时呕吐物反流至气管,也可防止因头部高于心脏水平而影响血液回流。

5) 当现场有多人时,鼓励两人或多人交替按压,保证按压效果。一般每隔2分钟交换按压职责,尽可能将中断控制在10秒以内。

按压期间,密切观察病情,判断效果。胸外心脏按压有效的指标:按压时可触及颈动脉搏动及肱动脉收缩压≥60 mmHg;患者有知觉反应、呻吟或出现自主呼吸。

2. 第2步——A:保持呼吸道通畅 患者无意识时,肌张力下降,舌和会厌可能使咽

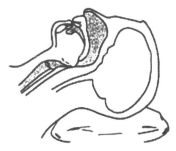

图 5-7 舌后坠堵塞呼吸道

喉部阻塞(图 5-7),舌后坠也是造成呼吸道阻塞最常见的原因。有自主呼吸,吸气时呼吸道内呈负压,也可将舌、会厌或两者同时吸附到咽后壁,产生呼吸道阻塞。因此,上抬下颌,即可防止舌后坠,使呼吸道打开。如无颈部创伤,可以采用仰头抬颏法开放呼吸道,并清除患者口中的异物和呕吐物,用指套或指缠纱布清除口腔中的液体分泌物;清除固体异物时,一手压开下颌,另一手示指抠出异物。

(1) 仰头抬颈法:患者平卧,一手放于患者颈后将颈部上抬,另一手置于患者前额,以小鱼际侧下按前额,使患者头后仰,颈部抬起。禁用于头颈部外伤者。

(2) 仰头抬颏法:患者平卧,一手置于患者前额,手掌用力向后压以使其头后仰;另一手放在靠近颏部的下颌骨的下方,将颏部向前抬起,使患者牙齿几乎闭合(图 5-8)。

(3) 托下颌法:患者平卧,用两手同时将左右下颌骨托起,一方面使其头后仰,一方面将下颌骨前移。对有头颈部外伤者,不应抬颈,以免进一步损伤脊髓。

3. 第 3 步——B:人工呼吸 是指用人工方法(手法或机械)借外力来推动肺、膈肌或胸廓的活动,使气体被动进入或排出肺,以保证机体氧的供给和二

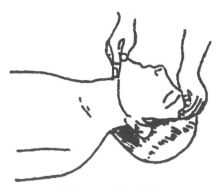

图 5-8 仰头抬颏法

氧化碳的排出。心肺复苏时常用的呼吸支持方法包括口对口人工呼吸、口对鼻人工呼吸、简易呼吸器人工呼吸等。一般胸外心脏按压与人工呼吸按 30∶2 反复进行。若救护人员只进行人工呼吸,则成年人通气频率应为 10～12 次/分,婴儿为 20 次/分,年龄<8 岁儿童为 15 次/分。

(1) 口对口人工呼吸:口对口人工呼吸是一种快捷、有效的通气方法(图 5-9)。人工呼吸时,要确保呼吸道通畅。捏住患者的鼻孔,防止漏气。救护人员用口唇把患者的口全罩住,呈密封状,缓慢吹气,每次吹气应持续 1 秒以上,吹气量每次 400～600 ml,避免过度通气。

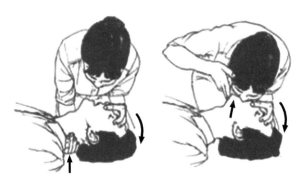

图 5-9 口对口人工呼吸

（2）口对鼻人工呼吸：在患者不能经口呼吸时（如牙关紧闭不能开口、口唇创伤、口对口人工呼吸难以实施），推荐口对鼻人工呼吸。救治淹溺患者最好应用口对鼻人工呼吸方法，只要患者头部一露出水面即可对患者进行口对鼻人工呼吸。行口对鼻人工呼吸时，救护人员将一手置于患者前额后推，另一手抬下颌，使患者口唇紧闭。用嘴封罩住患者鼻，深吸气后离开鼻，呼气时气体自动排出。必要时，间断使患者口开放，或用拇指分开口唇，这对有部分鼻腔阻塞的患者呼气非常重要。在对婴儿进行人工呼吸时，救护人员的嘴必须将婴儿的口及鼻一起盖严。

（3）简易呼吸器人工呼吸：一手以 EC 手法（图 5-10）开放气道及固定面罩，另一手挤捏气囊使每次吸气量在 400～600 ml，可连接供氧装置以提高吸入氧浓度。

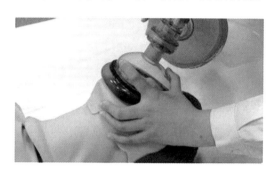

图 5-10　EC 手法

（三）快速除颤

所有基础生命支持施救者均应该接受电除颤的培训，因为心室颤动是目击的成年人心脏骤停常见和可以治疗的初始心率。对于心室颤动的患者，如果第一目击人能够在其倒下去的 3～5 分钟内立即施行心肺复苏和电除颤，患者存活率最高。

复苏有效的指征：①触摸患者大动脉，发现搏动恢复。②患者面色、口唇、甲床由发绀转为红润。③患者出现自主呼吸（规则或不规则），或由机械通气到呼吸恢复正常，$SpO_2>95\%$。④患者瞳孔由大变小，并有对光反射或眼球活动。

心肺复苏终止的指征：①患者已恢复自主呼吸和心跳。②确定患者已死亡。③心肺复苏进行 30 分钟以上，检查患者仍无反应、无呼吸、无脉搏、瞳孔无回缩。

根据《2010 年美国心脏协会心肺复苏及心血管急救指南》，如施救者未接受专门的心肺复苏培训，在判定患者无反应同时没有呼吸或不能正常呼吸（仅仅是喘息）时，应立即进行单纯胸外按压的心肺复苏，即仅为突然倒下的成年人患者进行胸外按压，并强调在胸部中央"用力快速按压"，或者按照急救调度指示操作，直至除颤器到达且可供使用，或者救护人员或其他相关施救者已接管患者。

三、高级心脏生命支持

高级心脏生命支持（advanced cardiovascular life support，ACLS）主要是指在基础生命支持的基础上应用辅助设备及特殊技术，建立和维持有效的通气和血液循环，改善并保持心肺功能及治疗原发性疾病等。

（一）给氧

纠正缺氧是复苏中最重要的环节之一，应尽快给氧，早期以高浓度为宜，以后根据血气分析逐步将吸氧浓度降低至 40%～60% 为宜。

（二）开放气道

1. 口咽通气管和鼻咽通气管　可以使舌根离开咽后壁,解除气道梗阻。

2. 气管插管　有条件者,尽早作气管插管,保持呼吸道通畅。

3. 环甲膜穿刺　遇有插管困难而严重窒息的患者,可先行环甲膜穿刺,接"T"形管给氧,以缓解严重缺氧情况,为进一步抢救赢得时机。

4. 气管切开术　可保持较长期的呼吸道通畅,便于清除气道分泌物,减少呼吸道无效腔。

（三）药物治疗

1. 用药目的　①增加心肌血液灌注量、脑血流量。②减轻酸中毒,使其他血管活性药物更能发挥效应。③提高室颤阈值或心肌张力,为除颤创造条件。

2. 给药途径　①静脉内给药为首选给药途径,以上腔静脉系统给药为宜。②气管滴入法可快速有效地吸收,因气管插管比开放静脉快。早期可将必要的药物适当稀释至10 ml左右,从气管导管内用力推注,并施以正压通气,以便药物弥散到两侧支气管。其吸收速度与静脉给药相似,而维持作用时间是静脉给药的2～5倍。但药物可被分泌物稀释或因局部黏膜血循环量不足而影响吸收,故需用的剂量较大,此法可作为给药的第2种选择。③心内注射给药,因其有许多缺点,如在用药时需中断心肺复苏(CPR),还可引发气胸、血胸、心肌或冠状动脉撕裂、心包积液等并发症,故目前临床上应用较少。

（四）心电监护

心电监护可及时发现和识别心律失常,判断药物治疗的效果;可及时发现和识别电解质的变化;可及时发现心肌缺血或心肌梗死的动态变化;可观察心脏临时或永久起搏器感知功能,以免发生意外。

（五）除颤

心室纤颤约占全部心脏骤停的2/3。一旦明确室颤,应尽快进行电除颤,它是室颤最有效的治疗方法。除颤的迟早是患者存活的关键,目前强调除颤越早越好,故应争取在2分钟内进行,1次除颤未成,应当创造条件重复除颤。

1. 心前区捶击法　心前区捶击只能刺激有反应的心脏,对心室停搏无效,在无除颤器时可随时进行。方法为右手松握空心拳,用小鱼际在距胸骨20～30 cm高度处用力适当捶击胸骨中、下1/3交界处1次或2次,力量中等。

2. 电击除颤法　用一定能量的电流使全部或绝大部分心肌细胞在瞬间同时除极化,并均匀一致地进行复极,然后窦房结或房室结发放冲动,从而恢复有规律的、协调一致的收缩。

知识拓展

自动体外除颤器(AED)(图5-11)是一种便携式、易于操作、稍加训练即能熟练使用、转为现场救护设计的急救设备。从某种意义上讲,AED不仅是种急救设备,还是一种急救新观念,一种由现场目击者最早进行有效急救的观念。AED有别于传统除颤器,可以经内置电脑分析,确定发病者是否需要予以电除颤。电除颤过程中,AED的语言提示和屏幕显示使操作更为简便易行。AED非常直观,对多数人来说,只需几个小时的培训便能操作。美国心脏病协会认为,使用AED比学习心肺复苏更为简单。首先在电除颤前必须确定被抢救患者具有"三无"征,即无意识、无脉搏、无呼吸。具体操作步骤:打开电源开关,将两个电极固定在患者胸前,机器自动采集和分析心律失常,救护人员获得机器所提供的语音或屏幕信息。一旦明确为致命性心律失常(如室性心动过速、心室颤动等),语音即提示救护人员按动电除颤按钮,如不经判断按电除颤按钮,机器不会自行电除颤,应避免错误电击。

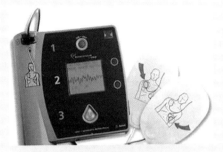

图 5-11 自动体外除颤器(AED)

四、延续生命支持

患者心肺脑复苏成功后病情尚不稳定,需继续严密监测,加强处理和静心护理,重点是脑保护、脑复苏及复苏后疾病的防治。

(一)评估生命体征及病因治疗

严密监测心、肺、肝、肾、消化等器官及凝血功能,一旦发现异常立即采取有针对性的治疗措施。

(二)特异性脑复苏措施

中枢神经细胞功能的恢复尽管受许多因素的影响,但最主要的是脑循环状态和脑温两个因素。因此,防治脑水肿、降低颅内压,是脑复苏的重要措施之一。

1. 低温疗法 低温可降低脑代谢,减少脑缺氧,减慢缺氧时ATP的消耗和乳酸血症的发展,有利于保护脑细胞,减轻缺血性脑损害,也可降低大脑脑脊液压力,减少脑容积,有利于改善脑水肿。

(1)方法:头部置于冰帽内,但要对耳、眼做好防护工作,同时还可在颈部、腋下、腹股沟等大血管部位放置冰袋。有条件者可以使用冰毯或冰床。

(2)注意事项:降温时间要"早",在循环停止后最初5分钟,在心脏按压同时即可行脑部降温。降温速度要"快",1~1.5小时内降至所需温度。降温深度要"足够深",头部温度28℃,肛温30~32℃。降温持续时间要"长",持续至中枢神经系统皮质功能开始恢复,即以听觉恢复为止。

2. 脑复苏药物的应用 冬眠药、脱水剂、激素、促进脑细胞代谢药、巴比妥类等药物,可以减轻脑水肿,降低颅内压,对脑组织有良好的保护作用。

（三）重症监护

患者复苏成功后病情尚未稳定，需继续严密监测，及时处理和护理。其主要是复苏后期的医疗和护理，包括心电监护、血流动力学监护、呼吸系统监护、中枢神经系统监护、肾功能监护，密切观察患者的症状和体征，防治继发感染。

知识拓展

由美国心脏病协会（AHA）和其他一些西方发达国家复苏学会制定的每5年更新一次的《国际心肺复苏指南》对指导和规范在全球范围内的心肺复苏具有重要的积极意义。2010年，美国心脏病协会和国际复苏联盟（ILCOR）发布最新《心肺复苏和心血管急救指南》，由2005年的4早生存链改为5个链环来表达实施紧急生命支持的重要性（见下图）：①立即识别心脏停搏并启动应急反应系统。②尽早实施心肺复苏CPR，强调胸外按压。③快速除颤。④有效的高级生命支持。⑤综合的心脏骤停后治疗。

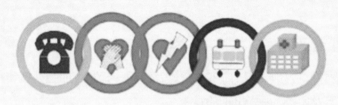

项目评价 •••••••••••••••••••••••••••••••••

通过本项目的学习，能够简述心脏骤停的原因，判断常见的心脏骤停类型及临床表现，熟练掌握心肺复苏的步骤和实施要点，了解进一步生命支持的主要内容。

课后复习 •••••••••••••••••••••••••••••••••

1. 写出单人徒手心肺复苏流程。
2. 简述心肺复苏有效的指征。

主要参考文献

［1］杨桂荣,缪礼红. 急救护理技术. 武汉:华中科技大学出版社,2012.

［2］卢根娣,席淑华,叶志霞. 急危重症护理学. 上海:第二军医大学出版社,2013.

［3］席淑华. 实用急诊护理. 上海:上海科学技术出版社,2012.

［4］张虎连,郭建勋,王双珍. 医护配合下进行的目击者新版心肺复苏效果观察. 护理研究,2014,28(3C):1096~1097.

（马　　静）

项目二　气道通路的建立

案例导入

　　患者,男,84 岁,体重 85 kg,因冠状动脉粥样硬化性心脏病在全身麻醉下行非体外循环心脏搭桥手术。术后第 3 天,并发双下肺感染。血气分析 pH 7.331,$PaCO_2$ 50.2 mmHg,PaO_2 65.2 mmHg,BE －5。患者不能平卧,轻度发绀,呼吸 32 次/分,听诊双肺可闻及干、湿性啰音。经抗感染,低流量持续吸氧无明显好转,傍晚出现神志恍惚、躁动不安、大汗,呼吸达 44 次/分,HR 140 次/分,SpO_2 85%,左右。

　　请问:该患者有无建立人工气道的指征? 护士应如何配合人工气道的建立? 患者人工气道的必要护理措施有哪些?

分析提示

　　根据人工气道建立的指征,实时对患者的病情进行监测和判断,病情一旦恶化应立即通知医生,配合医生完成人工气道的建立,对患者采取必要的、正确的护理措施,包括适当的心理护理和健康教育。

一、人工气道概述

　　人工气道是指上呼吸道及气管受阻,其通畅受到威胁或者需要机械通气治疗时,在生理气道与大气或其他气源之间建立的有效连接。为了达到充分氧合的目的,保护和控制气道是急危重症患者急救处理中的关键。

二、人工气道建立的适应证

　　各种原因导致气道通气受阻或可能受阻,或呼吸衰竭需要机械通气。①无论任何原因引起的呼吸停止。②心搏骤停。③上呼吸道梗阻。④伴舌后坠或气道保护性反射减退的严重意识障碍。⑤颅脑伤、颌面伤、颈部伤危害气道。⑥凡疑有颈椎损伤者均应在颈椎保护下建立人工气道。⑦喉损伤、气道灼伤。⑧大咯血,口、鼻腔大出血。⑨严重酒精中毒导致误吸或有误吸危险的。⑩拟行有创机械通气者或需要镇静、麻醉镇痛者。

三、人工气道通路建立方式

(一)气管插管术

1. 物品准备　选择适合于患者型号的气管插管、喉镜、牙垫、导管芯、插管钳、胶布、注射器、简易呼吸器、喷雾器、表面麻醉剂、吸引器、吸氧设备及其他必备药物。

2. 患者准备　对意识清醒者,给予必要的解释、安慰、取得患者的信任和合作。对家属说明插管的必要性,以取得理解和支持。

3. 术前准备

(1) 检查气囊是否漏气:将气囊充气后放在盛有灭菌蒸馏水的治疗碗内,无气泡逸出,证明气囊完好。

(2) 用麻醉润滑油润滑气管插管前端至气囊上部 3～4 cm 处,插入金属导管芯,调好解剖弧度,备用。

(3) 安装好喉镜,检查电池、灯泡及喉镜各部位,确保其性能良好。

(4) 患者去枕平卧,头后仰,肩下垫一小枕,使口、咽、气管 3 条轴线重叠成一条直线。

(5) 用吸引器吸净口鼻腔、咽部分泌物。意识清醒的患者,插管前用 1% 丁卡因(地卡因)或 2% 利多卡因作喉部局部喷雾麻醉,以减少呛咳反应。

(6) 吸入 100% 氧数分钟,对无自主呼吸的患者则用简易呼吸器及纯氧进行人工呼吸数分钟,最大限度地提高患者血氧饱和度。

4. 气管插管方法　见图 5 - 12。

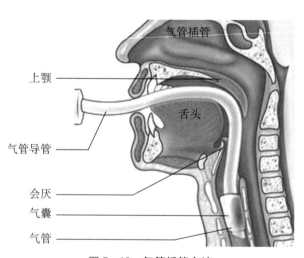

图 5 - 12　气管插管方法

(1) 开放口腔:术者位于患者头侧,右手拇指推开患者的下唇和下颌,示指抵住上门齿,开放口腔。

(2)暴露会厌:左手拿喉镜,经患者右口角置入,同时将舌体推向左侧,缓缓向下推进,见到腭垂后,镜叶移向正中线,继续前进到会厌窝处,见会厌边缘,它是暴露声门的标志。

(3)暴露声门:看到会厌后,上提喉镜,显露声门。声门呈白色,透过声门可见呈暗黑色的气管。声门下方是食管,呈红色、关闭状。

(4)插入导管:暴露声门后,右手持已经润滑过的气管导管尾端,对准声门,紧贴镜片,在左声门开大时轻轻插入,当导管进入声门1 cm左右,拔出导管芯,将导管继续旋转深入气管,成年人5 cm,小儿2~3 cm。

(5)确认插管位置:导管插入气管后,从导管旁放入牙垫,退出镜片。检查导管在气管内,而非食管内的方法是听诊双肺。若双肺呼吸音对称,提示位置适当;若不对称,说明插管过深,应拔出导管少许;若未闻及呼吸音者,提示误入食管,应退出重插。

(6)固定:妥善固定导管和牙垫,还原患者体位。

(7)气囊充气:使用气囊压力表向气管气囊内充气,充气至安全压力范围内,起到封闭气道的作用。

5.护理要点

(1)气管插管要固定牢固并保持清洁,要随时观察固定情况和导管外露的长度(图5-13)。

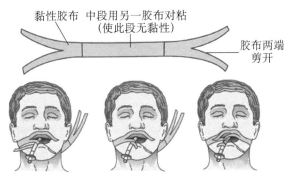

图5-13　气管插管固定方法

(2)保持人工气道和呼吸道通畅,防止管道扭曲,及时根据患者的实际情况进行吸痰,注意口腔、鼻咽部的护理,气道保持适当的湿化,防止气管内分泌物稠厚结痂而影响通气。

(3)患者病情稳定时每2小时翻身、拍背1次,同时评估皮肤情况。

(4)注意观察气道压力,定时使用气囊压力表检查气管套管气囊压力是否在安全范围。

(5)做好患者的心理护理,以取得患者的理解和配合,双手适当给予约束,以提醒和防止患者意外拔管。

(6)重视患者主诉,选择适当的方式使患者与医务人员沟通。

知识拓展

气管插管的气管内吸痰术流程和关键环节

（1）吸痰前向患者（意识清晰）及其家属做好解释工作，取得患者及其家属的配合。

（2）用物准备：吸痰管、无菌手套、无菌生理盐水2瓶、负压装置和集痰器、简易呼吸皮囊。

（3）吸痰前洗手、戴无菌手套：吸痰时严格按照无菌要求操作，保护患者和护士不被污染。

（4）检查负压吸引器的性能是否良好：吸痰时成年人负压为150～200 mmHg，小儿负压<100 mmHg。负压过大可损伤气道黏膜，引起气道出血；同时也可使远端肺泡闭合，严重者出现人为的肺不张。

（5）成年人吸痰<15秒，小儿吸痰<10秒。吸痰避免操之过急，以免吸痰过深刺激迷走神经而诱发心律失常、缺氧或心搏骤停，以及肺动脉高压危象。

（6）吸痰时观察患者的心律、心率、血压及口唇颜色、氧饱和度、痰液的色质量，如出现血压下降、氧饱和度<95％、心率增快、心律不齐，应立即停止吸痰。

（7）若呼吸道分泌物较黏稠，可向呼吸道内注入无菌生理盐水3～5 ml以稀释痰液。此时需要鼓肺吸痰，由2名护士共同完成，1名护士吸痰，1名护士使用氧气皮囊供氧，以免患者缺氧。

（9）吸痰后应清洁口腔、鼻咽腔的分泌物，并进行肺部听诊，评价吸痰效果。

（二）气管切开术

1. **物品准备** 麻醉药物和用物、气管切开包、无菌手套、皮肤消毒用品、气管导管、气囊压力表、吸痰用物（如生理盐水、吸痰管、负压吸引器等）、纱布等。

2. **患者准备** 患者多为急危重症，气管切开术又是创伤性手术，患者心理负担很重，因此术前、术后要注意安慰和鼓励患者，给予足够的心理支持，以配合手术。向家属说明手术的必要性，取得家属的理解和支持。

3. **术前准备** 检查气管导管气囊是否漏气，将气囊充气后放在盛有灭菌蒸馏水的治疗碗内，无气泡逸出证明气囊完好。体位：取仰卧位、垫肩、头后仰，保持正中位，但不可过分后仰。

4. **气管切开方法** 见图5-14。

（1）麻醉：一般采用局部浸润性麻醉，患者躁动抽搐或不能配合以及儿童可用全身麻醉，昏迷者不必麻醉。

（2）消毒铺巾：颈部手术区常规消毒，铺无菌巾。

（3）切开气管：自环状软骨下缘至胸骨上凹一横指处做3～5 cm正中切口，逐层切开、分离、止血，暴露气管。切开第3～4或第4～5气管软骨环，吸出气管内分泌物和血液。

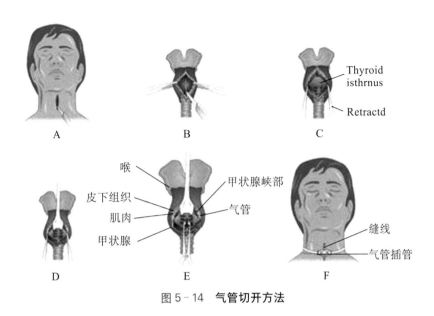

图 5-14　气管切开方法

（4）插入气管导管：将口径恰当、带导芯的气管导管置入，迅速拔出导芯，插入内套管。

（5）固定：将套管的带子缚于颈后固定，用剪开的纱布夹于导管两侧，覆盖切口。

（6）气囊充气：使用气囊压力表向气管气囊内充气，充气至安全压力范围内，起到封闭气道的作用。

5. 护理要点

（1）体位：患者取半卧位，头颈不可过仰或过屈，以免套管角度变动太大压迫及损伤气管内壁，同时防止气管套管移位、贴壁、脱出，造成患者气道出血，引起窒息。

（2）保持呼吸道通畅：根据患者的实际情况按需吸痰，及时清理气道分泌物。

（3）气道湿化：呼吸道的充分湿化对气管、支气管黏膜具有保护作用，也能提高患者舒适度。

（4）每天检查气管切开套管固定带的松紧，以能容一小指为宜：如果过松，套管易脱出；如果过紧，易压伤皮肤。

（5）气管切开处伤口的护理：定时更换伤口敷料垫，首先用无菌生理盐水清洁伤口，并用消毒液消毒切口周围的皮肤，如被分泌物污染时应及时更换。

（6）保持安全的气囊内压力：定期进行放气和充气，防止气管黏膜损伤，防止气管套管意外脱出。

（7）严密观察病情变化：如患者发生烦躁不安、大汗、憋气、气急，甚至发绀，首先检查气管套管的位置有无移位、脱出、痰痂堵塞、贴壁等情况，并立即报告医生。

（8）防止误吸：气管切开，意识清醒的患者可适当进食。进食时，注意防止误吸。

（9）护患沟通：气管切开患者交流困难，给予患者手写板、呼叫拍，方便护患沟通。

知识拓展

气管切开常见并发症及护理

（1）皮下、纵隔气肿：常因气管与所选择的气管套管不匹配、切口缝合太紧引起。一般不需特殊治疗，可在1周左右自行吸收。气肿严重者有纵隔压迫症状并影响呼吸循环时应实施减压术，将气体放出。

（2）气胸：若手术分离偏向右侧，位置较低，易伤及胸膜顶引起气胸。若双侧胸膜顶均受损伤形成双侧气胸，患者可立即死亡。轻度气胸可密切观察；张力性气胸立即用较粗的针头行胸腔穿刺，抽出空气或行胸腔闭式引流。

（3）支气管肺部感染：肺部感染是最常见的并发症。严格执行无菌操作，预防吸入性肺炎和胃内容物反流，及时吸净气囊以上的滞留物，避免口咽部分泌物进入下呼吸道，防止冷凝水倒流，加强口腔护理。

（4）气管狭窄：气囊压力过高压迫气管黏膜上的毛细血管，致使此位置的循环中断，由此产生局部缺血、结痂和狭窄；不适当的导管移位、导管的每次细微的移动都会给气管造成微小的创伤，最终致气管狭窄，形成瘢痕。护理时掌握正确的气囊充气方法，告知患者正确的体位，当连接、脱离呼吸机时，必须固定好导管，套管与皮肤应该保持90°角。

（5）气囊疝：气囊压力过高，可以在它所置处引起疝。护理中注意正确的气囊充气方法。

（6）气管食管瘘：这是较少见但很严重的并发症。对疑有气管食管瘘患者可行食管吞碘造影，明确后禁食。轻者可更换短的气管套管，留置鼻饲管，使糜烂处的刺激减少得以休息，加强营养，待其自愈。

（三）经皮穿刺气管套管置管术

1. 物品准备　经皮穿刺气管套管置换术器械包1套，包括手术刀、套管针、10 ml注射器、导引钢丝、皮下软组织扩张器、扩张钳、气管套管、消毒用品、无菌手套、无菌手术巾、麻醉药品和用品、生理盐水等。

2. 患者准备　多为急危重症患者，心理负担很重。气管切开术又是创伤性手术，因此，术前术后要注意安慰和鼓励患者，给予足够的心理支持，使其配合手术。向家属说明手术的必要性，取得家属的理解和支持。

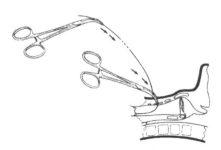

图5-15　经皮穿刺气管套管置管术

3. 术前准备　检查气管套管气囊是否漏气，将气囊充气后放在盛有灭菌蒸馏水的治疗碗内，无气泡逸出证明气囊完好。体位：仰卧位，肩背部垫一小枕，头颈后仰，下颌、喉结、胸骨切迹呈一直线。

4. 操作步骤　见图5-15。

（1）穿刺点：颈部正中第1、第2或第2、第3气管软骨环。

（2）常规皮肤消毒、局部麻醉。手术刀横行或纵行切开穿刺点皮肤 1.5～2.0 cm，并作钝性分离。

（3）套管针接有生理盐水的注射器，在正中穿刺，针头向尾侧略倾斜。

（4）有突破感回抽有气体入注射器，证实套管针已进入气管。

（5）固定外套管，退出注射器及穿刺针。

（6）插入导引钢丝 10 cm 左右并固定。

（7）用扩张器穿过导引钢丝尾端，扩张软组织及气管壁。

（8）退出扩张器，进一步用扩张钳扩张。

（9）气管套管穿过导引钢丝，放置气管套管并退出导引钢丝及内套管。及时清除气道内分泌物，保证气道通畅。

（10）气管套管气囊注气：使用气囊压力表向气管气囊内充气至安全压力范围内，起到封闭气道的作用。

5. 护理要点　参见"气管切开的护理要点"。

项目评价 ··

通过本项目的学习，能够描述人工气道的概念。能够列举人工气道建立的适应证。能够说出几种常见的人工气道建立的方式、方法和步骤，并能够熟练地进行护理配合。能够熟悉人工气道建立后的护理措施并熟练地对人工气道建立后的患者进行护理。

课后复习 ··

1. 请列举人工气道建立的适应证。
2. 请说出常见人工气道建立的方式。
3. 简述气管插管术后的护理要点。
4. 简述气管切开术后的护理要点。

主要参考文献
［1］席淑华. 实用急诊护理. 上海：上海科学技术出版社，2012.

（王　黎）

项目三　静脉输液通路的建立

案例导入

患者,女,65 岁,因突发呕血、柏油样便伴头昏、乏力 2 小时由"120"救护车急送入院。患者主诉于当日早晨突感头昏,后解柏油样稀便,量较多,随后感恶心、呕吐,呕吐物为咖啡色液体,量约1 300 ml,其后夹有血凝块,头晕加重,伴乏力、出冷汗、口渴、心悸,精神、食欲缺乏。查体:T36.3℃,P120 次/分,R 22 次/分,BP 80/50 mmHg。既往有"消化道溃疡"病史。

分析提示

患者入院后,医护人员首先采取哪些急救措施? 如何建立静脉输液通路? 如何使用和维护静脉输液通路?

一、静脉输液通路的概述

静脉输液通路的建立,在临床实际工作中广泛应用,是急诊患者,尤其是抢救危重患者的一条重要生命线。常用的经皮静脉通道建立有以下几种途径:周围静脉置管、中心静脉置管、经外周静脉中心静脉置管(peripherally inserted central catheter,PICC)、植入式静脉输液港(implantable venous access port,IVPA)等。

二、常见静脉输液通路的建立

(一)周围静脉通路建立

周围静脉输液法主要是指采用手背静脉网、尺静脉、桡静脉、贵要静脉、正中静脉以及足背静脉网、大隐静脉、小隐静脉等作为穿刺部位进行输液的方法(图 5-16)。

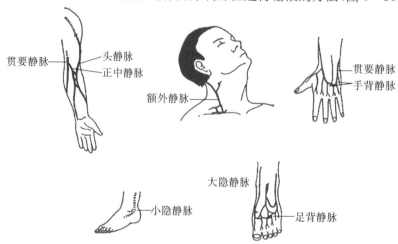

图 5-16　周围静脉选择

周围静脉输液法又可分为密闭式输液法和开放式输液法,前者是指利用原装密封瓶或塑料袋(瓶)插管输液的方法,其操作简单、污染机会少,目前临床应用广泛。

知识拓展

选择血管和静脉穿刺的技巧

(1) 选择血管的技巧

1) 尽量避免一个穿刺点多次重复穿刺;选择血管时应避开关节处及肢体内侧血管。

2) 由于长期输液,血管破坏较多,常规选择部位难以穿刺成功者,可选择手足背下1/2至指趾处的静脉血管进行逆行穿刺。

(2) 静脉穿刺的技巧。

1) 不同血管的穿刺技巧:对血管粗而明显易固定者,应以20°角正面或旁侧进针;对皮下脂肪少静脉易滑动者,要左手拉紧皮肤以固定血管,以30°角从血管右侧快速进皮刺入血管;糖尿病患者因血流处于高凝状态,如血管过细,可使针头阻塞,造成穿刺失败,应选粗直的血管;血管情况较差的,可采用局部湿热敷,局部涂擦阿托品或1%硝酸甘油,待血管扩张充盈时再行穿刺。

2) 穿刺方法:穿刺时针头斜面可略偏向左,这样可以减少针尖对组织的切割和撕拉,达到减轻疼痛、减少组织损伤的目的。

(二) 中心静脉置管

急危重症患者的长期液体治疗、血流动力学监测或肠外营养支持中,以及在需要外科手术的患者治疗中,中心静脉(图5-17)穿刺置管的应用最为普遍,一般可通过锁骨下静脉、颈内静脉、股静脉置管等途径。

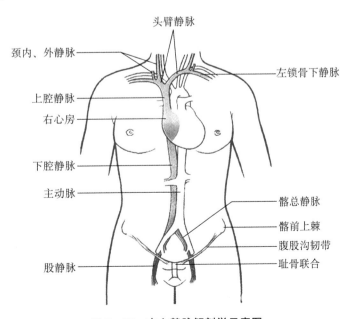

图5-17　中心静脉解剖学示意图

1. 颈内静脉置管

(1) 穿刺路径：①前路,常于胸锁乳突肌的中点前缘入颈内静脉。②中路,胸锁乳突肌的胸骨头、锁骨头与锁骨上缘构成颈动脉三角,在此三角形顶点穿刺。③后路,在胸锁乳突肌的外侧缘中下 1/3 交点,约锁骨上 5 cm 处进针。

(2) 操作步骤：患者取仰卧头低位,头后仰并转向对侧,必要时将肩部垫高;常规消毒皮肤、铺巾、局部麻醉;常取中路进针,边进边回抽,并保持一定的负压,抽到静脉血时,固定穿刺针的位置;经穿刺针插入导引钢丝,插入至 30 cm 刻度,退出穿刺针;从导引钢丝尾插入扩张管,按一个方向旋转,将扩张管旋入血管后,左手用无菌纱布按压穿刺点并拔出扩张管;将导管顺导引钢丝置入血管中,同时将导引钢丝自导管的尾端拉出,边插导管边退出导引钢丝;将装有生理盐水的注射器连接导管尾端,在抽吸回血后,向管内注入 2～3 ml 生理盐水,锁定卡板,换上肝素帽;将导管固定片缝针固定在接穿刺点处,用棉球擦干穿刺处及缝合处,透明胶膜固定;连接输液器。

2. 锁骨下静脉置管

(1) 穿刺路径：①锁骨下:锁骨中、内 1/3 交界处的锁骨下 1 cm 处为穿刺点;②锁骨上:胸锁乳突肌锁骨头外侧缘的锁骨上约 1 cm 处为穿刺点。

(2) 操作步骤：患者肩部垫高,头转向对侧,取头低位;消毒皮肤,铺巾,穿刺点局部麻醉,穿刺工具同"颈内静脉穿刺";按锁骨下或锁骨上径路穿刺;其余同"颈内静脉插管术"。

3. 股静脉置管

(1) 穿刺路径:于腹股沟韧带中点的内下方 1.5～3.0 cm(即股动脉搏动之内侧约 0.5 cm)处定为穿刺点,顺血流方向进针。

(2) 操作步骤:消毒,铺巾,戴无菌手套。患者取平卧位,穿刺侧下肢轻度外展、外旋,膝关节略屈曲,充分暴露腹股沟;使用淡肝素预冲穿刺针筒和套管针;右手持穿刺针管,向左手中、示指两指间股静脉穿刺点处刺入,进针方向为穿刺针与皮肤呈 30°～40° 角,针尖指向患者脐部,边进针边回抽,缓慢刺入;当穿刺针进入股静脉时,即有静脉血回流入注射针管内,从穿刺针中插入导丝,退出穿刺针,顺导丝用扩张器扩张皮肤和皮下组织,撤出扩张器,顺导丝置入深静脉套管针,插入股静脉 15～18 cm,拔出导丝,用淡肝素封管,上肝素锁,缝皮,消毒,即穿刺点覆盖小方纱,贴 3M 透明敷贴。

4. 中心静脉置管的护理

(1) 固定好静脉导管,各接头衔接牢固,防止移位或脱出而引起出血。

(2) 保证静脉导管通畅,若发生输液管道不通畅时应查看导管有无堵塞、扭曲,各开关是否打开。

(3) 使用各类药物应标明药物名称、配置的方法、剂量及浓度。

(4) 保持穿刺部位干燥、清洁,每天用消毒液消毒局部,并用无菌敷料覆盖,如遇污染应及时更换。

(5) 管道脱出,试行回抽无血或穿刺部位出现红、肿、疼痛等炎症反应时,应及时拔掉导管。

（6）每天补液结束使用淡肝素或生理盐水正压封管。

（7）拔管前应消毒局部皮肤,拔管后局部压迫 3～5 分钟,用无菌敷料覆盖 24～48 小时。

（三）经外周静脉中心静脉置管

经外周静脉中心静脉置管（PICC）是一种由肘正中静脉、贵要静脉、头静脉置管插入导管,尖端定位在中心静脉的静脉置管技术（图 5‐18）。PICC 留置时间＞3 个月,甚至有报道最长达 1.5 年。PICC 专门用于长期补液、静脉营养、抗生素治疗、化疗、疼痛治疗等。操作步骤如下。

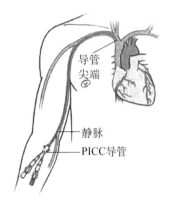

图 5‐18 **经外周静脉中心静脉置管示意图**

（1）选择合适的静脉,一般选择贵要静脉为最佳穿刺血管。

（2）定位测量置入长度,测量时手臂外展呈 90°角,应当注意外部测量不能精确地显示体内静脉的解剖。①上腔静脉测量法:从预穿刺点,沿静脉走向到右胸锁关节,再向下至第 3 肋间隙;②锁骨下静脉测量法:从预穿刺点,沿静脉走向到胸骨切迹,再减去 2 cm。

（3）穿刺置入导管:建立无菌区→穿刺点的消毒→预冲导管,按预计导管长度修剪导管→缚上止血带→去掉保护套→施行静脉穿→从导引套管内取出穿刺针→置入 PICC→退出导引套管→劈开并移去导引套管→置入导管→移去导引钢丝→抽吸与封管 →清理穿刺点→固定导管,覆盖无菌敷料。

（4）X 线检查和记录。

知识拓展

PICC 常见并发症的预防和护理

（1）穿刺部位出血及血肿:穿刺完毕嘱患者避免肢体过度外展及剧烈活动,局部加压包扎,注意观察有无渗血及血肿,置管术后 24 小时可适当握拳,做肢体屈伸活动。

（2）机械性静脉炎:与操作中损伤血管内膜、手套上滑石粉未冲洗干净、患者血管条件差、PICC 置管后血流缓慢、导管在血管内异物刺激有关。已发生静脉炎者,抬高患肢,局部用 50％硫酸镁湿热敷,每天 3 次,每次 30 分钟,经上述处理 3～5 天后症状会得以改善。

（3）导管堵塞:与导管的维护欠妥、输入药物种类及输注血制品有关。输液前后,必须用淡肝素液脉冲式冲管并正压封管,使用正压接头。注意药物之间的不相容性,合理安排输液顺序,注意药物间配伍禁忌,输血制品、高浓度药物尤其是脂肪乳、完全胃肠外营养液后应及时冲管。

（4）导管移位或脱出:PICC 置管后应妥善固定,外露导管部分用绷带包裹,发现敷贴松动时应及时更换,换药时敷贴应朝向心方向撕开。当导管外移导致抽回血不利及输液不畅时,必须拔除导管,必要时重新置管。

（5）导管相关的感染：外在因素包括护士操作不规范、消毒不严格、日常护理不到位等。护士在置管和日常维护中，应严格遵守操作要求，选择合适、有效的消毒剂和正确的皮肤消毒方法。内在因素包括患者年龄过大、体质差、凝血功能障碍、免疫力低下等。怀疑导管相关性败血症时，应对静脉血进行细菌培养，确认后应拔除导管，对导管进行细菌培养，全身应用抗生素。

（四）植入式静脉输液港

植入式静脉输液港（implantable venous access port，IVPA）又称植入式中央静脉导管系统（central venous port access system，CVPAS），是一种可以完全植入体内的闭合静脉输液系统，可为患者提供长期的静脉血管通道（图 5-19）。

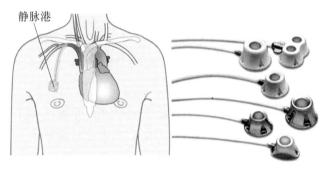

图 5-19　植入式静脉输液港示意图

植入式静脉输液港是指利用小手术方法将导管经皮下穿刺置于人体大静脉中，如锁骨下静脉、上腔静脉，部分导管埋藏在皮下组织，将另一端的穿刺座留置在胸壁皮下组织中并缝合固定。手术后皮肤外观只看到一个小的缝合伤口，愈合拆线后患者体表可触摸到一突出圆球。治疗时从此定位下针，将针经皮穿刺垂直进入到穿刺座的储液槽，既可以方便地进行注射，又可以长时间连续输液和采血。IVPA 适用于输注高浓度的化疗药物、完全胃肠外营养、血液制品。因为导管末端在大静脉中，能够迅速稀释药物浓度，避免对血管壁的刺激和损伤，IVPA 血管硬化的机会比一般静脉输液减少。使用 IVPA，患者的日常生活不受限制，接受药物治疗方便又轻松，大大提高生活质量，且该导管可在人体内存留使用 5 年甚至更长的时间。该技术在国外已有 20 多年的应用经验，在国内则刚开始应用于临床治疗和护理。

项目评价

通过本项目的学习，能够说出常见静脉通路建立的方式。能够正确使用和维护各种常见的静脉通路。能够说出中心静脉导管和PICC导管留置后的观察和护理要点。

课后复习 ••

（1）列举经周围静脉建立静脉通路的常用血管及部位。
（2）简述中心静脉置管后的观察和护理要点。
（3）简述 PICC 的概念和用途。

（王　黎）

主要参考文献

［1］席淑华. 实用急诊护理. 上海：上海科学技术出版社，2012.
［2］李乐之，赵丽萍. 专科护理领域培训丛书・重症监护分册. 长沙：湖南科学技术出版社，2009.
［3］王志红，周兰姝. 危重症护理学. 北京：人民军医出版社，2003.

项目四　洗　胃　术

案例导入

患者，女，52 岁，因与家人生气自服农药（有机磷农药）约 200 ml，服后约 0.5 小时，被家人送至医院急诊。查体：神志清，视物模糊，瞳孔缩小，腹软无压痛，肌束震颤，既往体健，无肝、肾、糖尿病史，无药物过敏史，月经史、个人史及家族史无特殊，立即使用电动洗胃机给予温清水反复电动洗胃，送病房后出现抽搐、流涎、出汗。查体：BP 120/70 mmHg，昏睡状态，双瞳孔直径约 1.5 mm，双肺呼吸音清，心率 86 次/分，律齐、无杂音，病理征阴性，急查血清胆碱酯酶活力为 5%。

请问，假如你是一名急诊室护士，应该如何对该患者实施洗胃术？

分析提示

作为一名急诊室护士，接收该患者后，迅速判断患者病情，采用正确的洗胃方法，准备好洗胃的用物，做好出院指导和健康宣教。

引言

洗胃术是指将含有一定成分的液体灌入胃内，混合胃内容物后再抽出，如此反复多次直至抽出澄清液。

急性中毒主要由吞服有机磷、无机磷、生物碱、巴比妥类药物等引起。洗胃是一项极其重要的抢救措施。洗胃术主要包括口服催吐洗胃术、胃管洗胃术两种。胃管洗胃术又包括注射器抽吸洗胃法、漏斗胃管洗胃法、电动洗胃机（图 5-20、图 5-21）胃管洗胃法 3 种。

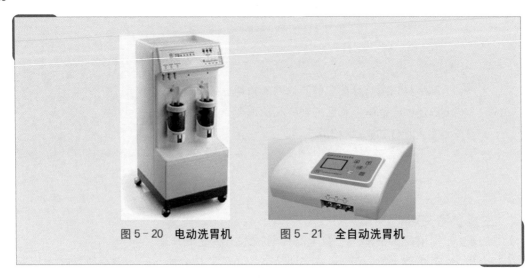

图 5-20　电动洗胃机　　　图 5-21　全自动洗胃机

一、洗胃的目的、适应证

(1) 清除胃内毒物或其他有害物质。

(2) 幽门梗阻伴有明显胃潴留扩张者。

(3) 某些手术或检查前的准备。

二、洗胃的禁忌证

(1) 吞服强酸、强碱等腐蚀性药物者,切忌洗胃,以免造成穿孔。

(2) 食管静脉曲张、食管阻塞、胃癌和消化道溃疡者慎行胃管插入。

(3) 胸主动脉瘤、重度心功能不全、呼吸困难者。

三、用物准备

张口器、药碗、听诊器、胃管、洗胃机、液状、石蜡、一次性尿垫等。

知识拓展

洗胃液的种类

(1) 温水或生理盐水:对毒物性质不明的急性中毒者,应抽出胃内容物尽快送检验,洗胃液选用温开水(25~38℃)或生理盐水。待毒物性质确定后,再采用对抗药洗胃。

(2) 碳酸氢钠溶液:一般用 2%~4% 溶液洗胃,常用于有机磷农药中毒,能促使其分解从而失去毒性。但美曲膦酯(敌百虫)中毒时禁用,因美曲膦酯在碱性环境中能变成毒性更强的敌敌畏。

(3) 高锰酸钾溶液:为强氧化剂,一般用浓度为 1:5 000 溶液,常用于急性巴比妥类药物、阿托品及草类中毒。但有机磷对硫磷(1605)中毒时,不宜用高锰酸钾溶液洗胃,因能使其氧化成毒性更强的对氧磷(1600)。

其他临床常见药物中毒及洗胃溶液见表5-1。

表5-1 临床常见药物中毒及洗胃溶液应用表

中毒药物	洗胃溶液	禁忌药物
酸性药物(硝酸、盐酸等)	蛋清水,镁乳,牛奶	强酸药物
碱性药物(氢氧化钾、氢氧化钠)	5%醋酸溶液,白醋,蛋清水,牛奶	强碱药物
乐戈(乐果,4090)、对硫磷、内吸磷(1059)、美曲膦酯	2%～4%碳酸氢钠溶液,1%盐水或清水	高锰酸钾、碱性药物
巴比妥类(安眠药)	1∶5 000 高锰酸钾溶液	

四、洗胃的操作方法

根据患者情况及急救场所与设备条件采用不同的洗胃方法。

1. 催吐法　适用于神志清醒尚能合作的患者。方法:先让患者快速口服大量洗胃液,然后可用压舌板压迫舌根部或刺激咽喉部引起呕吐,使患者吐出胃内液体。如此反复进行,直至呕吐液与洗胃液的颜色、澄清度相同为止。

2. 洗胃法　神志清醒的患者取坐位,如患者不能坐起或昏迷则取侧卧位,头部稍低,保持口低于咽喉部以防胃液进入气管。将涂有液状石蜡的胃管由口或鼻腔插入,同时嘱患者做吞咽动作;昏迷患者可用张口器撬开口腔,用弯钳将胃管缓缓送入。进管50～60 cm 时,可先经胃管试抽吸,如能抽出胃内容物则证实胃管已进入胃内。此时,根据设备条件采用以下方法洗胃。

(1)电动洗胃机胃管洗胃法:将胃管与电动洗胃机输液管相连接,打开洗胃机开关,使洗胃液注入胃内,停止 3～5 分钟后再开动转换开关将胃内液体抽入另一瓶内,每次灌入液量 300 ml 左右,不宜过多,以避免毒物进入肠内。

(2)漏斗式胃管洗胃法:胃管(带有漏斗)插好后固定于口角,然后将胃管漏斗端高过头部 30～50 cm,由漏斗部灌入洗胃液 300～500 ml,当漏斗内尚余少量液体时,将漏斗部放至低于胃水平,利用虹吸作用将胃内液体吸出。

(3)注射器抽吸洗胃法:适用于重度衰竭或休克的患者。方法:用 50 ml 注射器经胃管注入洗胃液 300～500 ml,再用注射器抽吸。

以上方法反复进行,直至排出液与洗胃液的颜色、澄清度相同为止。

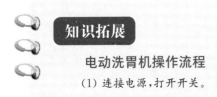

知识拓展

电动洗胃机操作流程

(1)连接电源,打开开关。

(2) 患者准备，取去枕左侧卧位，下胃管。

(3) 确认胃管在胃内，连接洗胃机进患者端管路。

(4) 洗胃机吸水端置于清水桶内，排水管置于污物桶内。

(5) 按开始键开始洗胃。

(6) 洗胃完毕，于"出胃"状态。关闭开始键。

(7) 断开胃管与洗胃机连接管。撤胃管，整理患者。

五、洗胃的注意事项及护理

(1) 对急性中毒者，应从速采用口服催吐法。必要时洗胃，以减少中毒物的吸收。插胃管时，动作要轻快，切勿损伤食管黏膜，遇患者恶心或呛咳，应立即拔管，休息片刻后再插，以免误入气管。

(2) 当中毒物质不明时，洗胃液可用温水或等渗盐水，待毒物性质明确后，再采用对抗剂洗胃。

(3) 吞服强酸或强碱等腐蚀性药物，禁忌洗胃，以免造成穿孔。可按医嘱给药或迅速给予对抗剂，如牛奶、豆浆、蛋清(用生鸡蛋清加水至 200 ml)、米汤等以保护胃黏膜。

(4) 给幽门梗阻患者洗胃时，应记录胃内滞留量，以了解梗阻情况，供临床输液参考，同时洗胃宜在饭后 4～6 小时或空腹进行。

(5) 患者出现腹痛、血性引流液时，则停止洗胃。孕妇不宜采用电动洗胃机胃管洗胃法。

(6) 洗胃时，应注意观察病情，保持呼吸道通畅，注意观察洗出液的性质、颜色、气味和数量。重度衰竭或休克的患者应取侧卧位，宜采用注射器抽吸洗胃法和漏斗式胃管洗胃法，避免发生吸入性肺炎或胃内容物反流窒息。

(7) 插入胃管后应尽可能抽出胃内容物送检，抽不出时，用温开水或 0.9%氯化钠溶液灌入，然后再抽出送检。

(8) 洗胃液温度尽可能保持在 37～38℃(冰水洗胃止血除外)，抽出量应等于灌入量。

(9) 第 1 次灌入量不宜太多，以免将胃内毒物驱入肠道。

(10) 电动洗胃机洗胃时抽吸负压不宜过大，以免过度损伤胃黏膜。

项目评价 ··

通过本项目的学习，能够掌握洗胃术的操作方法，学会根据不同的中毒种类选择适宜的洗胃液。

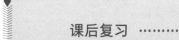

课后复习 ••

1. 学会各种洗胃术的操作方法。
2. 简述洗胃术的注意事项。

主要参考文献

［1］卢根娣,席淑华,叶志霞. 急危重症护理学. 上海:第二军医大学出版社,2013.

［2］席淑华. 实用急诊护理. 上海:上海科学技术出版社,2012.

（马　静）

项目五　穿 刺 技 术

案例导入

　　陈某因酒后驾驶一辆轿车,与对面骑电瓶车的李某相撞,两人均有受伤,由"120"救护车送至附近医院急诊室,陈某出现呼吸困难,严重发绀。查体:纵隔移向健侧,前胸部疼痛明显,触摸有皮下气肿;李某出现持续性剧烈腹痛,并伴有休克征象,疑有腹腔脏器破裂。医生迅速予以处理,对陈某进行胸腔穿刺,对李某实施腹腔穿刺,抽出不凝血。请问,在实施胸腔穿刺术和腹腔穿刺术时应该准备哪些用物,责任护士如何配合医生做好相应的准备和护理?

分析提示

　　医生根据两名患者的临床表现分别进行胸腔穿刺术和腹腔穿刺术,要了解各种穿刺术的适应证,配合医生做好操作的准备,掌握操作过程中的注意事项并做好护理。

任务一　腰椎穿刺术

　　腰椎穿刺术是诊断颅内及椎管内疾病最简单和最常用的检查方法,对神经系统疾病的诊断和治疗均有重要的意义。

一、适应证

（1）鉴别脑血管病变为出血性或缺血性。

（2）鉴别各种中枢神经系统感染性病变。

（3）明确脊髓病变的性质为出血性、感染性、脱髓鞘性或变性。

（4）测定颅内压力，了解蛛网膜下隙阻塞情况。

（5）施行椎管内脊髓造影或脑室造影，明确阻塞原因。

（6）蛛网膜下隙注入抗生素或抗癌药等，以治疗某些疾病。

（7）腰椎麻醉。

二、禁忌证

（1）穿刺部位软组织或相应脊柱有感染病灶者不宜穿刺。

（2）颅内占位性病变引起颅内压力增高，尤其是有早期脑疝迹象者不宜穿刺。

（3）高度怀疑有脑大池粘连者。

（4）全身严重感染者，如败血症等不宜穿刺，以免发生中枢神经系统感染。

三、用物准备

腰椎穿刺包（内有7号和9号腰椎穿刺针各1支、弯盘、镊子、纱布、药杯、洞巾、测压管等）、无菌手套、无菌注射器、无菌试管、局部麻醉药等。

四、操作方法

（1）患者左侧卧于硬板床上，背部和床板垂直，头向胸部屈曲，双手抱膝紧贴腹部，使脊柱间隙增宽，便于进针。

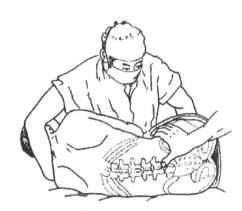

图 5 - 22　腰椎穿刺的体位和部位

（2）以第3或第4腰椎间隙为最佳穿刺点（两侧髂前上棘连线和脊柱交点为第3腰椎间隙）。体形高大健壮者可上移一个腰椎间隙，体形较矮者可下移一个腰椎间隙。常规消毒皮肤后戴手套与盖洞巾，用2％利多卡因或1％～2％普鲁卡因（须作皮试）作局部麻醉，深达韧带（图5 - 22）。

（3）术者左手固定穿刺点的皮肤，右手持腰穿针，取与皮肤垂直或针尖稍偏向头部的方向缓慢刺入（成年人进针4～6 cm，儿童进针2～4 cm）。缓慢刺入韧带时可感到一定阻力，当针尖穿过韧带与硬脑膜时，可感到阻力突然消失，即"落空感"，此时将针芯慢慢抽出，即可有脑脊液流出。

（4）测压，收集脑脊液标本送检验。

（5）术毕插入针芯，拔出腰穿针，碘酊消毒穿刺点，覆盖消毒纱布，用胶布固定。

五、注意事项及护理

（1）术后，患者宜去枕平卧 4～6 小时，最好 24 小时内勿下床活动；多进饮料，以免出现穿刺术后头痛等。如出现头痛，应卧床休息，静脉滴注 0.9% 氯化钠溶液和 5% 葡萄糖溶液以改善症状。颅内压较高者则不宜多饮水，严格卧床的同时密切观察意识、瞳孔及生命体征的变化，尽早发现脑疝前驱症状，如意识障碍、剧烈头痛、频繁呕吐、呼吸加深和血压升高等。

（2）术中发现颅压过高时，可用针芯尖端堵住针座的出口，以控制脑脊液的流速，防止脑脊液突然大量喷出。收集脑脊液标本时不宜过多、过快。

（3）术中必须密切观察患者，如出现呼吸、脉搏、血压等改变时，应立即停止操作并作相应处理。

（4）如需给药时，先缓慢放出等量脑脊液，再注入稀释药液。

任务二　胸腔穿刺术

胸腔穿刺术是通过胸腔穿刺检查，尽快作出临床诊断，并为进一步治疗提供的一种手段，同时可减轻呼吸困难等压迫症状，挽救生命。

一、适应证

（1）诊断性胸腔穿刺，以明确诊断。
（2）气胸及血胸所致胸腔压迫症状者。
（3）急性脓胸大量渗出液或纤维素期。
（4）胸腔内注射某种治疗药物。

二、禁忌证

（1）既往胸腔穿刺有过敏史或胸膜休克者。
（2）穿刺部位胸壁或附近皮肤有感染者。
（3）病情危重，有严重出血倾向、大咯血者。

三、用物准备

胸腔穿刺包（内有 12 号和 16 号胸腔穿刺针各 1 支、弯盘、镊子、血管钳、纱布、药杯、洞巾、橡皮管等）、无菌手套、无菌注射器、无菌试管、局部麻醉药等。

四、操作方法

（1）胸腔积液者取坐位，面朝椅背，向前俯伏于椅背。重症患者及气胸者可取半卧位，将其前臂置于枕部（图 5-23）。

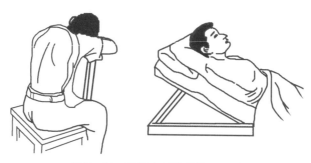

图 5-23 胸腔穿刺的体位和部位

（2）穿刺应在胸部扣诊实音最明显处进行，可予 B 超定位，并作标记。气胸者取患侧第 2 肋间锁骨中线处为穿刺点。

（3）常规消毒皮肤后戴手套与盖洞巾，用 2% 利多卡因或 1%～2% 普鲁卡因（须作皮试）在穿刺点沿肋骨上缘作局部麻醉至胸膜。

（4）用左手示指和中指固定穿刺处皮肤，将针尾套有橡皮管和附有血管钳夹闭的穿刺针从麻醉处沿肋骨上缘缓慢刺入，当胸膜壁层被穿过，针头抵抗感突然消失，则针头已入胸腔。这时取注射器接于橡皮管，助手放开夹住橡皮管的血管钳，用血管钳固定穿刺针，即可抽液。抽取的胸液量应记录并送检。如抽液毕需注药，则接上有药液的注射器，将药液注入。

（5）术毕拔出胸穿针，碘酊消毒穿刺点，覆盖消毒纱布，用胶布固定。嘱患者卧床休息。

五、注意事项及护理

（1）穿刺前必须向患者作必要的说明和解释，以利消除紧张和恐惧情绪，争取患者积极配合。

（2）穿刺时，局部麻醉应充分。患者应避免移动体位、咳嗽或深呼吸，必要时可先给予可待因镇静止咳。

（3）操作时应不断观察患者的面色与反应，如有头晕、面色苍白、出汗、心悸、胸部压迫感、剧烈疼痛和晕厥等胸膜过敏现象，或连续咳嗽、咳泡沫痰等抽液过多现象时，应立即停止抽液，并进行对症处理。

（4）放液不要过多、过快，一般第 1 次 ≤600 ml，以后每次 ≤1 000 ml。诊断性抽液 50～100 ml 即可。

（5）穿刺及抽液时，应注意无菌操作，防止空气进入胸腔。

（6）穿刺完毕嘱患者平卧或半卧位休息，密切观察患者的生命体征。

（7）注意观察穿刺点有无渗血或液体漏出。

（8）如属治疗性穿刺，应观察有无不良反应。

任务三 腹腔穿刺术

腹腔穿刺术是临床上常用的诊疗方法之一,对于急腹症的诊断尤为重要,同时通过穿刺放液可减轻压迫症状。

一、适应证

(1)诊断性腹腔穿刺,取液化验以明确诊断。

(2)排放腹水减压,以达缓解压迫症状的目的。

(3)腹腔内注射某种治疗药物。

二、禁忌证

(1)高度腹胀的患者。

(2)有肝性脑病先兆者,禁放腹水。

(3)腹部多次手术的患者。

(4)局部皮肤感染或皮炎的患者。

(5)有不能纠正的出血性疾病的患者。

(6)妊娠后期的患者。

(7)疑有卵巢囊肿或多房性肝棘球蚴病(肝包虫病)者。

三、用物准备

腹腔穿刺包(内有腹腔穿刺针一支、弯盘、镊子、直弯血管钳、纱布、药杯、洞巾、橡皮管等)、无菌手套、无菌注射器、无菌试管、无菌容器、腹带、局部麻醉药等。

四、操作方法

(1)患者取仰卧位、侧卧位或坐位。

(2)诊断性腹腔穿刺选择左下腹脐与髂前上棘连接线上、中 1/3 与外 1/3 相接处或脐水平线与腋前线交叉处为穿刺点。穿刺点也可用 B 超定位。放腹水多选择脐耻连线中上 1/3 交界处(图 5 - 24)。

(3)常规消毒皮肤后戴手套与盖洞巾,用 2% 利多卡因或 1%～2% 普鲁卡因(须作皮试)局部麻醉至腹膜壁层。

(4)用穿刺针缓慢刺入腹壁,当腹膜壁层被穿过,针头抵抗感突然消失,则针头已入腹腔,可用注射器抽取少量腹水于无菌试管

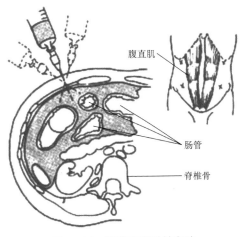

腹直肌

肠管

脊椎骨

图 5 - 24 腹腔穿刺进针方法

中送实验室检查。然后于穿刺针末尾接橡皮管，引腹水入置于地上的无菌容器中。

（5）术毕拔出腹穿针，碘酊消毒穿刺点，覆盖消毒纱布，用胶布固定，并用腹带将腹部包扎。

五、注意事项及护理

（1）腹腔穿刺前先嘱患者排空尿液，以免穿刺时损伤膀胱。

（2）操作时应不断观察患者有无头晕、恶心、心悸等症状，并密切观察患者的呼吸、脉搏及面色等情况。严重者应立即停止操作，并作对症处理。

（3）放液不要过多、过快，一般以一次≤5 000 ml 为宜，肝硬化时≤3 000 ml。

（4）腹腔内注射药物要谨慎，很多药物不宜腹腔注射。

（5）术前、术后测量腹围，计算放液量及复查腹部体征，以便观察病情变化。

（6）严格无菌操作，避免腹腔感染。

（7）穿刺后嘱患者平卧休息 8～12 小时。

（8）观察穿刺点有无渗液，同时警惕有否诱发肝性脑病。如有腹水外溢，及时处理伤口，更换敷料，以免伤口感染。

任务四　　心包穿刺术

心包穿刺术在心脏破裂的诊断及缓解心包填塞危及病情方面具有重要意义，并能确定心包积液的性质或缓解大量心包积液引起的心脏压塞症状。

一、适应证

（1）帮助诊断，明确积液的性质及其病因。

（2）缓解大量心包积液引起的心包填塞症状。

（3）化脓性心包炎急需穿刺排脓者。

（4）向心包内注入药物。

二、禁忌证

（1）慢性缩窄性心包炎。

（2）风湿性心包炎。

三、用物准备

心包穿刺包（内置心包穿刺针、弯盘、镊子、直弯血管钳、纱布、药杯、洞巾、橡皮管等）、无菌手套、无菌注射器、无菌试管、无菌容器、局部麻醉药、心电图机、除颤器等。

四、操作方法

（1）患者取坐位或半卧位。

（2）心尖部穿刺点可在左侧第 5 或第 6 肋间的心脏绝对浊音界的外侧。剑突下穿刺点在胸骨剑突与左肋弓缘夹角处之下界(图 5 - 25)。

（3）常规消毒皮肤后戴手套与盖洞巾，用 2％利多卡因或 1％～2％普鲁卡因(须作皮试)局部麻醉至心包壁层。穿刺针的针尾套有橡皮管，用血管钳夹闭。

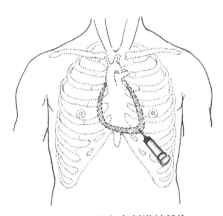

图 5 - 25　心包穿刺进针部位

（4）从心尖部进针时，针尖由下而上，沿肋骨上缘向脊柱方向缓慢刺入心包，进针约 3 cm。剑突下进针时，穿刺针头与腹壁呈 30°～40°角，向上、向后并稍向左进入心包腔后下部，进针 3～5 cm。当阻力感突然消失，则表明已刺入心包腔。如针尖有心脏搏动感，或发现心电监护出现异常图形时，提示针尖已接触心肌，应将针后退些许。

（5）取注射器接于橡皮管，助手放开夹住橡皮管的血管钳，用血管钳固定穿刺针即可抽液。记录抽出液的性质和量，并送检。

（6）术毕拔针，碘酊消毒穿刺点，覆盖消毒纱布，用胶布固定。

五、注意事项及护理

（1）心包穿刺有一定的危险，故穿刺指征必须明确。术前须行 X 线及超声检查，估计积液量并确定穿刺点。

（2）术前应向患者作好解释以消除顾虑，并嘱患者在穿刺时切勿咳嗽或深呼吸。如抽出为鲜血，应立即拔出穿刺针，并严密观察有无心包填塞征出现。

（3）麻醉要完善，以免因疼痛引起的神经源性休克。

（4）抽液过程中应注意夹闭橡皮管，以免空气进入心包内。

（5）首次抽液量＜100 ml，再次抽液量≤300～500 ml，抽液速度应缓慢。

（6）术中和术后需密切观察呼吸、血压、脉搏及面色的变化。如有呼吸困难或胸痛等，给予氧气吸入或遵医嘱给予镇静剂。

（7）及时作好各种记录，如生命体征、穿刺液颜色和量及病情变化。

项目评价 ••

通过本项目的学习，了解各种常见的穿刺术的适应证，能够掌握操作前需要配合医生所做的准备内容，掌握操作过程中的注意事项并做好护理。

课后复习

（1）常见的急诊穿刺技术有哪几种？

（2）所学的4种穿刺技术前应该准备哪些用物？

（3）穿刺时应该告知患者哪些注意事项？

主要参考文献

［1］卢根娣,席淑华,叶志霞. 急危重症护理学. 上海：第二军医大学出版社,2013.

［2］席淑华. 实用急诊护理. 上海：上海科学技术出版社,2012.

（马　静）

项目六　止血、包扎、固定、搬运术

案例导入

　　2011年9月27日,上海地铁10号线由于设备运营故障,发生地铁追尾事故,200余人受伤。"120"急救中心医护人员迅速到达现场施救,所救患者中,有以下几类人员。

　　患者甲：头部损伤并伴有出血,意识尚清楚。

　　患者乙：小腿骨折并伴有大量出血,出现烦躁,BP 80/50 mmHg,P 110次/分,呼吸急促。

　　患者丙：胸部外伤出血,疑肋骨骨折并存在开放性气胸,呼吸困难。

　　请问：假如你是乘坐本次地铁的人员,在自己没有受伤的情况下,可以对受伤的群众实施怎样的急救处理？"120"急救中心人员到场后会实施止血、包扎、固定、搬运技术,具体如何实施？实施过程中注意事项有哪些？

分析提示

　　根据患者的不同状况,进行相应的处理,包括止血、包扎、固定、搬运等,在实施的过程中应该掌握注意事项,避免再次损伤。

任务一　止血技术

　　急性大量出血可以导致患者发生失血性休克。不进行及时抢救,短时间可危及患者的生命或发生严重的并发症。因此,在保证呼吸道通畅的同时,及时准确地实施止血,可以有效地减轻继续出血和减少并发症的发生。止血技术也是救护的基本技术之一。

一、常用止血方法

1. 指压止血法 是指用手指、手掌或拳头压迫伤口近心端动脉经过骨骼表面的部位,阻断血液流通,达到临时止血的目的。适用于中等或较大动脉的出血,以及较大范围的静脉和毛细血管出血。指压法止血属于应急止血措施,不宜持久采用。

2. 加压包扎止血法 适用于四肢、头颈、躯干等体表血管受伤时出血,可以通过加压包扎和抬高肢体的方法达到暂时止血的目的。将无菌敷料或衬垫覆盖在伤口上,用手或其他物体在包扎伤口的敷料上施以压力,一般持续5～15分钟才可奏效。对于较深的出血伤口,宜用敷料填塞,再用绷带加压包扎。

3. 止血带止血法 适用于四肢较大动脉的出血,能有效地控制肢体出血。包括特制式止血带,如橡皮止血带、卡式止血带、充气止血带等,其中以充气止血带效果较好。在紧急情况下也可用绷带、三角巾、布条代替等止血带。使用止血带前,应先在止血带下放好衬垫物。常用止血方法如下。

(1) 橡皮止血带止血法:在肢体伤口的近心端用棉垫、纱布、毛巾或衣物等作为衬垫缠绕肢体,以左手的拇指、示指和中指持止血带的头端,将长的尾端绕肢体一圈后压住头端,再绕肢体一圈,然后用左手示指和中指夹住尾端后,将尾端从两圈止血带下拉出,形成一个活结。如需放松止血带,只需将尾端拉出即可(图5-26)。

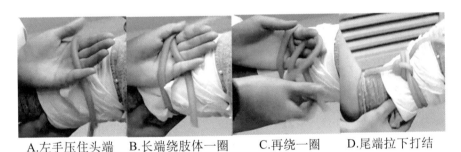

A.左手压住头端　B.长端绕肢体一圈　C.再绕一圈　D.尾端拉下打结

图5-26　橡皮止血带止血法

(2) 卡式止血带止血法:将松紧带绕肢体一圈,然后把插入式自动锁卡插进活动锁紧开关内,一手按住活动锁紧开关,另一手紧拉松紧带,直到止血为止。放松时用手向后扳放松板,解开时按压开关即可。

(3) 充气止血带止血法:此法根据血压计原理设计,有压力表指示压力的大小。压力均匀,止血效果较好。将袖带绑在伤口的近心端,充气后起到止血的作用。

二、止血技术注意事项

止血带止血法使用不当可造成神经或软组织损伤、肌肉坏死,甚至危及生命。使用止血带的注意事项如下。

1. 部位准确　止血带应扎在伤口的近心端,并尽量靠近伤口。不强调"标准位置"的限制(以往认为上肢出血应扎在上臂的 1/3 处,下肢应扎在大腿根部),也不受前臂和小腿的"成对骨骼"的限制。

2. 压力适当　止血带的标准压力上肢为 250～300 mmHg,下肢为 300～500 mmHg。无压力表时以刚达到远端动脉搏动消失、出血停止、止血带最松状态为宜。

3. 下加衬垫　止血带不能直接扎在皮肤上,应先用衬垫垫好再扎止血带,以免勒伤皮肤。切忌用绳索或铁丝直接扎在皮肤上。

4. 控制时间　上止血带不应超过 5 小时(冬天可适当延长)。因止血带远端组织缺血、缺氧,产生大量组胺类毒素,在突然松解止血带时,毒素吸收可引起"止血带休克"甚至发生急性肾衰竭。

5. 定时放松　应每隔0.5～1 小时放松一次,放松时可用指压法临时止血,每次松开2～3分钟,再在稍高的平面上扎止血带,不可在同一平面上反复缚扎。

6. 标记明显　上止血带的患者要在手腕或胸前衣服上做明显标记,注明上止血带时间,以便后续救护人员继续处理。

7. 做好松解准备　松解前先补充血容量,做好纠正休克和止血用器材的准备。

任务二　包扎技术

包扎技术在急救中应用广泛,可以保护伤口,减少污染,固定敷料、药品和骨折位置,压迫止血及减轻疼痛等。

一、常用包扎方法

1. 三角巾包扎法　三角巾制作简单,使用方便,包扎面积大,适用于现场急救。可以用边长为 1 m 的正方形白布,将其对角剪开即成两块三角巾。三角巾的用途较多,可折叠成带状包扎较小伤口或作为悬吊带,可展开或折成燕尾巾包扎躯干或四肢较大的伤口,也可将两块三角巾连接在一起包扎更大范围的创面。常用部位的三角巾包扎法如下。

(1) 头面部伤的包扎

1) 头顶部包扎法:三角巾底边的正中放于眉间上部,顶角经头顶垂向枕后,两底角经耳上向后拉,两底角压住顶角在枕部交叉再经耳上绕到的额部拉紧打结,最后将顶角向上反折嵌入底边内(图 5‑27)。

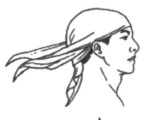 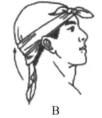

A　　　　　　B

图 5‑27　头顶部包扎法

2）风帽式包扎法：在顶角底边中点各打一结，将顶角结放在额前，底边结置于枕后，然后将两底边拉紧并向外反折数道折后，交叉包绕下颌部后绕至枕后，在预先做成的底边结上打结。

3）面部面具式包扎法：三角巾顶角打结套住下颌，罩住面部及头部，将底边两端拉紧至枕后交叉，再绕回前额打结。包扎完后在眼、鼻、口部处提起布巾剪洞（图 5-28）。

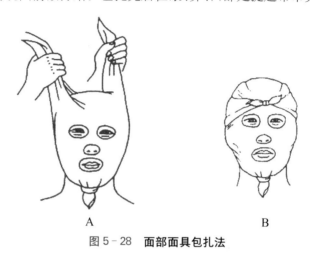

A   B
图 5-28　面部面具包扎法

（2）肩部伤的包扎

1）单肩燕尾巾包扎法：将三角巾折成燕尾巾，将夹角朝上放于伤侧肩上，燕尾中底边包绕上臂上部打结，两角分别经胸部和背部拉向对侧腋下打结（图 5-29）。

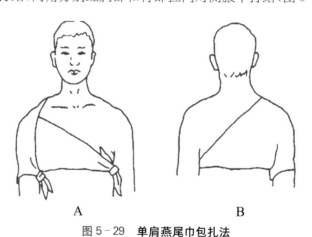

A   B
图 5-29　单肩燕尾巾包扎法

2）双肩燕尾巾包扎法：将三角巾叠成两燕尾角等大的燕尾巾，夹角朝上对准颈部，燕尾披在双肩上，两燕尾角分别经左、右肩拉到腋下与燕尾底角打结。

（3）胸部伤的包扎

1）胸部三角巾包扎法：将三角巾顶角越过伤侧肩部，垂于背后，使三角巾底边中央位于伤部下方，底边反折约两横指，两底角拉至背后打结，再将顶角上的带子与底角结打至一起（图 5-30）。

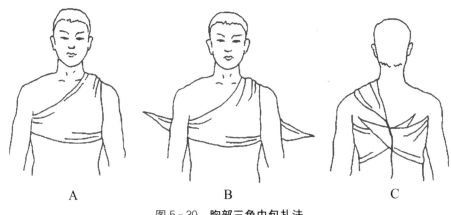

图 5 - 30　胸部三角巾包扎法

2）胸部燕尾巾包扎法：将三角巾折成燕尾巾，并在底边反折一道，横放于胸部，两角向上，分别放于两肩上并拉到颈后打结，再用顶角带子绕至对侧腋下打结（图 5 - 31）。

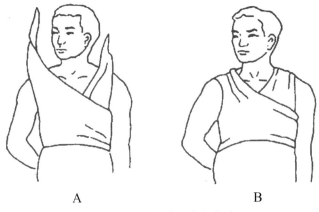

图 5 - 31　胸部燕尾巾包扎法

（4）四肢伤的包扎

1）上肢三角巾包扎法：将三角巾一底角打结后套在伤侧手上，结的余头留长些备用，另一底角沿手臂后方拉至对侧肩上，顶角包裹伤肢后，顶角带子与自身打结，将包好的前臂屈到胸前，拉紧两底角打结（图 5 - 32）。

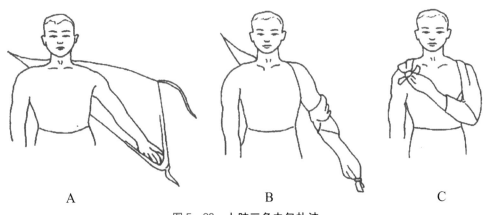

图 5 - 32　上肢三角巾包扎法

2) 手(足)三角巾包扎法:将手(足)放在三角巾上,手指(或脚趾)对准顶角,将顶角折回盖在手背(或足背)上,折叠手(足)两侧的三角巾使之符合手(足)的外形,然后将两底角绕腕(踝)部打结(图5-33)。

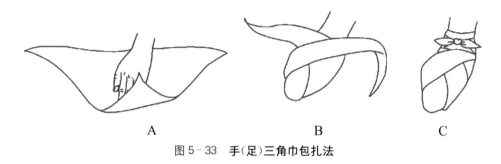

A　　　　　　B　　　　　　C

图5-33　手(足)三角巾包扎法

2. 绷带包扎法　绷带是传统实用的包扎用物,适用于头颈部及四肢的包扎。绷带包扎是包扎技术的基础,用于制动、固定敷料和夹板、加压止血。

(1)环形包扎法:将绷带做环形缠绕,适用于包扎的开始与结束时和包扎粗细均匀部位,如颈、腕、胸、腹等处的伤口(图5-34)。

(2)螺旋形包扎法:先用环形缠绕数周,然后稍微倾斜螺旋向上缠绕,每周遮盖一周的1/3~1/2,适用于包扎直径基本相同的部位,如上臂、手指、躯干、大腿伤(图5-35)。

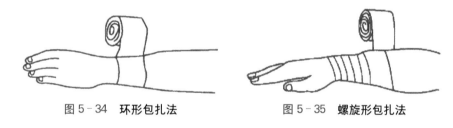

图5-34　环形包扎法　　　　　　图5-35　螺旋形包扎法

(3)螺旋反折包扎法:每圈缠绕时均将绷带向下反折,并遮盖上一周的1/3~1/2,反折部位应位于相同部位,使之成一直线。适用于直径大小不等的部位,如前臂、小腿等处的伤口。注意不可在伤口上或骨隆突处反折(图5-36)。

(4)"8"字形包扎法:适用于直径不一致的部位或屈曲的关节部位,如肩、髋、膝等的伤口(图5-37)。

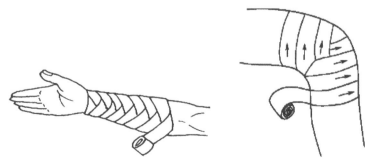

图5-36　螺旋反折包扎法　　　图5-37　"8"字形包扎法

（5）回返式包扎法：适用于头顶部、指端、截肢残端的伤口（图5-38）。

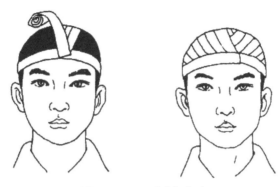

图5-38　回返式包扎法

二、注意事项

（1）包扎伤口前，先行简单清创并盖上消毒敷料，然后再行包扎。

（2）包扎要牢固，松紧适宜，过紧会影响局部血液循环，过松易致敷料脱落或移动。

（3）包扎时患者取舒适体位，伤肢保持功能位。皮肤皱褶处与骨隆突处要用棉垫或纱布做衬垫。

（4）包扎方向应从远心端向近心端，以帮助静脉血液回流。包扎四肢时，应将指（趾）端外露，以便观察血液循环。

（5）绷带固定时的结应放在肢体外侧面，严禁在伤口处、骨隆突处或易于受压的部位打结。

（6）解除绷带时，先解开固定结或取下胶布，然后以两手互相传递松解。紧急时或绷带已被伤口分泌物浸透干涸时，可用剪刀剪开。

任务三　固定技术

固定技术在创伤急救中与止血、包扎同样重要。及时、正确的固定，有助于减少伤部活动，减轻疼痛，预防休克，避免神经、血管、骨骼及软组织的再损伤以及便于患者的运送。

一、固定材料的选择

固定材料最理想的是夹板，类型有木质、金属、充气性夹板或用树脂做的可塑性夹板。紧急情况下应注意因地制宜，就地取材，选用竹板、树枝、木棒等替代。还可直接用患者的健侧肢体或躯干进行临时固定，固定时还需另备纱布垫、绷带、三角巾或毛巾、衣物等。

二、常用固定方法

1. **上臂骨折固定**　仅一块夹板可置于上臂外侧；两块夹板可分别置于上臂的后外侧和前内侧。然后用绷带或三角巾做成的带子在骨折的上、下端固定。使肘关节屈曲90°角功能位，用上肢悬吊包扎法将上肢悬吊于胸前。若无夹板，可用两块三角巾，一条将上臂呈90°角悬吊于胸前，另一条将伤肢上臂与胸部固定在一起。

2. **前臂骨折固定**　协助患者将伤肢屈肘呈90°角功能位。取两块夹板，分别置于前臂内、外侧，用3条绷带固定骨折的上、下端和手掌部，再用绷带或三角巾将上肢悬吊于胸前。

3. **大腿骨折固定**　用长、短两块夹板分别置于大腿的外侧和内侧，长夹板的长度自腋下至足跟，短夹板的长度自大腿根部至足跟。在骨隆突处、关节处和空隙处加衬垫，然后用带子分别在骨折上下端、腋下、腰部和关节上下打结固定，足部用"8"字形固定，使脚与小腿呈直角功能位(图5-39)。若无夹板，也可将患者两下肢并紧，中间加衬垫，将健侧肢体与伤肢分段固定在一起(图5-40)。

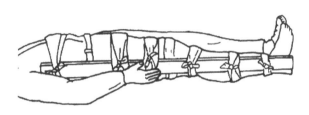

图5-39　大腿骨折夹板固定

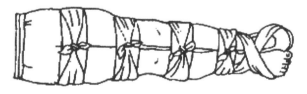

图5-40　大腿骨折健肢固定

4. **小腿骨折固定**　将骨折小腿伸直，夹板长度上过膝关节，下过足跟，两块夹板分别挡在小腿骨折处内、外侧，再用绷带或三角巾固定。

5. **脊椎骨折固定**　脊椎受伤后，可用颈托固定脊椎，或用硬纸板、衣物等做成颈托起固定作用。

三、注意事项

(1) 如有开放性伤口，应先止血、包扎，再行骨折固定。有危及生命的危重情况，如休克，应先行抗休克处理。

(2) 在处理开放性骨折时，刺出的骨折断端在未经清创时不可还纳伤口内，以防感染。

（3）夹板固定时，其长度与宽度要与骨折的肢体相适应。

（4）夹板不可直接与皮肤接触，其间要加衬垫，以防局部组织受压或固定不稳。

（5）固定应松紧适宜、牢固可靠，但不影响血液循环。肢体骨折固定时，一定要将指（趾）端露出，以便随时观察末梢血液循环情况。

（6）固定后避免不必要的搬动，不可强迫患者进行各种活动。

任务四 搬运技术

搬运患者的方法是创伤急救医疗中重要的组成内容之一，可以使患者迅速脱离危险地带，防止再次损伤。

一、常用搬运方法

1. 担架搬运法 这是最常用的搬运方法。适用于病情较重、转移路途较长的伤病员。担架搬运时由3～4人组成一组，将患者移上担架；患者头部向后，足部向前，担架员脚步行动要一致，平稳前进；向高处抬时，前面的担架员要放低，后面的担架员要抬高，使患者保持水平状态。

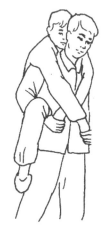

图5-41 背负法单人搬运

2. 徒手搬运法 适用于现场无担架、转运路途较近、患者病情较轻的情况，但需要注意人力和技巧的合理使用。

（1）单人搬运法

1）扶行法：用于扶助伤情轻微，能自行行走的清醒患者，可以提供必要的心理支持和关心。

2）背负法：搬运者站在患者一侧，一手抓紧患者双臂，另一手抱起腿，用力翻身，使其负于搬运者背上，然后慢慢站起（图5-41）。

（2）双人搬运法

1）椅托式搬运法：一人以左膝，另一人以右膝跪地，各用一手伸入患者的大腿下，另一手彼此交叉支持患者的背部，慢慢地将患者抬起（图5-42）。

2）拉车式搬运法：一人站在患者的头侧，用手插到患者的腋下，将患者抱在怀里；另一人跨在患者两腿之间，抬起患者的双腿，两人同方向步调一致抬着患者前行（图5-43）。

（3）多人搬运法：3人可并排将患者抱起，齐步一致向前。第4人可负责固定头部。多于4人时，可面对面将患者平抱进行搬运。

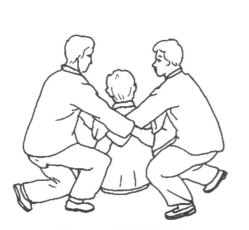

图 5‑42　**椅托式搬运法**

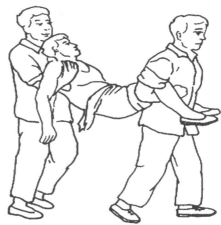

图 5‑43　**拉车式搬运法**

3. 特殊患者搬运法

（1）昏迷的患者：使患者侧卧或俯卧于担架上，头偏向一侧，以利于呼吸道分泌物的引流。

（2）骨盆损伤的患者：先将骨盆用三角巾或大块包扎材料环形包扎后，让患者仰卧于硬质担架或门板上，膝微屈，膝下加垫。

（3）脊柱、脊髓损伤的患者：搬运此类患者时，应使其脊柱保持伸直，严禁颈部与躯干前屈或扭转。对于颈椎伤的患者，一般应由 4 人一起搬运，1 人专管头部的牵引固定，保持头部与躯干成一直线，其余 3 人蹲于患者的同一侧，2 人托躯干，1 人托下肢。4 人一起将患者抬起放在硬质担架上，患者头部两侧须用沙袋固定，并用带子分别将患者胸部、腰部、下肢与担架固定在一起（图 5‑44）。对于胸、腰椎伤的患者，可由 3 人于患者身体一侧搬运，搬运法与颈椎伤患者相同。

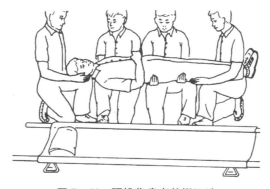

图 5‑44　**颈椎伤患者的搬运法**

（4）身体带有刺入物的患者：应先包扎伤口，妥善固定好刺入物后，方可搬运。搬运途中避免震动、挤压、碰撞，防止刺入物脱出或继续深入。刺入物外露部分较长时，应由专人负责保护。

（5）腹部损伤的患者：患者取仰卧位，下肢弯曲，脱出的内脏应用无菌敷料保护好，不可回纳。此类患者可用担架搬运。

二、注意事项

（1）搬运动作应轻巧、敏捷、步调一致，避免震动，避免增加伤病员的痛苦。

（2）据不同的伤情和环境采取不同的搬运方法，避免一次损伤或因搬运不当造成意外伤害。

（3）搬运途中应注意观察患者的伤势与病情变化。

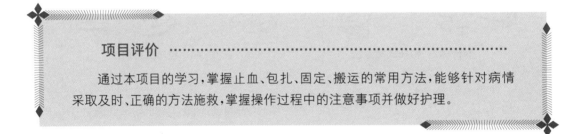

项目评价 ......

通过本项目的学习，掌握止血、包扎、固定、搬运的常用方法，能够针对病情采取及时、正确的方法施救，掌握操作过程中的注意事项并做好护理。

课后复习 ......

1. 止血带止血的注意事项有哪些？
2. 如何对脊柱损伤的患者实施搬运？

主要参考文献

［1］张波，桂莉. 急危重症护理学. 第3版. 北京：人民卫生出版社，2012.

［2］杨桂荣，缪礼红. 急救护理技术. 武汉：华中科技大学出版社，2012.

［3］沈洪. 急诊医学. 北京：人民卫生出版社，2008.

（马　静）

第六章　急诊抢救技术的应用

情景描述

某医院急诊室连续接收 3 位急诊患者。分别是:①王先生,30 岁,在高温环境下于建筑工地施工 5 小时后出现发热、头晕、头痛等症状,随后多次呕吐,伴烦躁、意识模糊。入院后查体:肛温 42℃,R28 次/分,BP140/85 mmHg,R122 次/分,律齐,无杂音;瞳孔稍大,颈软;颜面潮红,全身皮肤干燥无汗;两肺呼吸音粗。②张女士,46 岁,菜农,因腹痛 3 小时,呼吸困难,抽搐 1 小时入院。上午在菜地喷洒杀虫药乐戈(1605)时,时有药液溅身。中午自觉头晕、恶心、轻度腹痛,未作更衣及清洗即卧床休息。此后,腹痛剧烈,不时呕吐,出汗较多。来院前呼吸急促,口鼻有大量分泌物,两眼上翻,四肢抽搐,神志不清,口唇发绀,两侧瞳孔极度缩小,颈胸部肌束颤动,两肺闻及水泡音,大小便失禁。③叶先生,45 岁,因汽车追尾,胸腹部被汽车方向盘顶伤 20 分钟后出现昏迷。入院查体:血压测不到,P52 次/分,R8 次/分;双侧瞳孔等大、等圆,对光反射迟钝;头颅无畸形,头部无血肿;胸廓无畸形,两侧肋弓交汇处可见皮肤淤血,压之有骨擦感;腹部明显膨隆;脊柱四肢检查阴性。

这 3 位急诊接收的患者分别发生了什么急危重症? 其致病原因和典型临床表现是什么? 这些急危重症的救治原则是什么? 该如何实施急救护理?

分析提示

对于王先生,由于在高温下长时间强体力劳动后出现重度中暑,应立即建立静脉通道,进行体内物理降温和药物降温,同时补液治疗,纠正水、电解质和酸碱平衡,做好病情观察和对症支持救护;对于张女士,由于喷洒农药操作不当引起了有机磷中毒,出现了毒蕈碱(M)样和烟碱(N)样症状,应该立即采取催吐、洗胃、导泻等方法清除毒物,应用阿托品等解毒剂,做好病情观察和对症支持救护;对于叶先生,由于车祸导致创伤,怀疑存在胸部闭合性损伤(肋骨骨折)和腹部闭合性损伤(腹腔出血),出现昏迷,所以判断为多发伤,应立即行气管插管、吸氧,建立静脉通道,补液升压治疗,做好全面体检,不要遗漏病情,准备好之后立即手术治疗。上述患者在急性致病因素作用下,如果监测处理不当,随着病情发展,都有可能出现 2 个或 2 个以上器官、系统衰竭,即多器官功能障碍综合征。本章将介绍急诊常见的环境性急症(淹溺、中毒、电击)、急性中毒(有机磷中毒、CO 中毒、镇静催眠药中毒、酒精中毒)、多发伤和多器官功能障碍综合征的急救知识。

项目一　淹溺患者的救护

学习目标

1. 识记淹溺和近乎溺死的区别。
2. 理解淹溺的临床表现。
3. 理解淡水淹溺和海水淹溺的区别。
4. 理解淹溺的急救和护理。

案例导入

　　患者,男,25 岁,在露天泳池游泳时意外溺水,被救生员救出时神志模糊,口唇发绀,呼吸急促,剧烈咳嗽,口角有泡沫样血性液体流出。淹溺患者可能出现哪些症状和体征? 作为护士,在现场应如何处理? 在紧急救治中,应注意哪些事项?

分析提示

　　案例中,患者在淹溺后神志模糊,病情危急。急救人员到达现场后立即对该患者实施紧急救治措施,恢复有效通气,根据病情对症处理。本项目讲述淹溺的发病机制、分类、临床表现及救护和护理。

引言

　　淹溺(drowning)又称溺水,是人淹没于水或其他液体中,由于液体、污泥、杂草等物堵塞呼吸道和肺泡,或因咽喉、气管发生反射性痉挛,引起窒息和缺氧,肺泡失去通气、换气功能,使机体处于危急状态。淹溺后窒息合并心脏停搏者称为溺死(drown),如心脏未停搏则称为近乎溺死(near drowning)。若不及时抢救,4~6 分钟即可死亡。淹溺是意外死亡的常见原因之一。在我国,淹溺是人群意外伤害致死的第 3 位死因,是 0~14 岁年龄组第 1 位死因。据统计,约90% 淹溺者发生于淡水,其中 50% 发生于游泳池。淹溺在 7、8、9 这 3 个月中发生率最高。

一、概述

1. 病因

（1）意外落水而又不会游泳。

（2）长时间游泳体力不足或受冷水刺激抽搐，或被水草缠绕。

（3）潜水意外，如头碰硬物致脑外伤。

（4）大量饮酒或使用镇静剂后下水。

（5）患有心脏、脑血管、癫痫或其他不能胜任游泳的疾病或游泳时疾病急性发作。

（6）投水自杀。

（7）潜水员在潜水时潜水装备发生破损，以及潜水员过度疲劳、操作失误，使水灌入而造成溺水。

2. 发病机制　人淹没于水中后，因为紧张、恐惧而本能地引起反射性地屏气和挣扎，避免水进入呼吸道。但是由于缺氧，不能坚持屏气而被迫深呼吸，从而使大量水伴随泥沙、杂草进入呼吸道和肺泡，阻滞气体交换，加重缺氧和二氧化碳潴留，造成严重缺氧、高碳酸血症和代谢性酸中毒。

（1）根据发生机制分类

1）湿性淹溺：人入水后，喉部肌肉松弛，吸入大量水分，充满呼吸道和肺泡发生窒息。水大量进入呼吸道数秒钟后神志丧失，发生呼吸停止和心搏停止。湿性淹溺占淹溺者的 80%～90%。

2）干性淹溺：人入水后，因受强烈刺激（如惊慌、恐惧、骤然寒冷等），引起喉痉挛导致窒息，呼吸道和肺泡很少或无水吸入，占淹溺者的 10%～20%。

（2）根据浸没的介质分类

1）淡水淹溺：一般江、河、湖、池中的水渗透压较血浆或其他体液渗透压低，属于淡水。浸没淡水后，通过呼吸道和胃肠道进入体内的淡水迅速进入血液循环，血容量剧增可引起肺水肿和心力衰竭，并可稀释血液，引起低钠、低氯和低蛋白血症。低渗性液体使红细胞肿胀、破裂，发生溶血，出现高钾血症和血红蛋白尿。过量的血红蛋白堵塞肾小管引起急性肾衰竭。高钾血症还会导致心搏骤停。淡水吸入最重要的临床意义是肺损伤，低渗性液体经肺组织迅速渗入肺毛细血管，损伤气管、支气管和肺泡壁的上皮细胞，使肺泡表面活性物质灭活，肺顺应性下降，肺泡表面张力增加，肺泡容积急剧减少，肺泡塌陷萎缩，进一步阻滞气体交换，造成全身严重缺氧。淡水淹溺还包括淡水中含有各种有毒、有害物质的污染水淹溺，可发生急性中毒、肺部感染和肺不张，死亡率极高。

2）海水淹溺：海水俗称碱水，是富含电解质的高渗性液体，其含钠量约为血浆的 3 倍以上，还含有大量的钙盐和镁盐。海水对呼吸道和肺泡有化学性刺激作用。因此，吸入海水其高渗压使血管内的液体或血浆大量进入肺泡内，引起急性肺水肿、血容量降低、血液浓缩、低蛋白血症、高钠血症，发生低氧血症。此外，海水对肺泡上皮细胞和肺毛细血管内皮细胞的化学损伤作用更易促使肺水肿的发生。高钙血症可导致心律失常，甚至心脏停搏。高镁血症可使心跳缓慢、心律失常、传导阻滞,甚至心跳停止,还可抑制中枢和周围神经系统,导致横纹肌无力、血管扩张和血压降低。

3)其他:如不慎跌入粪池、污水池和化学物储槽时,可附加生物和化学物的刺激、中毒作用,引起皮肤和黏膜损伤、肺部感染以及全身中毒。

人体溺水,吸入淡水或海水后,尽管血容量、血电解质浓度和心血管功能变化不同,但是都可以引起肺顺应性降低、肺水肿、肺内分流、严重低氧血症和混合性酸中毒。有严重脑缺氧者,还可促使神经源性肺水肿发生。大多数淹溺者猝死的原因是严重心律失常。

淡水淹溺和海水淹溺的病理学改变特点比较见表 6‐1。

表 6‐1 淡水淹溺和海水淹溺的病理学改变特点比较

病理学改变	淡水淹溺	海水淹溺
血容量	增加	减少
血液性状	血液稀释	血液浓缩
红细胞损害	大量	很少
血浆电解质变化	低钠血症、低氯血症、低蛋白血症、高钾血症	高血钠、高血钙、高血镁
心室颤动	常见	极少发生
主要致死原因	急性肺水肿、急性脑水肿、心力衰竭、心室颤动	急性肺水肿、急性脑水肿、心力衰竭

知识拓展

淹溺的致死机制

1. **缺氧** 无论是干性淹溺还是湿性淹溺,缺氧是导致淹溺者死亡的主要原因。因此,对淹溺者的急救最重要的内容是治疗及纠正缺氧。造成缺氧的主要原因包括:①氧气来源障碍。②气体交换障碍。

2. **高血钾** 多见于淡水淹溺者。由于渗透压的关系,淹溺者吸入的大量水分迅速弥散进入血液循环,造成循环血液的低渗血症,结果是促使水分不断进入红细胞内,直至把红细胞胀破,形成严重渗血。由于钾离子平时多存在于细胞膜之内,而溶血时红细胞破裂,大量的血钾溢出,在短时间内形成严重的高钾血症,而高血钾对心脏有抑制作用,使心脏收缩后不能舒张,形成"石头心"而发生心脏停搏,进而造成淹溺者即刻死亡。

3. **低温伤害** 低温是寒冷区域淹溺死亡的最重要原因。水的导热能力约为空气的25倍,当人浸泡在冷水中的时候,体表的温度会快速流失,造成人体失温而丧生。淹溺后患者可出现体温过低的情况,尤其是在低温水域淹溺。起初淹溺者可以通过挣扎及颤抖产热增加体温,但随着时间的推移,淹溺者体力耗竭,这种代偿作用逐渐减弱并消失,于是其体温逐渐下降。当体温<30℃时,颤抖停止,血压下降,并有可能导致心动过缓、心室纤颤等情况的发生,从而导致淹溺者死亡。人的正常体温为36.5~37.4℃,如果体温低于正常值即为失温状态。失温状态的临床表现见表6-2。

表6-2　4种失温状态的临床表现

失温程度	体温(℃)	临床表现
轻度	35.5~36.0	身体发冷,剧烈颤抖,心跳加速,有尿意,手部动作轻微失调
中度	32.2~35.4	肌肉不协调,颤抖减慢,步伐蹒跚,无知觉,意识模糊
重度	29.4~32.1	颤抖停止,身体无法接受指令与行动,意识及视力丧失
极度	<29.4	血压降低直至消失,瞳孔散大固定,呼吸心跳停止

4. 围营救期虚脱　指有意识的淹溺者在得知自己要被救出水面时或被救出后当即发生虚脱甚至死亡。死因是严重的低血压及致命性心律失常。淹溺地点的水温越低,越容易发生这一现象。这种情况可发生于营救过程中,也可发生在营救后24小时。

5. 潜水反射(diving reflex)　是因存在于面部的三叉神经受寒冷刺激后引起的机体反应,体现在迷走神经兴奋带来的一系列生理改变上。患者表现为呼吸停止、外周血管收缩和心动过缓,通常儿童易发。

二、病情评估与判断

1. 病史　向患者或陪同人员详细了解淹溺发生的时间、地点和水源性质以及现场施救情况,以指导急救;同时还要注意了解引起淹溺的原因,是属于灾难性事故、意外伤害,还是属于自杀或者他杀事件等,有利于指导治疗和护理。

2. 临床表现　淹溺患者表现为神志丧失、呼吸停止及大动脉搏动消失,处于临床死亡状态。近乎淹溺患者的临床表现个体差异较大,与溺水持续时间长短、吸入水量、吸入水的性质及器官损害范围有关。

(1)症状:近乎淹溺者可有头痛或视觉障碍、剧烈咳嗽、胸痛、呼吸困难、咳粉红色泡沫样痰。海水淹溺者口渴感明显,最初数小时可有寒战、发热。

(2)体征:皮肤发绀,颜面肿胀,球结膜充血,口鼻充满泡沫或污泥。近乎淹溺者常出现精神状态的改变,烦躁不安,抽搐,昏迷和肌张力增加,可出现异常反射。呼吸表浅、急促、不规则或停止。肺部可闻及干湿性啰音,偶尔有喘鸣音,叩诊呈浊音。脉细数或不能触及,心律失常、心音微弱或消失,血压不稳定。危重者出现房颤甚至心脏停搏。腹部膨隆,四肢厥冷。尿液浑浊呈橘红色,可出现少尿或无尿,严重者发生肾小管坏死或急性肾衰竭。有时可伴头颈部损伤。

知识拓展

淹溺的临床进程：①淹溺 1～2 分钟内，会出现一过性窒息的缺氧症状，表现为神志多清醒，有呛咳，呼吸频率加快，血压升高，胸部闷胀不适，四肢酸痛无力。②淹溺 2～4 分钟内，可有神志模糊、烦躁、剧烈咳嗽，喘憋、呼吸困难，心率减慢，血压降低，皮肤冷、发绀；喉痉挛期之后，水进入呼吸道、消化道，脸面水肿、眼充血、口鼻血性泡沫痰、皮肤冷白、发绀、呼吸困难，上腹较膨胀。③淹溺 5 分钟以上，表现为神志昏迷，口鼻血性分泌物，皮肤发绀重，呼吸憋喘或微弱浅表，心音不清，呼吸衰竭，心力衰竭，以至瞳孔散大，呼吸、心跳停止。

3. 辅助检查

(1) 血、尿检查：淹溺者常见白细胞计数轻度增高，淡水淹溺者常见血液稀释或红细胞溶解，低钠、低氯血症，血钾升高，血和尿中出现游离血红蛋白。海水淹溺者出现血液浓缩，轻度高钠血症或高氯血症，可伴血钙、血镁增高。重者出现弥散性血管内凝血(DIC)的实验室监测指标。

(2) 心电图检查：常有窦性心动过速、非特异性 ST 段和 T 波改变，病情严重者出现室性心律失常、完全性心脏传导阻滞。

(3) 动脉血气分析：约 75% 病例有明显混合型酸中毒，几乎所有患者都有不同程度低氧血症。

(4) X 线检查：X 线胸片检查常显示斑片状浸润，肺部呈绒毛结节状密度增高阴影，以内侧带和肺底为多，有时出现典型肺水肿征象。通常于 12 小时至 6 天内恢复正常。如果 X 线胸片异常加重或肺内阴影持续存在 10 天以上，提示继发细菌性肺炎。约 20% 病例 X 线胸片无异常发现。疑有颈椎损伤时，应行颈椎 X 线检查。

三、救治与护理

(一) 现场救护

缺氧时间和程度是决定淹溺预后最重要的因素。组织缺氧将导致心跳、呼吸骤停和多器官功能障碍。因此，快速、有效的现场救护，尽快对淹溺者进行通气和供氧是最重要的紧急抢救措施。紧急救治原则为迅速将患者救离出水，立即恢复有效通气，实施心肺复苏，根据病情对症处理。

1. 水中急救

(1) 自救：不会游泳者，采取仰面体位，头顶向后，口鼻向上露出水面，保持冷静，设法呼吸，且呼气要浅，吸气要深，同时等待他救(图 6-1)。因为深吸气时，人体比重降到 0.967，比水略轻，可浮出水面(呼气时人体比重为 1.057，比水略重)，此时千万不要慌张，不要将手臂上举乱扑，以免使身体下沉更快。会游泳者，当腓肠肌痉挛时，将痉挛下肢的大脚趾用力往上方拉，使大脚趾跷起，持续用力，直至剧痛消失，痉挛也就停止；若手

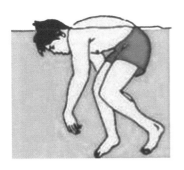
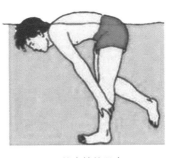
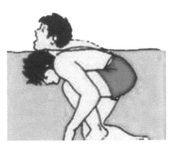

A. 将脸浸入水中　　　　　　　　B. 按摩抽筋肌肉　　　　　　　　C. 用力跷拇趾

图6-1　自救图

腕肌肉痉挛,自己将手指上下屈伸,并采取仰卧位,用两足划游。

（2）他救:施救者应冷静,尽可能脱去衣裤,尤其是要脱去鞋靴,迅速游到淹溺者附近。施救者应从淹溺者背后接近,一手从背后抱住淹溺者的头颈,将淹溺者面部托出水面,另一手臂游向岸边;或一手夹住淹溺者腋窝,以仰泳方式将淹溺者救出水面;或投入木板、救生圈、长杆等,让落水者攀扶上岸(图6-2)。救援时要注意,不要正面接触溺水者,防止被淹溺者紧紧抱住发生危险而无法施救。

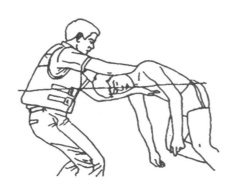
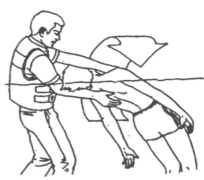

A. 用手臂夹住患者的头和颈部　　　　　　　　B. 把患者翻转过来

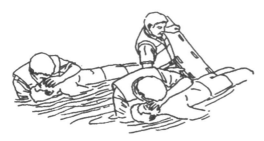
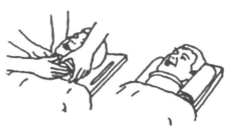

C. 打开气道和人工吹气　　　　　　　　D. 提供可靠的颈部固定

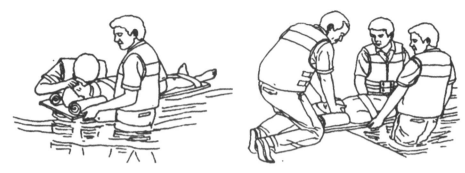

E. 采用木板或浮力担架护送患者

图6-2　他救步骤

知识拓展

　　国际野外医学会推出的《指南》提出,在寒冷水域溺水后的7~70秒是黄金自救时间,且溺水后1分钟内可以自主控制呼吸,10分钟内可以自主活动,1小时内还可以保持清醒,不会进入低温所致的昏迷阶段。

　　2. 保持呼吸道通畅　一旦从水中救出,应立即畅通呼吸道。对无反应和无呼吸的淹溺者立即实施心肺复苏术,特别是呼吸支持。

　　(1) 倒水处理:可选用下列方法迅速倒出淹溺者呼吸道、胃内积水。

　　1) 膝顶法:急救者一腿跪地,另一腿屈膝,将淹溺者腹部横置于急救者屈膝的大腿上,使头低位,然后用手平压背部,以倒出水(图6-3)。

　　2) 肩顶法:急救者抱起淹溺者的腰、腹部,使背部朝上,头部下垂,以倒出水(图6-4)。

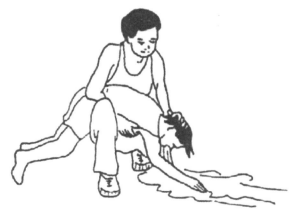

图6-3　膝顶法

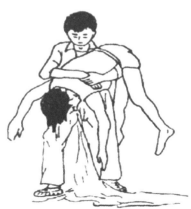

图6-4　肩顶法

3)抱腹法:急救者从淹溺者背后,双手抱住其腰腹部,使背部在上,头胸部下垂,抖动淹溺者,以倒出水(图6-5)。

4)小儿溺水者可倒提双腿倒水:①避免因倒水时间过长而延误心肺复苏等措施的进行。②倒水时注意使淹溺者头胸部保持下垂位置,以利于积水倒出。③淡水淹溺者吸入的水能迅速被吸收,常常无更多的水倒出。

(2)迅速清除异物:立即撬开口腔,清除口鼻腔中的污水、污物、分泌物及其他异物,这是抢救的基础。有义齿者取出义齿,并将舌拉出。对牙关紧闭者,可先捏住两侧颊肌然后再用力将口启开,松解领口和紧裹的内衣和腰带,保持呼吸道通畅。

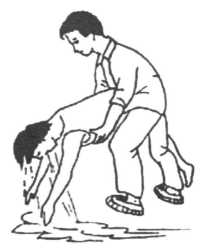

图6-5　抱腹法

3. 心肺复苏　心肺复苏是淹溺抢救工作中最重要的措施,清理呼吸道后应尽快实施,尤其是呼吸和心跳停止的患者。

4. 迅速转运　迅速转送至医院,途中不中断救护。搬运患者过程中注意有无头颈部损伤和其他严重损伤,怀疑有颈部损伤者要给予颈托保护。

(二)医院内救护

1. 迅速将患者安置于抢救室内　换下湿衣裤,必要时用剪刀剪开裹紧的衣服,擦干身体,盖被子保暖。

2. 维持呼吸功能　给予高流量吸氧,根据情况行气管插管并予机械通气,必要时行气管切开。静脉注射呼吸兴奋剂,如尼可刹米、洛贝林等。

3. 维持循环功能　对心搏停止未恢复者,继续施行胸外心脏按压。患者心跳恢复后,常有血压不稳定或低血压状态,应注意监测有无低血容量,掌握输液的量和速度。有条件者可行中心静脉压(CVP)监测,结合 CVP、动脉压和尿量,分析、指导输液治疗。严密监测心电变化,如出现室颤,可果断进行非同步电击除颤。

4. 防治低体温　冷水淹溺者及时复温对预后非常重要,可酌情采取体外或体内复温措施。

5. 纠正低血容量,维持水、电解质和酸碱平衡　淡水淹溺者,应适当限制入水量,及时应用脱水剂防治脑水肿,适量补充氯化钠溶液、浓缩血浆和白蛋白。海水淹溺者,由于大量体液渗入肺组织,血容量偏低,需及时补充液体,可用葡萄糖溶液、低分子右旋糖酐、血浆,严格控制氯化钠溶液,注意纠正高钾血症和酸中毒。

6. 对症处理

(1)肺水肿:淹溺患者取半卧位,采用正压给氧,用 40%～50% 的酒精置于湿化瓶内,以降低肺泡泡沫的表面张力,使泡沫破裂,改善换气功能。同时控制输液速度,观察治疗效果。根据情况选用强心剂、利尿剂、激素等药物以减轻肺水肿。

(2)脑水肿:早期及时应用脱水剂、利尿剂、肾上腺皮质激素等防治脑水肿,维持适当的脑灌注,有条件者可行高压氧舱治疗。

（3）肺部感染:由于淹溺时气管内吸入大量污物,加之机体抵抗力下降,容易发生肺部感染,因此应及早给予抗生素防治肺部感染。对污染水域淹溺者,除进行常规抢救外,应尽早实施经支气管镜下灌洗。

（4）注意其他并发症,如骨折等的及时处理;防治急性肾衰竭;及时应用保护肝肾功能、促进脑功能恢复的药物。

7. 送医院治疗 对近乎溺死者必须转送医院观察治疗,即使被认为危险已度过者也应重视,因近乎溺死者可在淹溺发生后72小时死于继发的并发症。

8. 注意事项

（1）溺水救治成功的关键在于现场急救是否得当,只送不救往往贻误抢救时机。

（2）注意心跳、呼吸恢复后,随时有可能再次停止,必须继续采取措施。

（3）迟发性肺水肿是医院救治中常见死亡原因,应积极进行救治。

淹溺的急救流程见图6-6。

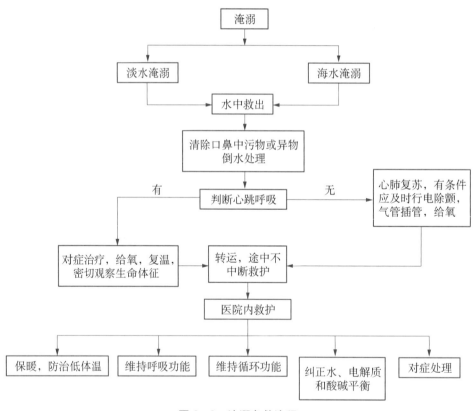

图6-6 淹溺急救流程

（三）护理措施

1. 即刻护理措施

（1）迅速将患者安置于抢救室内,换下湿衣裤,注意保暖。

（2）保持呼吸道通畅，给予高流量吸氧，同时将20％～30％的酒精置于湿化瓶内，可促进塌陷的肺泡复张、改善气体交换、纠正缺氧和迅速改善肺水肿，根据情况配合气管插管并做好机械通气准备。

（3）建立静脉通路。

2. 输液护理　对淡水淹溺者，应严格控制输液速度，从小剂量、低速度开始，防止短时间内进入大量液体，加重血液稀释和肺水肿。对海水淹溺者，出现血液浓缩症状的应及时按医嘱输入5％葡萄糖和血浆液体，切忌输入生理盐水。应用利尿剂和脱水剂时注意密切观察血压、脉搏、呼吸、意识等病情变化。

3. 复温护理　①被动复温：覆盖保温毯或将患者置于温暖环境。②主动复温：应用加热装置（如热水袋、热辐射）等进行体外复温，有条件者可采用体内复温法，如采用加温加湿给氧、加温静脉输液（43℃）等方法。复温速度要求稳定、安全，使患者核心体温恢复到30～32℃，重度低温患者复温速度应加快。

复温时应注意：①优先恢复中心体温，严禁单纯四肢复温，以免引起"复温休克"。②随时观察生命体征及直肠温度，待直肠温度升至34℃或恢复有规则的呼吸和心跳，出现寒战，恢复知觉，四肢皮肤转红润和肢体发热，停止加温。③密切监测血钾和血糖水平。④低温患者心血管不稳定性大大增加，轻度的搬动或挤压，如心肺复苏、气管插管及转运，都有可能加速室颤的发生，需要注意。

4. 密切观察病情变化　密切观察血压、心率、心律、脉搏、呼吸（频率和深度）、意识和尿液的变化。观察有无咳痰、痰的颜色、性质，听诊肺部啰音及心率、心律情况。有条件者行中心静脉压（CVP）监测，将CVP、动脉压和尿量三者结合起来分析，指导输液治疗。

5. 做好心理护理　溺水患者经抢救清醒后常产生较大的情绪反应，伴有不同程度的精神症状。可表现出急性恐惧反应，如无判断力、行为反常、无自制力等。虽已脱险，但还认为在危险之中。也可表现为压抑反应，如忽视周围事物，呈麻木状，反应迟钝，凝视前方，缺乏自制力。尤其是缺乏生活热情，有意溺水者压抑反应更为突出。有时也可表现为过度活动反应，如情绪激动，注意力不集中，言语反常，或固定于一处不动。对于溺水经抢救而幸存者，应掌握他们的情绪反应和心理状态，采取相应的心理护理措施。消除患者的焦虑与恐惧心理，解释治疗措施及目的，使其能积极配合。对无自制力者要严加约束，切忌让其重入险境（如江河、大海）。对过于恐惧者应给予镇静、安定药；对压抑反应者在护理过程中除生活上给予体贴照顾外，还应对患者进行热心的劝慰；对活动过度者应予陪护并进行限制。对自杀淹溺的患者应尊重其隐私，注意引导他们正确对待人生、事业、他人等，提高其心理承受能力。同时做好其家属的思想工作，协同帮助患者消除自杀念头。

6. 健康教育　普及淹溺的急救知识，不要独自一人外出游泳，不要到不熟悉水情或比较危险的地方去游泳。选择安全的游泳场所，要了解自己的身体健康状况，平时四肢容易抽筋者不宜参加游泳或不要到深水区游泳。要做好下水前的热身活动，有义齿者应将义齿取下，以防呛水时落入食管或气管。不要贸然跳水和潜泳，更不要在酒后游泳。在游泳中如果突然觉得身体不舒服，要立即上岸休息或呼救；若在游泳中小腿或脚部抽筋，千万不要惊慌，可用力蹬腿或做跳跃动作，同时呼叫同伴救助。

项目评价 ···

　　通过本项目的学习,判断淹溺和近乎溺死;掌握海水淹溺和淡水淹溺的区别;掌握淹溺的临床表现;掌握淹溺的救治和护理措施。

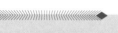

课后复习 ···

1. 简述海水淹溺和淡水淹溺的区别。
2. 简述淹溺的临床表现。
3. 简述淹溺的紧急救治流程。
4. 简述淹溺患者的复温护理要点。

（李　　爽）

项目二　中暑患者的救护

学习目标

1. 了解不同程度中暑的临床特点及判断要点。
2. 理解中暑的发病机制、中暑患者的治疗方法。
3. 掌握中暑患者的现场急救措施、护理措施及预防中暑的有效措施。

案例导入

　　患者,男,19 岁,在高温高湿环境下进行全副武装耐力训练,突然出现面色苍白,意识模糊,昏倒在地,伴四肢抽搐、小便失禁。即测体温 40.3℃,卫生队予冰袋降温、肌内注射柴胡 4 ml、静脉补液后送入医院。请问,该患者发生了什么问题? 如何进行紧急的救治处理?

分析提示

案例中,患者在高温高湿环境下进行全副武装耐力训练,意识模糊伴四肢抽搐,病情危急,属于重度中暑。中暑是危及生命的多系统疾病,反映体温调节系统的失代偿状态,如不予以处理,死亡率可高达75%。中暑者能否长期生存与及时实施复苏措施直接相关。本项目讲述有关中暑的病因、发病机制、临床症状、救护及预防措施的相关知识点。

引言

中暑(heat illness)是指因高温环境、高湿和热辐射导致的体温调节中枢紊乱、汗腺功能衰竭和水电解质丧失过多而引起的以中枢神经和(或)心血管功能障碍为主要表现的急性疾病,又称急性热致疾患(acute heat illness, heat emergency, heat injury)。

一、概述

(一) 常见诱因

1. **个人因素**　肥胖、过度劳累、先天性汗腺缺乏者、大面积瘢痕者、年老体弱、饮酒、最近有过发热、热适应能力差的人群;有特殊疾患者,如甲状腺功能亢进、糖尿病、帕金森病、心血管病;应用特殊药物人群(如阿托品)等。

2. **环境因素**　高温、强热辐射、湿度较高或通风不良的环境下,长时间从事强体力劳动,机体产热增加,散热减少,容易发生热蓄积。如果没有采取足够的防暑降温措施,容易发生中暑。

(二) 发病机制

一般情况下,机体主要是通过辐射、传导与对流途径散发热量,下丘脑体温调节中枢的控制体内产热与散热处于动态平衡,体温维持在37℃左右。中暑是指由于某种因素造成机体产热多于散热或散热功能障碍,致体内热量蓄积造成组织和器官功能损害。

当外界环境温度增高时,一些患者的静脉压、血管渗透性增加及皮肤血管舒张等引起间质间液体聚集,导致四肢水肿;当机体以失盐为主或仅补充大量水而补盐不足时,可造成低钠、低氯血症,导致肌肉痉挛;当体温急剧增高,>42℃,可使蛋白质变性;>50℃、数分钟,细胞即死亡,产生严重的生理和生化异常;大量液体丧失导致失水、血液浓缩、血容量不足,若同时发生血管舒缩功能障碍,则易发生外周循环衰竭;中暑高热大量水分自汗腺排出,血液浓缩,心排血量降低,肾小球滤过率下降,易致肾衰竭。

二、病情评估与判断

(一) 病史

重点询问患者有无引起机体产热增加、散热减少或热适应不良的原因,如有无在高温环境中长时间工作、未补充水分等,此为中暑的主要诊断依据。

（二）临床表现

1. 先兆中暑　高温环境下体温正常或略有升高（＜37.5℃），伴随大量出汗、口渴、头昏、胸闷、心悸、恶心、全身乏力、注意力不集中和动作迟缓等症状。

2. 轻度中暑　面色潮红、皮肤灼热、大量出汗、体温升高（≥38.5℃），也可有周围循环衰竭的早期症状，如面色苍白、血压偏低和脉搏增快等。主要有以下两种。

（1）热水肿（heat edema）：主要表现为四肢水肿。

（2）热痉挛（heat cramp）：以青壮年、剧烈活动伴大量出汗者多见。主要表现为对称性、阵发性四肢骨骼肌的疼痛性痉挛，多发生在四肢肌肉、咀嚼肌、腹直肌，最常见于腓肠肌，持续 3 分钟后缓解。

3. 中度中暑　主要有以下两种。

（1）热晕厥（heat syncope）：短暂性意识丧失，可以自主恢复到正常状态。

（2）热衰竭（heat exhaustion）：是中暑最多见的类型，常发生于老年人、儿童、慢性疾病患者及未能适应炎热环境者。表现为头晕、恶心、口渴、胸闷、面色苍白、大汗淋漓、脉搏细弱或缓慢、血压偏低，可出现晕厥，并有手足抽搐，严重者可出现呼吸困难、发绀、血压下降、神志不清和瞳孔散大等。体温正常或轻度升高（37～40℃），无明显中枢神经系统损害表现。

4. 重度中暑　部分中暑患者可发生严重中暑，即热射病（heat stroke）。热射病是一种致命性急症，主要表现为高热（＞40℃）、皮肤干燥无汗和意识障碍，伴有中枢神经系统异常，如嗜睡、谵妄或昏迷，四肢和全身肌肉可有抽搐，呼吸浅而快，后期呈潮式呼吸，可伴有外周循环衰竭。严重时出现休克、心力衰竭、肺水肿、脑水肿、肝肾衰竭、弥散性血管内凝血（DIC）等。

临床上根据发病时患者所处的状态和发病机制分为劳力型热射病和非劳力型热射病。非劳力型热射病常发生于年老体弱和有慢性疾病患者，表现为皮肤干热、发红、无汗，直肠温度常在41℃以上，最高可达 46.5℃。劳力型热射病多发生在高温环境工作时间较长或高温持续时间长，因机体产热多于散热引起，多为平素健康的年轻人。

（三）辅助检查

中暑时，应紧急行血生化检查、动脉血气分析及尿常规检查。天冬氨酸氨基转移酶（AST）、丙氨酸氨基转移酶（ALT）、血尿素氮、血肌酐可升高。血清电解质检查可有高钾、低钠、低氯血症。尿常规可有不同程度的尿蛋白、血尿、管型尿改变。严重病例常出现肝、肾、胰和横纹肌损害的实验室改变。有凝血功能异常时，应考虑 DIC。尿液分析有助于发现横纹肌溶解和急性肾衰竭。

（四）诊断

根据病史和临床表现可判断患者是否发生中暑。但重度中暑应与脑炎、脑膜炎、脑血管意外、脓毒血症、甲状腺危象、伤寒及中毒性痢疾等疾病相鉴别。

三、救治与护理

急救原则：尽快使患者脱离高温环境、迅速降温和保护重要脏器功能。

（一）现场救治

一般先兆中暑或轻度中暑的患者经现场救护后可恢复正常，但对疑为中、重度中暑者，应立即转送医院。

1. 轻度中暑患者

（1）脱离高温环境：停止一切活动，静坐在凉爽的地方休息；迅速将患者转移到通风良好的阴凉处或 20～25℃ 房间内平卧休息，帮助患者松解或脱去外衣。

（2）降温：可反复用冷水擦拭全身，直至体温＜38℃；可应用扇子、电风扇或空调帮助降温。降温以患者感到凉爽舒适为宜。

（3）及时补充丢失的水、电解质：饮用稀释、清爽的果汁或运动饮料。口服含盐清凉饮料或淡盐水。体温维持＞38.5℃者可口服水杨酸类解热药物。

（4）对于热水肿的患者，应抬高双足，条件允许可穿弹力袜。

（5）对于热痉挛患者，即使痉挛得到缓解，之后的几小时内也不要再进行重体力劳动或剧烈运动，以免进一步透支能量导致热衰竭甚至热射病；如果患者有心脏病史、低盐饮食或 1 小时后热痉挛的状况没有消退，要寻求专业的医疗救助。

2. 中重度中暑

尽快拨打"120"，寻求专业的医疗救助。

（1）一般处理：将患者移到阴凉的地方休息，换上轻便的衣服。如有必要即刻进行 CPR。

（2）降温处理：不论使用何种方法，迅速给患者降温。比如将患者浸泡在浴缸的凉水里；对患者进行凉水淋浴；用凉水擦拭患者的身体；凉湿毛巾或冰袋冷敷头部、腋下及大腿根部；天气干燥时，将患者裹在凉水浸湿的单子或衣物里用风扇猛吹，监测患者的体温，坚持努力帮助患者降温直至体温降到 38℃。

（3）保持呼吸道通畅：有些中暑患者的肌肉会因热射病发生不自主的痉挛，应避免在患者的嘴里放任何东西，不要试图喂液体给他补充水分，以防患者伤害到自己。如果发生呕吐，请翻转患者身体使其侧躺，以确保其呼吸道通畅。

（4）积极后送治疗：尽早将患者后送至医院接受进一步救治，以确保重症中暑抢救的成功率。运送途中要确保呼吸道通畅、生命体征平稳，尽可能用冰袋、静脉输注冰生理盐水等物理降温和补液治疗，以保护大脑、心、肝、肾等重要脏器功能。

（二）医院内救治

1. 确保生命体征稳定　若呼吸、心跳停止，应立即实施人工呼吸和胸外心脏按压。对昏迷患者可指掐人中、合谷等穴，使其苏醒。迅速给予吸氧，有条件时可给予高流量吸氧、心电监护。

2. 降温　迅速降温是抢救重度中暑的关键。降温速度决定患者预后。通常应在 1 小时内使直肠温度降至 38℃ 左右。

（1）物理降温

1）环境降温：室温＜20℃利于机体散热，降温效果显著。

2) 体表降温:采用冰帽、冰槽进行头部降温,可在腹股沟、颈动脉、腋窝等大动脉搏动处放置冰袋,不可直接接触皮肤、腹部、足心及耳郭,避免局部冻伤。全身降温可采用冰毯、冷水或酒精擦拭、冷水浴等方法。

3) 体内降温:适用于重度中暑、体外降温无效者。用冰盐水 200 ml 注入胃内或灌肠;用 4℃ 5% 葡萄糖盐水 1 000～2 000 ml 静脉滴注,以迅速补液并能达到较好的降温效果。有条件者可用低温透析液(10℃)进行血液透析。

(2) 药物降温:药物降温必须与物理降温同时使用。药物降温可防止肌肉震颤,减少机体分解代谢,减少机体产热,扩张周围血管,以利散热。通常情况下,可在物理降温的同时,静脉输入氯丙嗪。氯丙嗪能抑制体温中枢,降低代谢,减少产热,扩张血管,松弛肌肉,降低氧耗。但此药物可使血压下降。用药过程中应严密观察血压,血压下降时应减慢滴速或停药。使用药物降温法时应密切观察体温、血压、心率和呼吸的变化并做好记录。

3. 快速建立静脉通道　建立静脉通后,快速补充血容量,一般补液 1 000～2 000 ml (以平衡盐液为主)。

4. 对症及支持治疗

(1) 纠正水、电解质紊乱:发生早期循环衰竭的患者,可酌情输入 5% 葡萄糖盐水,但速度不宜过快,并加强观察,以防发生心力衰竭。

(2) 高温、昏迷患者酌情使用激素、甘露醇,以减轻脑水肿。

(3) 及时发现和防治器官功能不全:防治急性肾功能不全、肝功能不全、心脏功能不全、脑水肿、DIC 等并发症。

(4) 适当应用抗生素预防感染。

(三) 护理措施

1. 即刻护理措施　心力衰竭患者取半卧位,血压过低患者取平卧位。昏迷患者要保持气道通畅,及时清除鼻咽分泌物,充分供氧,必要时准备机械通气治疗。

2. 保持有效温度

(1) 环境降温:将患者安置在 20℃ 空调房内,以增加辐射散热。

(2) 体表降温:冰袋外裹毛巾,放置位置准确,定时检查皮肤,并更换冰袋,尽量避免同一部位长时间直接接触皮肤,以防冻伤;冷水、酒精擦拭时,擦拭应顺动脉走行方向进行,大动脉处应适当延长时间,以提高降温效果,禁擦拭胸部、腹部及阴囊处;冷水擦拭和冷水浴者,必须用力按摩患者四肢及躯干,防止周围血管收缩,导致皮肤血流淤滞;老年人、新生儿、昏迷、休克、心力衰竭、体弱或伴心血管基础疾病者,禁用 4℃ 冰浴,必要时可选用 15℃ 冷水浴或凉水淋浴。

(3) 体内中心降温:静脉滴注冰生理盐水时,开始滴注速度应稍慢,每分钟 30～40 滴;患者适应低温后再加快速度,但应密切观察,以免发生急性肺水肿。

3. 输液护理

(1) 防止外渗:输注甘露醇、含钾溶液、葡萄糖酸钙和碳酸氢钠时,防止外渗,以免引起组织坏死。

(2) 按需补液:失水为主者,给予 5% 葡萄糖注射液静脉滴注。如以低钠血症为主者,应积极补充氯化钠溶液。

知识拓展

　　低钠血症,是指血清钠<135 mmol/L,主要临床表现为软弱乏力、恶心呕吐、头痛嗜睡、肌肉痛性痉挛、神经精神症状和可逆性共济失调等。其发病较急,易引起脑水肿,故应迅速救治。治疗目标为每小时使血钠升高 2 mmol/L。可静脉滴注 3% 氯化钠溶液,同时注射利尿药以加速游离水的排泄,使血钠更快得以恢复。

　4．病情观察

　（1）体温监测

　1）降温治疗时每 10～15 分钟测量体温 1 次,以便指导治疗。测量肛温时,肛表要插深,待肛温降至 38.5℃时应暂停降温,将患者转移到室温<25℃的环境中继续密切观察,避免体温过低及虚脱,如体温回升,则可再次降温。

　2）观察末梢循环情况,以确定降温效果。如患者高热而四肢末梢厥冷、发绀,提示病情加重。

　3）如有呼吸抑制、深昏迷、血压下降则停用药物降温。

　（2）循环系统监测：应持续心电监护,监测心率和血氧饱和度。血压应维持收缩压>90 mmHg。注意有无心律失常,防治休克,并且指导合适补液以免过量而引起肺水肿,必要时应及时处理。

　（3）肾功能监测：留置导尿管,观察尿量、比重及性质,严格记录出入量。如出现深茶色尿和肌肉触痛往往提示横纹肌溶解。

　（4）其他并发症的监测：监测动脉血气分析、神志、瞳孔、脉搏、呼吸的变化,警惕脑水肿。严密监测凝血酶原时间、凝血活酶时间、血小板计数和纤维蛋白原,以防 DIC。监测水、电解质失衡。

　（5）观察与高热同时存在的其他症状：是否有寒战、大汗、咳嗽、呕吐、腹泻、呕血、便血等,以协助明确诊断。

　5．饮食护理　适时给予清凉含盐饮料,进食西瓜和绿豆汁等。禁忌姜汤和米汤等一切热汤。提供营养丰富的食物和多种维生素（维生素 B 和维生素 C）,促使患者早日恢复健康。

　6．对症护理

　（1）口腔护理：高热患者应加强口腔护理,以防感染和口腔溃疡。

　（2）皮肤护理：高热大汗者应及时更换衣裤和被褥,注意皮肤清洁卫生,定时翻身,防止压疮。

　（3）高热惊厥护理：应置患者于保护床内,防止坠床和碰伤,惊厥时注意防止舌咬伤。床边备好开口器和舌钳子。

7. 健康教育　预防中暑应从根本上隔离热源,降低所处环境温度,调整作息时间。掌握中暑的防治知识,特别是中暑的早期症状,及时开展应对措施。

(1) 躲避烈日:注意劳逸结合,保持心情舒畅,合理安排作息时间。高温季节要尽可能减少外出,避免 10:00 至 16:00 在烈日下行走,这段时间发生中暑的可能性是平时的 10 倍,尤其是老年人、孕妇和有慢性疾病者。

(2) 个人防护:高温环境下,注意衣着宽松、厚薄适度。加强自我保健意识,如打遮阳伞,戴遮阳帽和太阳镜,涂抹防晒霜,准备充足的饮料。加强锻炼,提高机体耐热能力,尤其是在炎热高强度环境下进行耐热适应训练。

(3) 补充水分:养成良好的饮水习惯,不要口渴了才喝水。平时注意多吃新鲜蔬菜和水果,亦可补充水分。

(4) 饮食:饮食宜清淡、易消化,忌油腻、辛辣、烟酒之类。

(5) 备防暑药物:随身携带防暑药物,如仁丹、十滴水、藿香正气丸和清凉油等。一旦发现中暑先兆症状,及时自救以缓解病情。

(6) 适时体检:每年暑期来临前行健康体检。发现有心血管系统器质性疾病、持久性高血压、溃疡病、肺气肿、肝肾疾病、甲状腺功能亢进、中枢神经系统器质性疾病、重病恢复期及体弱者,要增强防护意识,不宜从事高温作业。

(7) 加强医学监督:尽早发现中暑先兆,脱离炎热环境,及时就医,必要时紧急后送。
中暑的急救流程见图 6-7。

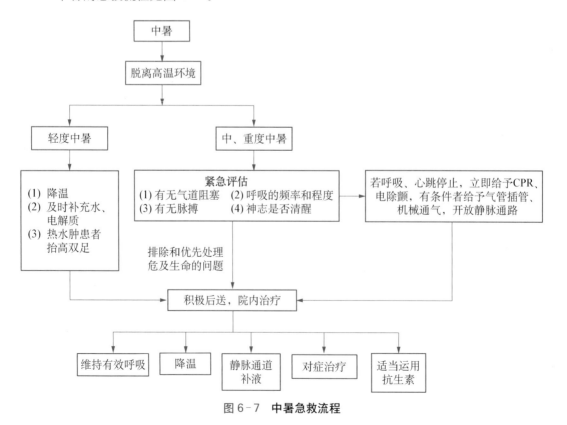

图 6-7　中暑急救流程

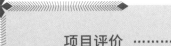

项目评价 ●●

　　通过本项目的学习,能充分认识中暑救护的重要性;能根据判断要点正确判断不同程度的中暑;能掌握不同程度中暑的临床特征;能有效实施中暑院前院内有效的救护措施;能够很熟练地对患者进行健康宣教,预防中暑。

课后复习 ●●●

　　1. 简述中暑的分类及其临床特征。
　　2. 简述中暑的现场救护要点及院内护理要点。
　　3. 简述中暑的预防要点。

（邱　晨）

项目三　电击伤患者的救护

学习目标

　　1. 识记电击伤的类型、发病机制和影响触电损伤程度的因素。
　　2. 掌握电击伤病情判断的要点和急救护理。

案例导入

　　患者,男,41岁,焊接工,于工地作业时不慎被380 V电流击伤。电击伤时双手接触电源,感双手麻木疼痛,流血。患者当即发生了一过性意识丧失,立即被送往医院急诊科治疗。测得生命体征:T36.0℃,P86次/分,R20次/分,BP120/80 mmHg。专科检查:左手部皮肤及肌肉周边皮肤呈灰白色坚韧的坏死,左手部分焦黑,左手第2掌指关节及中指中节可见少许出血,见骨外露,面积约1%,出口处为右手部,创面呈焦痂状,面积为0.5%。双手部感觉未见异常,双手末梢循环未见异常,左手屈曲稍受限。入院后给予创面清洗、外涂药物等治疗。那么作为医护人员,你该准备哪些急救物品,开展怎样的急救以及护理呢?

分析提示

　　该患者工作时不慎触电,电压 380 V,双手麻木疼痛,呈烧伤样改变,并出现一过性意识丧失,情况危急,考虑该患者发生了低电压电击伤。本项目讲述有关电击伤的病因、发病机制、类型、临床表现、救治原则和护理措施。

引言

　　电击伤(electrical injury),俗称触电,是指一定量的电流通过人体引起全身或局部组织损伤和功能障碍,甚至发生心搏骤停。电流能量转化为热量还可造成电烧伤。大多数是直接接触电源触电,但在高压或超高压的电场下,电流可击穿空气或其他介质导致触电。电击伤可以分为超高压电击伤或雷击、高压电击伤和低压电击伤 3 种类型。一般临床所见的电击伤以低电压(<380 V)触电多见,以电休克或创伤性休克为主要表现,可发生致命性心室颤动;高电压(≥380 V)触电者可造成呼吸肌强制性收缩,导致呼吸停止,死亡;高空触电者从高空处坠落可造成骨折和各类内脏损伤。

一、概述

（一）病因

（1）不遵照安全用电规程操作:如不拉断开关和闸盒进行检修,安装电灯、电器。

（2）不懂安全用电常识:如自行安装电器、灯头、插座。

（3）意外事故:电线暴露接触人体,如暴雨、火灾、地震、房屋倒塌等使高压线断后落地而触电等;雷电击伤。

（4）电器故障:电器没有接地、破损或故障等致部件带电。

（5）操作不当:抢救触电者时,不用绝缘材料去挑开电线,而用手直接拉伤员,从而使救护人员触电。

（二）发病机制

　　人体作为导电体,在接触电流时,即成为电路中的一部分。电击通过产热或电化学作用引起人体器官生理功能障碍(如抽搐、心室颤动、呼吸中枢麻痹或呼吸停止等)和组织损伤。电击伤对人体的危害与接触电压高低、电流强弱、电流类型、频率高低、通电时间、接触部位、电流方向和所在环境的气象条件都有密切关系。

　　交流电能使肌肉持续抽搐,能"牵引住"接触者,使其脱离不开电流,因而危害性较直流电大。家用低频(50～60 Hz)交流电较高频电流危险,人体对交流电的敏感性为直流电的3～4 倍。50～60 Hz 低压交流电最易产生致命性的心室颤动。电击对组织的烧伤程度与电流强度、电压高低、接触时间呈正比,与触电部位的电阻呈反比。人体血管、淋巴管、肌肉含水量大,神经导电性能好。这些组织的电阻小,通过的电流量大,极易受损。肌腱、脂肪、骨骼等组织电阻大,通过的电流量小,损伤相对较轻。干燥的皮肤电阻大,损伤较轻,但直接与电源接触或电流进出机体的局部皮肤损伤较重。

二、病情评估与判断

(一)病史

具有直接或间接接触带电物体的病史,包括触电原因、触电方式、时间、位置、电压等情况。

(二)临床表现

轻者仅有瞬间感觉异常,重者可致死亡。

1. **全身表现**　触电后,轻者表现为痛性肌肉收缩,惊恐,面色苍白,四肢软弱,表情呆滞,呼吸及心跳加速,头痛,头晕,心悸,皮肤灼伤处疼痛等。高压电击时,常发生神志丧失、心搏骤停。有些患者可转入假死状态:心跳、呼吸极其微弱或暂停,心电图检查可呈心室颤动状态,经积极治疗,一般可恢复。昏迷或心搏骤停,如不及时复苏则会发生死亡。幸存者可有定向力丧失和癫痫发作。心室颤动是低电压电击伤后常见的表现,也是伤者致死的主要原因。而组织损伤区或体表烧伤处丢失大量液体时,可出现低血容量性休克。低血压、体液、电解质紊乱和严重的肌球蛋白尿可引起急性肾衰竭。电击时因肌肉剧烈收缩的机械暴力,可致关节脱位和骨折。

2. **局部表现**　高压电引起电烧伤的典型特点:①烧伤面积不大,但可深达肌肉、血管、神经和骨骼,有"口小底大,外浅内深"的特征。②有一处进口和多处出口。③肌肉组织常呈夹心性坏死。④电流可造成血管壁变性、坏死或血管栓塞,从而引起继发性出血或组织的继发性坏死。

低电压引起的烧伤,常有进出两个伤口,入口处较出口处严重。伤口小,呈椭圆形或圆形,皮肤表面呈焦黄或灰白色,与正常皮肤边界清楚,中心部位低陷、无痛、无炎性反应,创面干燥,偶可见水泡。常因肌肉组织损伤、水肿和坏死,使肢体肌肉筋膜下组织压力增加,出现神经、血管受压体征,脉搏微弱,感觉及痛觉消失,发生间隙综合征(compartment syndrome)。肢体严重损伤可表现为肢体水肿、触之紧张发硬、被动伸展手指或足部时疼痛、肢体固定收缩、触不到脉搏、远端发绀、毛细血管再充盈极差。

3. **并发症**　可有短期精神异常、心律失常、肢体瘫痪、继发性出血或血供障碍、局部组织坏死并继发感染、DIC、急性肾功能障碍、内脏破裂或穿孔、永久性失明或耳聋等。孕妇电击后常发生死胎、流产。

(三)辅助检查

早期可出现肌酸磷酸激酶(CPK)及其同工酶肌酸激酶同工酶(CK-MB)、乳酸脱氢酶(LDH)、丙氨酸氨基转移酶(ALT)的活性增高。尿液检查可见血红蛋白尿或肌红蛋白尿。心电图检查可出现传导阻滞或房性、室性期前收缩等心律失常。

三、救治与护理

救护原则:①迅速脱离电源,分秒必争地实施有效的心肺复苏。②进一步救治,建立静脉通道,药物起搏。③电击烧伤创面处理。④加强对症治疗和支持疗法。④防止脑水肿、呼吸衰竭、肾衰竭和继发感染。

(一)现场救护

1. **迅速脱离电源**　根据现场情况,采用最安全、最迅速的方法脱离电源。

(1)切断电源:拔除电源插头或拉开电源闸刀。

(2)挑开电线:应用绝缘物或干燥的木棒、竹竿、扁担等将电线挑开。

(3)拉开触电者:急救者可穿胶鞋,站在木凳上,用干燥的绳子、围巾,或干衣服拧成条状套在触电者身上拉开触电者。

(4)切断电线:在野外或远离电源闸以及存在电磁场效应的触电现场,施救者不能接近触电者、不便将电线挑开时,可用干燥绝缘的木柄刀、斧或锄头等物将电线斩断,中断电流,并妥善处理残端。

在使触电者脱离电源的抢救过程中,应注意:①避免给触电者造成其他伤害,如人在高处触电时,应采取适当的安全措施,防止脱离电源后,从高处坠下造成骨折或死亡。②抢救者必须注意自身安全,严格保持自己与触电者的绝缘,未断离电源前绝不能用手牵拉触电者。脚下垫放干燥的木块、厚塑料块等绝缘物品,使自己与地面绝缘。

2. **基本生命支持**

(1)重型触电者:呼吸、脉搏微弱或停止者,应立即进行现场心肺复苏术。患者若出现心室颤动,应尽快给予电除颤,如现场无除颤仪,持续心肺复苏直至可以除颤。

(2)轻型触电者:对神志清楚,仅感心慌、乏力、四肢麻木的轻型触电者给予消除恐惧等心理护理,并就地观察生命体征1~2小时,以减轻心脏负荷,促进恢复。

3. **防止感染**　保护好烧伤创面,防止感染。

(二)医院内救护

1. **维持有效呼吸**　高流量给氧,4~6 L/min。呼吸停止者应立即气管插管,给予呼吸机辅助通气。加强气道护理,及时吸除气道分泌物。

2. **纠正心律失常**　电击伤常引起心肌损害和发生心律失常,最严重的心律失常是心室颤动。心室颤动者应尽早给予除颤。

3. **补液**　低血容量性休克和组织严重电烧伤的患者,应迅速予以静脉补液,补液量较同等面积烧伤者要多,可给予5%碳酸氢钠注射液静脉滴注,以纠正酸中毒,注意维持水、电解质平衡。

4. **创面处理**　局部电烧伤与烧伤创面的处理相同。积极清除电击烧伤创面的坏死组织,有助于预防感染和创面污染。由于深部组织的损伤、坏死,伤口常需开放治疗。

5. **筋膜松解术和截肢**　肢体受高压电热灼伤,大块软组织灼伤引起的局部水肿和小血管内血栓形成,可使电热灼伤远端肢体发生缺血性坏死。因而有时需要进行筋膜松解术,减轻灼伤部位周围压力,改善肢体远端血液循环。严重者需要截肢处理。

6. **其他对症处理**　抗休克,预防感染,纠正水、电解质紊乱,防治脑水肿、急性肾衰竭、应激性溃疡。

电击伤的急救流程见图 6-8。

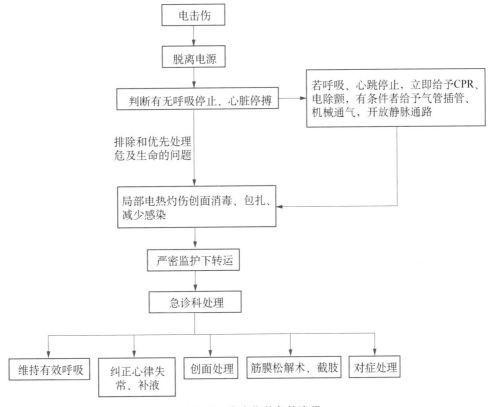

图 6-8　电击伤的急救流程

（三）护理措施

1. 即刻护理措施　心搏骤停或呼吸停止者按《心肺复苏指南》的流程进行复苏,尽早、尽快建立人工气道和机械通气,充分供氧,配合医生做好抢救。

2. 严密观察病情

（1）定时监测生命体征:测量呼吸、脉搏、血压及体温,注意判断有无呼吸抑制及窒息发生。

（2）心律失常的监测:动态观察心电图变化,做好心电监护。

（3）肾功能监测:观察尿的颜色和量的变化,准确记录尿量。

3. 用药护理　尽快建立静脉通路,按医嘱给予输液,恢复循环容量。应用抗生素预防和控制电击伤损害深部组织后所造成的厌氧菌感染,注射破伤风抗毒素预防破伤风发生。

4. 合并伤护理　因触电后弹离电源或自高空跌下,常伴有颅脑伤、气胸、血胸、内脏破裂、四肢与骨盆骨折等,应注意患者有无其他合并伤存在。搬运患者过程中应注意有无头颈部损伤和其他严重创伤,颈部损伤者要给予颈托保护,可疑脊柱伤患者应注意保护脊柱,使用硬板床。

5. 加强基础护理　病情严重者应注意口腔护理、皮肤护理,预防口腔炎和压疮的发生,保持局部伤口敷料的清洁、干燥,防止脱落。

6. 心理护理　医护人员应抓住时机积极抢救,做好心理疏导工作,消除患者及其家属的紧张情绪,使其积极配合治疗。患者电击清醒后,精神受到极大地刺激,甚至出现遗忘、惊恐等精神症状,以及白内障、视神经萎缩及永久性失明、耳聋、肢体瘫痪、截肢等。护士应多陪伴患者,认真做好解释工作,增加患者康复信心,正确引导患者以健康心态面对新的生活和工作。

7. 健康教育

(1)根据患者的具体恢复情况进行肢体康复指导、功能锻炼及用药指导等。

(2)宣讲安全用电知识,遇火灾时应切断电源,使用安全性能好和特殊功能的插座,学会自我保护和防止儿童触电。

(3)雷雨天气避免外出,及时切断电源和外接天线。不要在大树、高压线下停留,远离避雷器。若在室外,当看到闪电后30秒内听到雷声需立即去寻找躲避的地方,同时在躲避的地方停留至少30分钟(从听到最后一次雷声算起);若周围无躲避物,应迅速蹲在地上,两脚靠拢,耳朵贴向膝盖,以身体最小面积与地面接触。如感到头发竖起,皮肤刺痛,应立即卧倒,迅速滚向他处,以减轻身体损伤程度。

(4)高压线周围应设有明显警示标识。

项目评价 ••

通过本项目的学习,能够认识到电击伤的危害性,能了解电击伤的发病机制;能根据病情,评估电击伤的程度并采取相应的急救措施;能充分认识电击伤现场救护和医院救治的重要性;能够写出重要的电击伤相关概念。

课后复习 ••

1. 简述电击伤的发病机制以及影响致伤程度的因素。
2. 简述电击伤后的常见症状、体征及处理原则。
3. 写出电击伤的急救处理图。
4. 简述电击伤的预防措施。

(师文文)

项目四　急性有机磷农药中毒患者的救护

学习目标

1. 了解有机磷农药中毒的发病机制。
2. 熟悉有机磷农药中毒的主要临床表现和分级标准。
3. 掌握有机磷农药中毒的救治原则和护理要点，并运用其为有机磷农药中毒患者制订护理方案。

案例导入

患者，女，49岁，因上吐下泻，伴随头晕和出虚汗，在诊所输液治疗，病情加重后被送到医院接受治疗。查体：T36.5℃，P60次/分，R30次/分，BP95/55 mmHg。患者恶心、呕吐，呕吐物伴有刺鼻蒜味，头晕头痛，瞳孔呈针尖样，对光反射弱，胸闷，气短，肌肉颤动，多汗，双肺散在湿性啰音，心律齐，无杂音，腹软，下肢不肿。脑膜刺激征(－)，病理征(－)。医生询问病史得知患者当晚吃的是韭菜馅饺子，其孩子吃了1个后感到不舒服，吐掉后没有继续吃。患者则吃完剩余的饺子，不久出现症状。医生初步考虑其是"有机磷农药中毒"，对患者进行催吐和洗胃。那么，有机磷农药中毒的病因是什么？除患者外，还有谁需要立即被评估？急诊护士对患者应尽快采取哪些急救护理措施？

分析提示

案例中患者可能进食的是带有有机磷农药的韭菜馅饺子，因此对于有接触史的患者孩子也需要评估观察，必要时采取救护措施。对于急性有机磷农药中毒患者，应考虑严密观察患者的病情变化，密切监测其生命体征的变化，早期合理、足量使用阿托品，同时安排洗胃，提高患者的治愈率。

引言

急性有机磷农药中毒(acute organophosphorus pesticide poisoning，AOPP)占临床农药中毒病例的80%～90%，特点是发病急，病程发展快，病死率高，如不及时采取有效的救治措施，会危及患者生命，属于急危重症之一。救治过程中，护理人员最先接触患者，全面观察病情，及时向医生提供准确信息，密切配合抢救工作，是抢救成功的关键。因此，熟悉有机磷农药中毒的发病机制及其临床表现，对于护理人员判断病情轻重及制订相应的护理方案至关重要。

一、概述

（一）毒物分类

有机磷农药多呈油状或结晶状，色泽由淡黄色至棕色，稍有挥发性，且有蒜味。一般难溶于水,不易溶于多种有机溶剂,在碱性条件下易分解失效。但美曲膦酯(敌百虫)遇碱则变成毒性更强的敌敌畏。

有机磷农药品种多,毒性差异也较大,其中甲拌磷(3911)、内吸磷(1059)、对硫磷(1605)、丙氟磷(DEP)、硫特普(苏化 203)、速灭磷等属剧毒,敌敌畏、甲基对硫磷、甲胺磷、氧化乐(乐果)、久效磷、亚砜磷等属高毒,美曲膦酯、乐(乐果)、碘依可酯(乙硫磷)等属中毒,马拉硫磷、辛硫磷、碘硫磷等属低毒。

(二)病因

导致有机磷农药中毒的原因包括生产中毒、使用性中毒和生活性中毒。如自服、误服杀虫剂,饮用或食用被杀虫剂污染的水源或食物,生产运输或使用时操作错误及防御不当等。应特别注意的是,有些宠物用品如灭蚤颈圈内含有有机磷农药,有宠物的家庭中孩子很可能在接触带有灭蚤颈圈的宠物后,农药经过皮肤被吸收,或孩子不洗手就直接吃东西,导致有机磷农药直接经口吸收。

(三)中毒机制

有毒物质在短时间内会通过消化道、呼吸道及皮肤黏膜吸收进入体内,并可随血液、淋巴循环迅速分布至全身,其中肝内浓度最高,依次是肾、肺、脾等。

有机磷农药对人畜毒性主要表现在抑制体内胆碱酯酶(ChE)。人体内胆碱酯酶分为真性胆碱酯酶或乙酰胆碱酯酶(AchE)和假性胆碱酯酶或丁酰胆碱酯酶两类。真性胆碱酯酶主要存在于脑灰质、红细胞、交感神经节和运动终板中,水解乙酰胆碱(Ach)作用最强。假性胆碱酯酶存在于脑白质的神经胶质细胞和血浆、肝、肾、肠黏膜下层和一些腺体中,难以水解乙酰胆碱。有机磷农药的毒性作用主要是与真性胆碱酯酶结合后形成难以水解的磷酰化胆碱酯酶,使胆碱酯酶失去分解乙酰胆碱能力,导致乙酰胆碱在神经元突触间积聚,造成乙酰胆碱能神经系统生理功能紊乱,从而产生一系列毒蕈碱、烟碱样和中枢神经系统等中毒症状和体征。临床表现复杂多样,若抢救不及时或治疗不当,病死率较高。

二、病情评估与判断

(一)病情评估

1. 病史　评估患者有机磷农药的接触史,应了解有机磷农药种类、剂量、侵入途径、中毒时间和中毒经过等。如患者没有明显接触史,但有类似有机磷农药中毒的症状并伴有呼出气或呕吐物大蒜味,也应考虑有机磷农药中毒的可能性。

2. 临床表现　根据中毒后症状、体征及病情演变过程,可将有机磷农药中毒临床表现分为 3 组,即急性胆碱能危象、中间综合征和迟发性多发性神经病。其中,急性胆碱能危象是急性有机磷中毒的典型表现。急性中毒发病时间与毒物种类、剂量、侵入途径及机体状态(如空腹或进食)密切相关。口服中毒在 10 分钟至 2 小时发病,吸入中毒在 30 分钟左右发病,皮肤吸收在 2～6 小时发病。

(1)急性胆碱能危象

1)毒蕈碱样症状(muscarinic symptoms):又称 M 样症状,一般较早出现。是由于副交感神经末梢过度兴奋,表现为平滑肌痉挛和腺体分泌增加,产生类似毒蕈碱样作用。平滑肌痉挛表现:瞳孔缩小、胸闷、气短、呼吸困难,恶心、呕吐、腹痛腹泻;括约肌松弛表现:大、小便失禁;腺体分泌增加表现:多汗、流涎、流泪和流涕;气道分泌物明显增多表现:咳嗽、气促,双肺有干性或湿性啰音,严重者出现肺水肿。此类症状可用阿托品对抗。

2) 烟碱样症状(nicotinic symptoms):又称 N 样症状。是由于乙酰胆碱在横纹肌神经肌肉接头处过度蓄积,出现肌纤维颤动,甚至全身肌肉强直性痉挛。常由小肌群开始,如眼睑、颜面、舌肌等,逐渐发展为肌肉跳动、牙关紧闭、颈项强直、全身抽搐等。后期可出现肌力减退或瘫痪,呼吸肌麻痹引起呼吸衰竭或停止。交感神经节受乙酰胆碱刺激,其节后交感神经神经纤维末梢释放儿茶酚胺,表现为血压增高和心律失常。此类症状用阿托品对抗无效。

3) 中枢神经系统症状:表现为头痛、头昏、乏力、视物模糊,后出现烦躁不安、谵妄、抽搐和昏迷,严重者出现脑水肿,或因呼吸衰竭而死亡。

(2) 中毒后"反跳":某些有机磷杀虫药如乐果和马拉硫磷口服中毒,经急救临床症状好转后,可在数日至 1 周后病情突然急剧恶化,再次出现有机磷农药急性中毒症状,甚至发生昏迷、肺水肿或突然死亡,此为中毒后"反跳"现象。可能与皮肤、毛发和胃肠道内残留的有机磷杀虫药重新吸收或解毒药减量过快、停用过早等因素有关。

(3) 中间型综合征(intermediate syndrome):中间型综合征是指急性重度有机磷农药(如甲胺磷、敌敌畏、乐果、久效磷等)中毒所引起的一组以肌无力为突出表现的综合征。因其发生时间介于急性症状缓解后与迟发性多发神经病之间,又称为中间综合征。常发生于急性中毒后 1～4 天,主要表现为屈颈肌、四肢近端肌肉以及第 3～7 对和第 9～12 对脑神经所支配的部分肌肉肌力减退,出现眼睑下垂、眼外展障碍和面瘫。病变累及呼吸肌时,常引起呼吸肌麻痹,并迅速进展为呼吸衰竭,甚至死亡。

(4) 迟发性多发性神经病(delayed polyneuropathy):少数患者在急性中度或重度中毒症状消失后 2～4 周,可出现感觉型和运动型多发性神经病变,主要表现为肢体末端烧灼、疼痛、麻木以及下肢无力、瘫痪、四肢肌肉萎缩等,称为迟发性多发性神经病。目前认为这种病变不是胆碱酯酶受抑制的结果,可能是由于有机磷农药抑制神经靶酯酶并使其老化所致。

(5) 其他:包括局部损害,有些有机磷农药如敌敌畏、美曲膦酯、对硫磷(1605)、内吸磷(1509)等,接触皮肤后发生过敏性皮炎、皮肤水泡或剥脱性皮炎;污染眼部时,出现结膜充血和瞳孔缩小。心脏损害程度,与剂量有关;心肌酶谱有不同程度升高,心电图显示期前收缩、传导阻滞、ST－T 改变,重者发生室速、室颤而死亡。肝损害,血清转氨酶升高,有黄疸出现。肾损害,出现血尿、蛋白尿,重者出现急性肾衰竭。

3. 辅助检查

(1) 血 ChE 活动测定:是诊断有机磷农药中毒的特异性实验指标,对判断中毒程度、疗效和预后极为重要。一般正常人的胆碱酯酶活力为 100%,急性有机磷中毒时,胆碱酯酶活力降至 70% 以下即有意义,但需注意的是胆碱酯酶活性下降程度并不与病情轻重完全平行。

(2) 尿中代谢物测定:对硫磷和甲基对硫磷氧化分解为对硝基酚,美曲膦酯(敌百虫)代谢为三氯乙醇。尿中测出对硝基酚或三氯乙醇有助于中毒的诊断。

(3) 其他:血、胃液的检查,动脉血气分析,肝肾功能,凝血功能等。

4. 诊断　急性中毒诊断按病情和全血胆碱酯酶活性分轻、中、重 3 级。

（1）轻度中毒：ChE 活力降为 50%～70%，有 M 样症状，如头晕、头痛、乏力、恶心、呕吐、流涎、多汗、视力模糊和瞳孔缩小等。

（2）中度中毒：ChE 活力降为 30%～50%，出现 M、N 样症状。除上述症状加重外，还有肌束颤动、瞳孔明显缩小、轻度呼吸困难、腹痛腹泻、步态蹒跚、轻度意识障碍等。

（3）重度中毒：ChE 活力降至 30% 以下，具有 M、N 样症状。除上述症状外，还伴有脑水肿、肺水肿、瞳孔极度缩小、呼吸衰竭、抽搐、昏迷等。

三、救治与护理

（一）救治原则

1. 迅速清除毒物　立即将患者撤离中毒环境，避免毒物再吸收。彻底清除未被吸收入血的毒物，如脱去污染衣物，用清水、2% 碳酸氢钠溶液（美曲膦酯忌用）或肥皂水（美曲膦酯忌用）清洗皮肤、头发、指甲等；眼部污染可用 0.9% 氯化钠溶液或清水连续冲洗10 分钟以上。口服中毒者洗胃必须及时、正确，并彻底洗胃。最有效的洗胃是在口服毒剂 30 分钟之内，但服毒后危重昏迷患者即使超过 24 小时仍应洗胃。

2. 紧急复苏　急性有机磷农药中毒患者常死于肺水肿、呼吸肌麻痹、心搏骤停等。因此，对症治疗应以维持正常心肺功能为重点，保持呼吸道通畅。当出现呼吸衰竭时，首先气管插管进行人工通气，然后再留置胃管洗胃。当心脏停搏时，应行体外心肺复苏术等。

3. 解毒剂的应用　对中毒患者立即建立静脉通路，早期联合应用抗胆碱能药物与胆碱酯酶复能药是提高有机磷农药中毒抢救成功的关键之一。应用原则为早期、足量、联合用药。

（1）抗胆碱能药

1）阿托品（atropine）：是目前最常使用的外周性抗胆碱能药，主要作用于外周 M 受体。阿托品能有效解除或减轻毒蕈碱样症状和中枢神经系统症状，改善呼吸中枢抑制。对烟碱样症状和呼吸肌麻痹所致的周围性呼吸衰竭无效，对胆碱酯酶复活也无帮助。应用原则：早期、适量、反复、高度个体化，直至毒蕈碱样症状好转或达到阿托品化。阿托品首次给药：轻度中毒，1～4 mg；中度中毒，4～6 mg；重度中毒，10～20 mg。一般经皮肤中毒者用上述下限值，经消化道和呼吸道中毒者用其上限值，并且同时服用胆碱酯酶复能剂。一般首剂后10～15 分钟未见症状缓解，应酌情重复用药，尽快达到"阿托品化"，再根据病情采用较小的剂量及不同的间隔时间用药，保持患者轻度"阿托品化"反应。常用维持剂量：轻度中毒 0.5 mg，每 4～6 小时 1 次；中度中毒 0.5～1 mg，每 4～6 小时 1 次；重度中毒 0.5～1 mg，每 2～6 小时 1 次。一般 3 小时之内可静脉注射，间隔 >3 小时后可改为肌内注射。

2）盐酸戊乙奎醚（penehyclidine hydrochloride，PHC）：又称长效托宁，对中枢 M、N 胆碱受体和外周 M 受体均有作用。作用比阿托品强，心率增快的不良反应小，作用时间较长，首次用药需与氯解磷定合用。一般采用肌内注射。首次剂量：轻度中毒 1～2 mg，必要时合用氯解磷定 0.5～0.75 g；中度中毒 2～4 mg，合用氯解磷定 0.5～0.75 g；重度中毒 4～6 mg，合用氯解磷定 1.5～2.0 g。首剂使用 45 分钟后，若仍有 M 样症状，追加

1～2 mg;若同时存在 M、N 样症状,应追加首剂半量 1～2 次。一般使用总剂量:轻度中毒 2.5 mg,中度中毒 6 mg,重度中毒 12 mg。其足量的标准:口干、皮肤干燥、分泌物消失。达阿托品化后,以1～2 mg 维持,每8～12 小时 1 次。

3) 胆碱酯酶复能剂(cholinesterase reactivator):能使被抑制的胆碱酯酶恢复活性,常用药物为碘解磷定、氯解磷定等。其中氯解磷定复能作用强、毒性小、水溶性大,可供静脉或肌内注射,应作为复能剂的首选。胆碱酯酶复能剂对解除烟碱样症状明显,对毒蕈碱样症状作用较差,也不能抵抗呼吸中枢的抑制,所以复能剂应与阿托品合用,可取得协同效果。

4) 含抗胆碱剂和复能剂的复方注射液:解磷注射液,每支含有阿托品 3 mg、苯那辛 3 mg、氯解磷定 400 mg。起效快,作用时间较长。首剂后可重复半量,以后视病情,单独使用氯磷定和阿托品。

知识拓展

有研究发现,抗催涎素(glycopyrolate)这类药物,可以改善外周神经的毒蕈碱样症状,而对中枢神经系统不产生影响。因此,当患者分泌物太多,或出现谵妄、躁动、幻觉等阿托品中毒的意识改变时,抗催涎素为阿托品理想的取代药物。当阿托品缺乏时,可用中枢抗胆碱药苯海拉明(diphenhydramine)替代。其他药物:①镁剂(magnesium),其作用机制是抑制乙酰胆碱酯酶和有机磷的对抗作用;②利尿剂呋塞米(furosemide),又称速尿,对于持续存在肺水肿的患者,即使达到完全阿托品化后也推荐使用;③活性炭(active charcoal),虽然尚未证明其对有机磷中毒有效,但仍有专家推荐洗胃后在胃内注入活性炭 50 mg,以助于吸附胃内的有害物质;④地西泮(diazepam),又称安定,静脉滴注 10 mg,用于谵妄、躁动的患者。

4. 对症治疗　急性有机磷中毒主要致死原因为呼吸衰竭、脑水肿、心搏骤停等。因此,应加强对重要脏器的监护,保持呼吸道通畅,吸氧或使用机械辅助呼吸,发现病情变化及时处理。危重患者可输新鲜血治疗,以促进胆碱酯酶活力恢复。

(二) 护理措施

1. 快速评估　急性有机磷农药中毒一般发病急、变化快、临床症状重,易出现危急重症如呼吸和循环衰竭的症状。因此,患者到达急诊科后应立即采取措施以维持有效通气和血液循环功能。如:及时清除呼吸道分泌物,保持呼吸道通畅,给予吸氧,并询问患者及其家属了解中毒农药的品种、剂量、中毒途径及具体中毒时间等;同时观察症状和体征,并采集血标本获得胆碱酯酶和电解质水平等,以判断中毒程度;建立静脉通道,遵医嘱迅速应用胆碱酯酶复能剂及抗胆碱能药;进行心电监护,以观察患者的心率、呼吸、血压和血氧饱和度是否正常,以便及时处理。如患者出现呼吸衰竭,应立即行气管插管或气管切开,并正确应用机械通气;如患者出现心脏骤停,应正确实施体外人工心肺复苏术。

2. 洗胃护理　口服中毒患者,迅速彻底洗胃对阻止有机磷农药进一步吸收、提高抢救成功率具有相当重要的作用。因此凡口服中毒患者,不论时间长短、病情轻重、有无合并症,均应立即洗胃。有机磷农药中毒应:①尽早、迅速和反复彻底的洗胃,直至洗出的胃液无农药味并澄清为止。洗胃不彻底,可使毒物不断吸收,病情加重,甚至死亡。②洗胃多采用微温清水(30~35℃)、2%碳酸氢钠溶液。要注意的是美曲膦酯中毒者忌碱性液体(如碳酸氢钠溶液和肥皂水),可用 1∶5 000 高锰酸钾溶液。若不能确定有机磷农药种类,用清水或0.45%氯化钠溶液反复洗胃,直至洗胃液澄清无味为止。③观察洗出胃液的颜色、气味,要注意每次灌入量与吸出量维持基本平衡。每次灌入量不宜超过500 ml。灌入量过多可引起急性胃扩张,使胃内压上升,增加毒物吸收;或者因过多灌洗液不能排出引发呕吐,造成洗胃液误吸入呼吸道,引发肺部感染并发症。④在洗胃过程中应随时观察患者生命体征的变化,如患者感觉腹痛、流出血性灌洗液或出现休克现象,应立即停止洗胃,并及时报告医生。⑤呼吸停止、心脏停搏者,应先进行复苏,再行洗胃术。⑥有缺氧或呼吸道分泌物过多者,应先吸取痰液以保持呼吸道通畅,再行胃管洗胃术。⑦洗胃后可经胃管内注入硫酸镁或甘露醇导泻,避免毒物再吸收;或注入药用炭片,有效地从消化道中吸附毒物,使毒物不进入血液循环,而从消化道排出,避免出现病情反复。

3. 用药护理　早期、合理应用抗胆碱能药及胆碱酯酶复能剂,并迅速阿托品化是提高有机磷农药中毒抢救成功率的关键。口服毒物时间过长(>6 小时者)或危重患者,可采用血液透析治疗。

(1) 阿托品:①应早期、足量、反复使用,尽快达到阿托品化后给予小剂量阿托品以维持轻度阿托品化。②阿托品化主要表现为:瞳孔扩大、口干、皮肤干燥、颜面潮红、肺部湿性啰音消失及心率加快。③阿托品化和阿托品中毒的剂量接近,阿托品化时也要警惕阿托品过量或中毒,应观察患者的意识、瞳孔、心率、皮肤干湿情况及肺部啰音等变化(表6-3)。④阿托品化时体温一般在37~38℃之间,无须特殊处理。若体温升高至 39℃以上,予以物理降温,并将阿托品减量。⑤观察瞳孔的大小是判断阿托品化的主要指标。若瞳孔扩大不明显考虑为脑水肿,给予脱水剂并加大阿托品剂量。若瞳孔缩小、流涎、出汗考虑为阿托品剂量不足或中毒反跳。均应及时报告医生。

表 6-3　阿托品化与阿托品中毒的主要鉴别点

鉴别要点	阿托品化	阿托品中毒
神经系统	意识清楚或模糊	谵妄、躁动、幻觉、双手抓空、抽搐、昏迷
瞳孔	由小扩大后不再缩小	极度散大
心率	≤120 次/分,脉搏快而有力	心动过速,甚至发生室颤
皮肤	颜面潮红、干燥	紫红、干燥
体温	正常或轻度升高	高热,>40℃

(2) 盐酸戊乙奎醚:较阿托品作用强、毒副作用小,无加快心率的不良反应。应用时也要求达到阿托品化。其判定标准与阿托品治疗相似,但不包括心率增快。

(3) 胆碱酯酶复能剂:对中、重度患者应早期使用复能剂,使被抑制胆碱酯酶活力恢复,同时也是逆转有机磷中毒致中间综合征的关键。当复能剂与阿托品合用时,阿托品的剂量应减少,以免发生阿托品中毒。复能剂应避免过量、注射过快或未经稀释,以免发生中毒导致呼吸抑制。复能剂在碱性溶液中不稳定,易水解成剧毒的氰化物,所以禁与碱性药物配伍使用。碘解磷定(碘磷定)药液刺激性强,漏于皮下可引起剧痛及麻木感,应确定针头在血管内方可注射给药,不宜肌内注射。使用过程中要注意观察患者有无眩晕、视物模糊或复视、血压升高、呼吸抑制等,及时报告医生,根据医嘱调整用药。

4. 病情观察

(1) 生命体征:在抢救过程中应严密观察患者的生命体征,定时测量生命体征,注意观察意识、瞳孔和尿量的变化。瞳孔缩小为有机磷农药中毒的体征之一,瞳孔扩大是达到阿托品化的指标之一。严密观察神志、瞳孔的变化,有助于准确判断病情。

(2) 密切观察有无"反跳":一旦发生"反跳"的先兆症状,如胸闷、流涎、出汗、言语不清、吞咽困难、神志模糊等,应争分夺秒地抢救患者。反跳后治疗为重新增加解毒剂的剂量,维持阿托品化,并密切观察药物的反应,监测心、肝、肾等主要脏器功能。

(3) 密切观察有无"中间型综合征":中间综合征原因不明,使用阿托品对症状缓解无效。必须密切观察病情变化,发现异常及时报告医生,并积极对症治疗。有报道指出,大剂量纳洛酮与氯解磷定对中间型综合征所致的呼吸肌麻痹有极好的疗效,早期突击量氯解磷定的使用可使肌力明显恢复,防止外周呼吸肌麻痹的发生。呼吸困难者,及时建立人工气道,进行机械通气。

(4) 密切观察有无"迟发型多发性神经病":患者突出表现为运动障碍,常在感觉障碍发生不久,首先下肢出现异常,表现为无力、抬腿困难、走路不稳,最后站立困难,上肢发生较下肢晚,表现为抬臂困难、抓握无力等。不累及脑神经和呼吸肌,一般 6～12 个月内症状有所缓解。可给予维生素 B_1、维生素 B_{12} 等营养神经药物治疗,进行运动功能的康复锻炼。

5. 血液灌流的护理　若经常规中毒抢救效果不明显,同时患者意识障碍及昏迷,可酌情采用血液灌流,行血液透析治疗。研究表明,血液灌流可有效、直接清除体内大量蓄积的有机磷农药毒性代谢产物,降低内脏与血液中的药物与毒物水平,避免或解除呼吸肌麻痹。

6. 合理膳食　24 小时内应绝对禁食,此后根据病情给予流质、半流质或普食。给予清淡易消化的高能量、高维生素饮食,少食多餐,避免高糖、高脂、高蛋白类饮食,避免残留在胃肠道的有机磷农药重新吸收致症状复发。

7. 心理护理　对于自杀中毒的患者,可能不配合医务人员进行抢救和治疗,护士要针对患者服毒自杀原因加强心理疏导,保护患者隐私。与患者家属沟通,避免精神刺激患者,鼓励家属参与护理工作,帮助患者消除心理障碍,重新树立生活信心,并防止其再次服毒。

8. 健康教育　对于非自杀中毒的患者,应加强宣教工作,提高对有机磷农药的防护意识。在生产和使用有机磷农药时要严格执行各项操作规程,注意个人防护。喷洒农药时要戴口罩、手套,并穿长衣裤等,如农药污染皮肤要立即用肥皂水清洗,污染衣物要及时更换。对于长期接触有机磷农药的工作人员或农民,要定期进行体检,进行血清胆碱酯酶测定,以防慢性中毒。在生活中,瓜果、蔬菜要清洗干净再食用,以免食用表面残留的农药。

急性有机磷农药中毒急救护理流程见图 6-9。

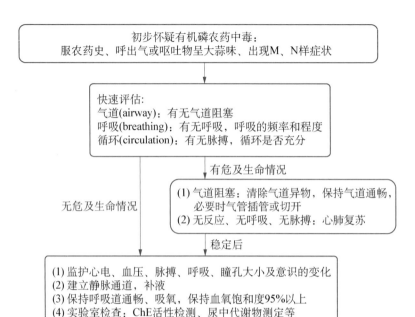

初步怀疑有机磷农药中毒：
服农药史、呼出气或呕吐物呈大蒜味、出现M、N样症状

快速评估：
气道(airway)：有无气道阻塞
呼吸(breathing)：有无呼吸，呼吸的频率和程度
循环(circulation)：有无脉搏，循环是否充分

有危及生命情况

无危及生命情况

(1) 气道阻塞：清除气道异物，保持气道通畅，
   必要时气管插管或切开
(2) 无反应、无呼吸、无脉搏：心肺复苏

稳定后

(1) 监护心电、血压、脉搏、呼吸、瞳孔大小及意识的变化
(2) 建立静脉通道，补液
(3) 保持呼吸道通畅、吸氧，保持血氧饱和度95%以上
(4) 实验室检查：ChE活性检测、尿中代谢物测定等

迅速清除毒物
(1) 皮肤接触中毒者：脱去污染衣物，用清水、2%碳酸氢钠溶液(美曲膦脂忌用)
   或肥皂水(美曲膦酯忌用)清洗皮肤、头发、指甲等；眼部污染可用
   0.9%氯化钠溶液或清水连续冲洗10分钟以上
(2) 口服中毒者：洗胃或催吐，用清水、2%碳酸氢钠溶液(美曲膦酯忌用)反复洗
   胃至无色无味。毒物留样送检。洗胃结束后，用硫酸镁或甘露醇导泻

药物应用
(1) 抗胆碱能药：阿托品应早期、足量、反复使用，迅速阿托品化，必须做
   到用药个体化，避免阿托品中毒
(2) 胆碱酯酶复能剂：解磷定、氯磷定，与抗胆碱能药联合用药可以提高抢救
   成功率

上述治疗无效
(1) 核实诊断正确性
(2) 试用血液透析和血液灌流

(1) 观察病情：体温、脉搏、呼吸、血压、瞳孔、意识变化，注意阿托品
   中毒的表现
(2) 防止并发症：反跳，中间型综合征，迟发型多发性神经病，中毒性肺
   水肿，中毒性心肌炎，呼吸骤停，心搏骤停，肝、肾衰竭等
(3) 心理护理：对服毒自杀患者做好心理疏导，避免再次自杀
(4) 合理饮食，健康宣教

图 6-9 急性有机磷农药中毒急救护理流程

项目评价 ••

通过本项目的学习,能了解有机磷农药中毒的发病机制及其临床表现,能正确判断病情轻重及制定相应的急救护理措施。

课后复习 ••

1. 简述有机磷农药中毒的主要临床表现、救治原则和护理要点。
2. 阐述有机磷农药中毒的分级标准。
3. 简述阿托品化与阿托品中毒的区别。

(黄 燕)

项目五 急性一氧化碳中毒患者的救护

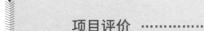

学习目标

1. 掌握急性一氧化碳中毒患者的病情评估和判断方法。
2. 掌握急性一氧化碳中毒的救治原则和护理措施。

案例导入

患者,女,48岁,冬天在房间里用蜂窝煤炉做馒头,因室外气温较低,门窗紧闭,大约2小时后,自觉头痛、头晕、耳鸣、恶心、四肢无力、口唇呈樱桃红色。家属紧急将其送往医院。医生诊断为急性一氧化碳中毒。那么该患者应如何救治?

分析提示

该患者有煤炉产生的一氧化碳中毒史,出现中毒的典型症状,如口唇呈樱桃红色。本项目阐述一氧化碳中毒的病情评估、救治原则及护理措施。

引言

一氧化碳(carbon monoxide, CO)为无色、无味、无刺激性的剧毒气体,人体的感觉器官难以识别。凡含碳的物质燃烧不完全时均可产生一氧化碳,人体吸入空气 CO 含量>0.01%,即可引起一氧化碳中毒(carbon monoxide poisoning),俗称煤气中毒。若能及时脱离中毒环境和供氧,一般中毒者均可恢复,但严重者可因心、脑、肺缺氧衰竭死亡,部分发生迟发型脑病。

一、概述

(一) 病因

1. **生活中毒** 当通风不良时,家庭用煤炉、燃气热水器所产生的 CO 以及煤气泄漏或在密闭空调车内滞留时间过长等均可引起 CO 中毒。失火现场空气中 CO 浓度可高达 10%,也可引起 CO 中毒。

2. **工业中毒** 炼钢、炼焦、烧窑等工业生产过程中均可引起大量 CO,由于炉门关闭不严、管道泄漏或通风不良,便可产生 CO 中毒。煤矿瓦斯爆炸时亦有大量 CO 产生,容易产生 CO 中毒。

(二) 中毒机制

一氧化碳经呼吸道吸入机体后,通过肺泡壁进入血液,立即与血红蛋白(Hb)结合形成稳定的碳氧血红蛋白(COHb),CO 与 Hb 的亲和力比氧与 Hb 的亲和力大 200~300 倍,而 COHb 的解离速度仅为氧合血红蛋白的 1/3 600。COHb 不仅不能携带氧,而且还影响氧合血红蛋白的解离,阻碍氧的释放,导致低氧血症,引起组织缺氧。CO 还可影响细胞内氧的弥散,抑制细胞呼吸。急性 CO 导致脑缺氧后,脑血管迅速麻痹扩张,脑容积增大。脑内三磷腺苷(ATP)在无氧的情况下迅速耗尽,钠钾泵不能正常运转,钠离子蓄积于细胞内,导致细胞内水肿。血管内皮细胞肿胀,又造成脑血液循环障碍,进一步加剧脑组织缺血、缺氧。随着酸性代谢产物增多及血-脑脊液屏障通透性增高,发生细胞间质水肿。CO 中毒时,脑组织对缺氧最为敏感。所以,中枢神经系统受损表现最为突出。由于缺氧和脑血液循环障碍,可促使血栓形成、缺血性软化灶或广泛的脱髓鞘病变,致使一部分急性 CO 中毒者经"假愈期"后,又出现迟发型脑病。

此外,心脏因血管吻合支少,而代谢旺盛、耗氧量多,再加上肌红蛋白含量丰富,CO中毒时受损亦较明显。CO 中毒使心脏供氧障碍,心肌缺氧,心率加快,加重缺氧,可发生心动过速及各种缺氧所致的心律失常,严重者还可发生心力衰竭、心绞痛甚至心肌梗死。

吸入的 CO 主要以原形经肺组织排出,CO 的排出时间随着吸氧浓度的不同而异。当吸入室内空气 4~6 小时,吸入纯氧则为 30~40 分钟,而吸入 3 个大气压(1 个大气压=101 kPa)氧气约为 20 分钟。这就是临床上用高压氧治疗的理论依据。

二、病情评估和判断

（一）病史

一般均有 CO 接触史。注意了解中毒时所处的环境、停留时间以及突发昏迷情况。

（二）临床表现

与空气中 CO 浓度、血中 COHb 浓度以及与 CO 接触时间长短有关。

1. **轻度中毒**　血液中 COHb 浓度为 10%～30%。患者表现为不同程度的头痛、头晕、乏力、恶心、呕吐、心悸、四肢无力甚至晕厥等。患者如能脱离中毒环境，吸入新鲜空气或氧疗，症状一般很快消失。

2. **中度中毒**　血液中 COHb 浓度为 30%～50%。患者除轻度中毒症状外，可出现胸闷、呼吸困难、脉速、多汗、烦躁、谵妄、视物不清、运动失调、腱反射减弱、嗜睡、浅昏迷等，典型病例的皮肤、口唇黏膜和甲床呈樱桃红色，瞳孔对光反射、角膜反射迟钝。此时如能被及时发现，救离中毒现场，患者经积极治疗后，可以恢复正常，多无明显并发症和后遗症的发生。

3. **重度中毒**　血液中 COHb 浓度>50%。患者多发生脑水肿，迅速出现昏迷或呈植物人状态，极易发生并发症。患者可出现呼吸抑制、肺水肿、心律失常、心力衰竭、脑梗死、休克、急性肾衰竭等。患者死亡率高，抢救存活者多有不同程度的后遗症。

4. **中毒后迟发性脑病**　急性 CO 中毒患者意识障碍恢复后，经过 2～60 天（大部分 1～2 周时间）的"假愈期"，会突然出现下列临床表现之一。

（1）精神意识障碍：语言能力减弱、发呆、反应迟缓、动作迟钝、哭笑等情绪无常、定向力差，呈痴呆、谵妄或去大脑皮质状态。一般行为紊乱为首发表现，还可能有精神错乱。

（2）锥体外系神经障碍：表现为震颤麻痹综合征。

（3）锥体系神经损害：表现为偏瘫、大小便失禁或病理反射阳性。

（4）大脑皮质局灶性功能障碍：表现为失明、失语、不能站立或继发性癫痫。此为中毒性迟发型脑病，约占重度中毒患者的 50%，多于急性中毒后 1～2 周内发生。80%患者的发病过程呈中毒昏迷→中间清醒→迟发性脑病病程，20%左右的患者中间无清醒期。与继发性脑血管病变及皮质或基底节的局灶性软化或坏死有关。部分呈可逆性。

（5）脑神经及周围神经损害：表现为单瘫。

易发生迟发型脑病的危险因素：①年龄>40 岁，或有高血压病史，或从事脑力劳动者。②昏迷时间长达 2～3 天者。③清醒后头晕、乏力等症状持续时间长。③急性中毒恢复期受过精神刺激等。④没有及时彻底地进行高压氧舱治疗。

（三）辅助检查

1. **血液 COHb 测定**　正常人血 COHb 可达 5%～10%，而中毒患者在脱离 CO 接触 8 小时内高于此水平。急性一氧化碳中毒后检测越早越易呈现阳性。

2. 脑电图检查　部分患者脑电图出现异常,表现为弥漫性低波幅慢波增多,以额部为著。

3. 头部 CT 检查　急性期显示脑水肿,2 周后可出现典型的定位损伤影像,可发现大脑皮质下白质,包括半卵圆形中心与脑室周围白质密度减低或苍白球对称性密度减低。

4. 血气分析　血氧分压降低,血氧饱和度可能正常,血二氧化碳分压可有代偿性下降。

知识拓展

临床上采用简易测定法检测血液碳氧血红蛋白(COHb),是判断急性一氧化碳中毒(ACOP)中毒程度最重要的实验室依据,但 COHb 的简易测定存在某些局限性,当患者脱离中毒现场数小时即逐渐消失,造成检验值与临床症状不符。简易可靠的血清肌酸激酶(CK)检测,在基层医院可方便地进行。血清 CK 在组织细胞受损后 4～12 小时内急剧上升,12～36 小时达到峰值。以血清总 CK 值更能综合反映严重 ACOP 时体内脏器损害状况,并与脑损害程度呈正相关。CK 值越高,脑损害程度越重,迟发性脑病(DEACMP)的发病概率越高。在 ACOP 早期通过检测血清 CK 值即能预测 DEACMP 的发生概率。CK 正常者,不会发生 DEACMP,症状消失后,即可缩短高压氧(HBO)及药物治疗时间,避免过度治疗,减轻经济负担。患者 CK 值增高时,根据不同的 CK 水平制定不同的治疗方案,CK 值重度升高时,DEACMP 的发生概率大大增加,进行充分的不间断 HBO 治疗,能有效预防 DEACMP 的发生。因为,CO 中毒后部分神经元的细胞体因缺氧而受损或死亡,HBO 治疗后神经元轴索内轴浆运输营养物质的功能可得到恢复,轴浆的顺向运输保证了基本的神经功能,在持续的 HBO 治疗下,由于有效地纠正了脑细胞的缺氧,促进了毛细血管和神经末梢的修复和再生,最大限度地保护了受损较严重的神经元细胞及其功能,并由于得到再生组织的代偿,对防止 DEACMP 的发生、发展是有意义的。

(四) 诊断

根据较高浓度 CO 接触史,急性发生的中枢神经系统损害,结合及时的血液 COHb 测定结果,可作出诊断。CO 中毒者若出现以下情况提示病情危重:①持续抽搐、昏迷>8 小时。②$PaO_2 < 36$ mmHg,$PaCO_2 > 50$ mmHg。③昏迷,伴严重的心律失常或心力衰竭。④并发肺水肿。

三、救治与护理

(一) 救治原则

1. 现场急救　一氧化碳气体比空气略轻,急救者选取低姿或俯伏进入中毒现场,立即打开门窗,尽快使中毒现场与外环境空气流通,使患者脱离现场至新鲜空气处,保持呼吸通畅,有条件者尽快使患者吸氧,如患者发生心脏骤停,应立即进行心肺复苏术。

2. 氧疗

(1) 吸氧:清醒患者应用面罩或鼻导管高流量吸氧。有中毒症状的患者,持续吸氧直至症状完全消失。

(2) 高压氧治疗:可加速 COHb 的分解,能有效纠正缺氧,缩短病程,降低 CO 中毒导致的相关并发症、迟发型脑病及死亡率。

3. 防治脑水肿　严重中毒后 2～4 小时,即可出现脑水肿,24～48 小时达高峰,并可持续数天。因此对严重中毒患者,在积极纠正缺氧的同时应给予脱水治疗,临床常用 20% 甘露醇溶液快速静脉滴注,1～2 g/kg,每 6～8 小时 1 次。待 2～3 天后颅内压增高现象好转可减量。亦可用呋塞米(速尿)、依他尼酸(利尿酸)利尿。糖皮质激素也有助于缓解脑水肿。

4. 改善微循环　可静脉滴注低分子右旋糖酐 500 ml。

5. 促进脑细胞功能恢复　可选用胞磷胆碱、三磷腺苷(ATP)、辅酶 A、维生素 C、B 族维生素等。

6. 对症及支持治疗　除一般对症治疗外,积极纠正休克,维持水、电解质及酸碱平衡,防治继发感染,高热者给予物理降温,必要时给予人工冬眠疗法。

(二) 护理措施

1. 一般护理措施

(1) 保持呼吸道通畅。

(2) 开放静脉通道,遵医嘱给予输液和给药治疗。

(3) 准确记录出入量,防治脑水肿、肺水肿及水、电解质代谢紊乱等并发症的发生。

(4) 昏迷合并高热和抽搐者,降温和解痉的同时注意保暖,防治自伤和坠伤。

2. 氧气吸入的护理　患者脱离现场后立即给氧,采用高浓度面罩或鼻导管给氧,持续给氧时间一般<24 小时,以防止氧中毒和二氧化碳潴留。

3. 高压氧护理　重症患者应及早采用高压氧舱治疗。

(1) 进舱前护理:了解患者的病史,测量患者的生命体征。给患者更换全棉衣服,注意保暖。严禁易燃、易爆物,火种带入舱内。对轻度中毒者,介绍进舱须知、一般性能、治疗效果、治疗过程可能出现的不良反应、预防方法及注意事项等,教会患者在加压阶段进行吞咽、咀嚼等动作,保持咽鼓管通畅,避免中耳、鼓膜气压伤,取得患者合作。

(2) 陪舱护理:需要医护人员陪舱的重症患者,进入高压氧舱后,如带有输液,开始加压时,要将液体平面调低,注意输液速度的变化。密切观察患者的生命体征、神志、瞳孔的变化,保持呼吸道通畅。观察有无氧中毒情况。注意翻身,防止局部受压。烦躁患者要保证其安全,防止受伤。减压时,舱内温度会变低,注意保暖,将输液的平面调高,以免减压时液平面减低使空气进入舱内。一旦患者发生诸如氧中毒、气栓病、减压病和气压病等相关并发症,应及时采取有效治疗措施。

4. 心理护理　急性一氧化碳中毒多是突发的,患者和家属对突如其来的疾病心理变化很大,有恐慌和抑郁感。因此,向他们讲解一氧化碳中毒的常见知识和预后情况非常重要,解除他们的疑虑,增强正确面对疾病的勇气。经过心理疏导3～5天后,患者情绪仍有较大的反常变化,应警惕中毒性精神病或者痴呆发生。

急性一氧化碳中毒急救护理流程见图6-10。

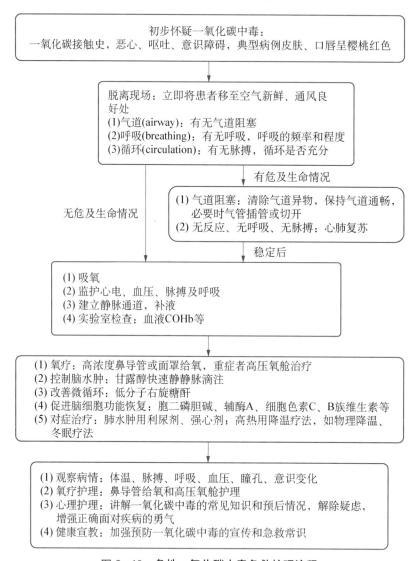

图6-10 急性一氧化碳中毒急救护理流程

5. 健康教育 加强预防一氧化碳中毒的宣传和急救常识。对厂矿易产生一氧化碳的设备、厂房要加强通风,配备一氧化碳浓度监测,报警设施,并进行安全防范教育。居室内火炉要安放烟囱,同时开窗通风。家庭使用煤气,应经常查看管道、阀门有无漏气,不用时关好阀门。进入一氧化碳场所需佩戴防毒面具。

项目评价 ··

通过本项目的学习,了解一氧化碳中毒的机制,掌握一氧化碳中毒的病情评估方法、救治原则及护理措施,充分认识一氧化碳中毒防治的重要性。

课后复习 ··

1. 简述一氧化碳中毒的病情评估内容。
2. 简述一氧化碳中毒的救治原则和护理措施。
3. 写出急性一氧化碳中毒的急救护理流程图。

（吴佳玲）

项目六　急性镇静催眠药中毒患者的救护

学习目标

1. 识记镇静催眠药的定义和分类。
2. 识记急性镇静催眠药中毒的临床表现和救治原则。
3. 理解镇静催眠药的中毒机制。
4. 应用急性镇静催眠药中毒的护理措施。

案例导入

患者,女,26岁,因与男友分手情绪低落。清晨家人呼之不应,随即发现床头有2个空药瓶,1瓶是地西泮（安定）,另1瓶是氯丙嗪,立即送往医院急诊科。患者呈昏迷状态,BP79/42 mmHg,P45次/分,呼吸表浅不规则,时有暂停。查体发现压眶无反应,双侧瞳孔等大、等圆、直径<2 mm,对光反射消失,心音弱,节律齐,两肺呼吸音粗,可闻及痰鸣音,四肢冷,二便失禁,深浅反射消失。该患者发生了什么情况？应采取哪些救护措施？

分析提示

　　地西泮和氯丙嗪都是镇静催眠药,该患者发生了急性镇静催眠药中毒,目前陷入昏迷,病情危急。应迅速清除毒物,严密观察病情,采取对症治疗,维持患者心肺脑等重要器官功能,防治各种并发症。本项目阐述镇静催眠药定义、分类、急性中毒机制、病情评估、救治原则和护理措施。

引言

　　镇静催眠药(sedative-hypnotic drugs)是中枢神经系统抑制药,具有镇静、催眠、抗惊厥等作用。小剂量时可使患者安静,减轻或消除躁动、焦虑不安,具有镇静作用;中等剂量时可引起类似生理性催眠;大剂量时可产生抗惊厥等作用;过大剂量时可麻醉全身,包括延髓中枢。一次服用大剂量时可导致急性镇静催眠药中毒(acute sedative-hypnotic poisoning)。研究显示,急性镇静催眠药中毒具有如下流行病学特点:女性中毒者居多,以成年人为主,多为有意识地摄入,所摄药物中苯二氮䓬类占最大部分,死亡率不高,若处理及时有效,预后普遍较好。

一、概述

(一)病因

　　急性镇静催眠药中毒的主要原因是由误服、自杀及医源性用药等所致的一次性服用过量。此外,肝肾功能不全者服用常用剂量、少数对镇静催眠药高度敏感者服用小剂量也可引起中毒反应。

(二)分类

　　镇静催眠药包括苯二氮䓬类、巴比妥类、非巴比妥非苯二氮䓬类和吩噻嗪类(表6-4)。巴比妥类是20世纪50年代以前常用的镇静催眠药。之后,苯二氮䓬类药物发展迅速,几乎取代了其他大部分镇静催眠药,成为急性中毒使用的最常见的药物类型。

表6-4　镇静催眠药分类

类别	主要药物
苯二氮䓬类	长效类:氯氮䓬(利眠宁)、地西泮、氯西泮 中效类:阿普唑仑、奥沙西泮、替马西泮 短效类:三唑仑
巴比妥类	长效类:巴比妥、苯巴比妥 中效类:戊巴比妥、异戊巴比妥、布他比妥 短效类:司可巴比妥、硫喷妥钠
非巴比妥非苯二氮䓬类	水合氯醛、格鲁米特(导眠能)、甲喹酮(安眠酮)、甲丙氨酯(眠尔通)
吩噻嗪类(抗精神病药)	氯丙嗪、硫利达嗪、奋乃静、氟奋乃静、三氟拉嗪

（三）中毒机制

镇静催眠药具有脂溶性，可通过血-脑屏障作用于中枢神经系统而对其产生不同程度的抑制作用。

1. 苯二氮䓬类药物　对中枢神经系统的抑制作用范围较局限，主要选择性作用于边缘系统，机制是通过增加 γ-氨基丁酸（GABA）与其受体在突触后膜的结合，增加 GABA 介导的氯离子通道开放频率而增加氯离子内流，引起神经细胞超极化而抑制神经传导。大剂量使用该药物后除可抑制中枢神经系统外，还可抑制心血管系统，但直接致死者罕见。若同时摄入酒精或其他镇静催眠药可使毒性增强。

2. 巴比妥类药物　对中枢神经系统的抑制作用范围较广泛，主要阻断脑干网状机构上行激活系统的传导，使整个大脑皮质发生弥漫性抑制，导致昏迷和反射功能消失。作用机制包括：①与苯二氮䓬类抑制作用机制类似，不同的是延长 GABA 介导的氯离子通道开放时间。②影响 α-氨基羟甲基恶唑丙酸（AMPA）的功能，使钠离子及电压依赖的钾离子的神经兴奋作用受抑制。此外，巴比妥类药物还可抑制周围神经的烟碱受体而影响神经-肌肉传递和血压水平；大剂量摄入后可直接抑制延髓呼吸中枢致呼吸衰竭，抑制血管运动中枢致休克及肾衰竭，抑制体温调节中枢致低体温。

3. 非巴比妥非苯二氮䓬类药物　该类药物中毒机制不尽相同。水合氯醛大量摄入后极易从消化道吸收进入肝脏和血液，进而被还原成对中枢抑制作用更强的三氯乙醇而出现中毒症状。此外，还可直接抑制心肌收缩力，引起低血压、休克和心律失常。格鲁米特和甲喹酮具有与巴比妥类药物类似的中枢抑制作用，但前者有显著的抗胆碱能作用，代谢过程中的肝肠循环机制与中毒后长时间昏迷及意识状态周期性波动有关，后者可使凝血酶原及其他凝血因子减少而导致机体广泛出血。

4. 吩噻嗪类药物　具有多种受体阻滞作用，除了阻滞与情绪有关的多巴胺受体产生抗精神病作用外，还可阻滞 M-胆碱能受体、α-肾上腺素受体、组胺受体及 5-羟色胺受体，从而抑制突触部位交感神经递质再摄取，对皮质、皮质下中枢产生广泛的抑制作用。

二、病情评估与判断

（一）病史

有确实的镇静催眠药用药史，需了解用药种类、剂量、服用时间、服用频率、有无饮酒、有无复合用药、有无情绪激动以及肝肾疾病史。

（二）临床表现

1. 苯二氮䓬类药物中毒　轻度中毒者症状较轻，主要有嗜睡、头晕、言语含糊不清、眼球震颤、意识模糊、共济失调，偶有中枢兴奋、锥体外系障碍及一过性精神错乱；呼吸及循环系统症状常不明显。重度中毒者可出现昏迷、血压下降及呼吸抑制等。若仅苯二氮䓬类药物中毒很少出现严重症状，但同服酒精或其他种类镇静催眠药则易出现长时间深度昏迷和呼吸抑制等。

2. 巴比妥类药物中毒　　中枢神经系统症状与用药剂量有关。轻度中毒发生于2～5倍催眠剂量,表现为嗜睡、情绪不稳定、入睡后推动可以叫醒、反应迟钝、言语不清、有判断及定向力障碍、眼球有震颤;中度中毒发生于5～10倍催眠剂量,表现为沉睡或进入昏迷状态,强刺激虽能唤醒,但并非全醒,不能言语且旋即又睡,腱反射消失,可出现呼吸浅而慢;重度中毒发生于10倍以上催眠剂量,表现为进行性中枢神经系统抑制,由嗜睡到深昏迷,由呼吸浅而慢到呼吸停止,由低血压到休克,体温不升,腱反射消失,肌张力下降,胃肠蠕动减慢,皮肤可能出现大疱,或者出现腱反射亢进、强直、阵挛及巴宾斯基(Babinski)征阳性。中、长效药物中毒后出现昏迷、休克或呼吸衰竭时间较长;而短效药物中毒后较快出现休克和低氧血症,昏迷更深。该类药物中毒常并发肺炎、肺水肿、脑水肿、肾衰竭而威胁生命。

3. 非巴比妥非苯二氮䓬类药物中毒　　症状与巴比妥类药物中毒类似,但各有特点。水合氯醛中毒常可出现肝肾功能损伤和心律失常等;格鲁米特中毒可出现抗胆碱能神经症状,且意识障碍呈周期性波动;甲喹酮中毒可有明显的呼吸抑制,出现锥体束征,如肌张力增强、腱反射亢进、抽搐等;甲丙氨酯中毒常表现为血压下降。

4. 吩噻嗪类药物中毒　　轻度中毒者仅出现头晕、困倦、注意力不集中、表情淡漠等症状;重度中毒可出现神经、心脏及抗胆碱毒性症状。关于神经系统症状,最常见的是锥体外系反应,临床表现为震颤麻痹综合征、静坐不能和急性肌张力障碍反应,如斜颈、吞咽困难、牙关紧闭、喉痉挛等。此外,还可出现意识障碍、嗜睡、昏迷、体温调节紊乱及癫痫发作等。关于心血管系统症状,临床表现为四肢发冷、直立性低血压、心律失常,甚至休克。关于抗胆碱能毒性症状,临床表现为心动过速、视物模糊、口干、便秘及尿潴留等。

（三）辅助检查

1. 中毒药物检测　　对可疑中毒者,必要时做呕吐物、血、尿药物定性检验;血药浓度测定对诊断有意义,但与临床毒性表现相关性较差。

2. 其他检查　　对重症患者应进行肝肾功能、血清电解质、动脉血气分析及心电图检查。腹部X线检查对于水合氯醛中毒诊断有一定价值。

知识拓展

　　病情危重的指标:①昏迷。②气道阻塞、呼吸衰竭。③休克、急性肾衰竭。④合并感染,如肺炎等。预后:轻度中毒无须治疗即可恢复;中度中毒经精心护理和适当治疗,在1～2天内大多可恢复;重度中毒者可能需要3～5天才能恢复意识。其病死率<5%。

三、救治与护理

(一) 救治原则

1. 迅速清除毒物

(1) 催吐:适用于神志清醒且配合的患者。让患者饮用 300～500 ml 温水后,教其用手指、压舌板、棉签头等刺激咽喉部进行催吐,以清除胃内容物。

(2) 洗胃:对服药后 12 小时内或更长时间的患者均应洗胃,可用大量温生理盐水或 1:5 000 高锰酸钾溶液作为洗胃液。对深昏迷患者在洗胃前应行气管插管保护气道。水合氯醛对胃黏膜有腐蚀作用,所以洗胃时要特别注意防止消化道穿孔。

(3) 使用药用炭及导泻:给予活性炭混悬液促进毒物吸附(但对于小剂量苯二氮䓬类药物中毒不推荐使用药用炭),缩短药物清除半衰期,常同时给予 10～15 g 硫酸钠导泻(忌用硫酸镁,因为镁离子有可能被部分吸收而加重中枢神经系统的抑制)。

(4) 利尿:若肾功能良好,可输液及应用利尿药,加速药物排出。成年人一般每天可补液3 000 ml,呋塞米 40～80 mg 静脉注射,尿量＞250 ml/h 时,注意补钾、补钙。休克患者禁用。

(5) 碱化尿液:4%～5%碳酸氢钠溶液 100～125 ml 静脉滴注,对提高长效类的肾排泄量有效,但对中、短效类及吩噻嗪类中毒无效。

(6) 血液净化疗法:对于原发性肝肾功能损害或血药浓度达到致死水平或上述疗法无效者,应尽快采用体外方法加速毒物清除。血液透析能有效增加长效巴比妥类药物的清除;对中短效类、苯二氮䓬类药物、吩噻嗪类药物的清除应以血液灌流为宜。

2. 特效解毒药 氟马西尼是苯二氮䓬类特异性拮抗药,通过竞争抑制苯二氮䓬类受体而阻断苯二氮䓬类药物的中枢神经系统作用。0.2～0.3 mg 缓慢静脉注射,必要时可给予0.2 mg/min 重复静脉注射直至有反应,但此药半衰期短,对有效者重复给药 0.1～0.4 mg/h,以防症状复发。

3. 对症治疗

(1) 出现心律失常时,给予抗心律失常药物。

(2) 出现低血压,给予补液治疗。若血压仍低加用 α-受体激动类升压药,如去甲肾上腺素、盐酸去氧肾上腺素等;慎用 β-受体激动类升压药,如肾上腺素、多巴胺等。

(3) 出现中枢神经系统抑制较重时可用苯丙胺、安钠咖(苯甲酸钠咖啡因)等;若进入昏迷状态,可用哌甲酯、纳洛酮;若出现震颤麻痹综合征可选用盐酸苯海索、氢溴酸东莨菪碱;若出现肌肉痉挛及张力障碍可用苯海拉明。

4. 并发症治疗

(1) 肺部感染:昏迷患者易并发肺部感染,必要时给予抗生素治疗。

(2) 急性肾衰竭:多因休克所致,应注意及时抗休克,并保持水、电解质平衡。避免使用损害肾脏的药物,必要时利尿及血液透析。

(二)护理措施

1. 密切观察病情

(1)生命体征和意识状态:监测体温、呼吸、心率、血压,观察神志、瞳孔大小和对光反应、角膜反射。若瞳孔散大、血压下降、呼吸浅而慢,常提示病情恶化,立即报告医生,采取紧急处理措施。

(2)准确计算液体出入量,观察尿量、颜色及性状变化,维持水、电解质和酸碱平衡。

(3)药物治疗的观察:遵医嘱静脉补液,观察药物的作用及患者反应,监测脏器功能变化,尽早防治各种并发症和器官衰竭。

2. 维持呼吸功能

保持呼吸道通畅,昏迷者取仰卧位时头偏向一侧,或侧卧位,以防呕吐物、分泌物吸入气道造成窒息或吸入性肺炎;昏迷者可用口咽通气管防止舌根后坠,及时清除呕吐物、痰液,必要时气管插管、气管切开,使用呼吸机辅助呼吸。

3. 吸氧

持续吸氧,氧流量为 2~4 L/min,防止脑组织缺氧造成脑水肿,加重意识障碍。

4. 饮食护理

昏迷时间超过 3~5 天,由鼻饲补充营养和水分,应给予高能量、高蛋白、易消化的流质饮食。

5. 昏迷护理

(1)定时吸痰、拍背,减少肺部并发症。

(2)每 2~3 小时翻身一次,加强骨隆突处局部按摩,防止压疮。

(3)每天 2 次口腔护理,预防口腔感染;张口呼吸者注意空气湿化,避免气道干燥,痰液黏稠,不利清除。

(4)留置导尿者定期清洁消毒尿道口及会阴部,每天 2 次。

(5)大便后用 1∶5 000 高锰酸钾溶液冲洗肛门。

(6)睁眼昏迷者,用凡士林纱布覆盖双眼,并给予滴眼液、眼膏保护眼睛。

6. 心理护理

自杀患者清醒后不宜独处,防止再度自杀。护理人员要以真诚的态度关心患者,倾听患者的心声,帮助开导、解除患者的自杀念头。

7. 健康教育

向失眠者普及导致睡眠紊乱的原因及避免失眠常识,帮助其建立良好的睡眠习惯。向服用催眠药患者进行药物宣教,告之药物正确使用方法和不良反应,尤其在撤药过程中要逐渐减量,严防突然停药。加强药物管理,严防镇静催眠药不慎流出;对服用镇静催眠药的心理或精神疾病患者,告之家属妥善保管药物,以免发生意外。

急性镇静催眠药中毒急救护理流程见图 6-11。

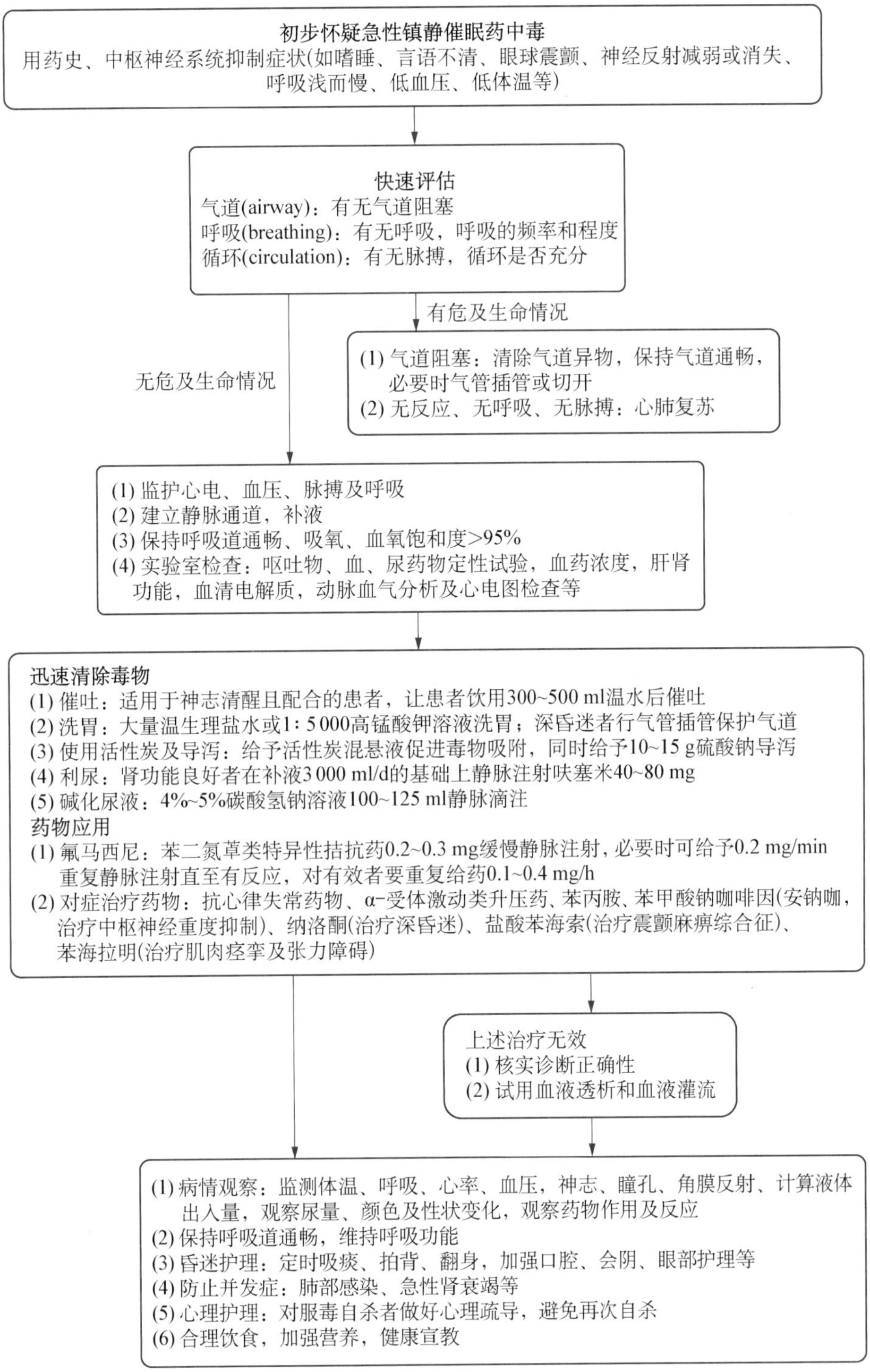

初步怀疑急性镇静催眠药中毒
用药史、中枢神经系统抑制症状(如嗜睡、言语不清、眼球震颤、神经反射减弱或消失、呼吸浅而慢、低血压、低体温等)

快速评估
气道(airway)：有无气道阻塞
呼吸(breathing)：有无呼吸，呼吸的频率和程度
循环(circulation)：有无脉搏，循环是否充分

有危及生命情况

(1) 气道阻塞：清除气道异物，保持气道通畅，必要时气管插管或切开
(2) 无反应、无呼吸、无脉搏：心肺复苏

无危及生命情况

(1) 监护心电、血压、脉搏及呼吸
(2) 建立静脉通道，补液
(3) 保持呼吸道通畅、吸氧、血氧饱和度>95%
(4) 实验室检查：呕吐物、血、尿药物定性试验，血药浓度，肝肾功能，血清电解质，动脉血气分析及心电图检查等

迅速清除毒物
(1) 催吐：适用于神志清醒且配合的患者，让患者饮用300~500 ml温水后催吐
(2) 洗胃：大量温生理盐水或1：5 000高锰酸钾溶液洗胃；深昏迷者行气管插管保护气道
(3) 使用活性炭及导泻：给予活性炭混悬液促进毒物吸附，同时给予10~15 g硫酸钠导泻
(4) 利尿：肾功能良好者在补液3 000 ml/d的基础上静脉注射呋塞米40~80 mg
(5) 碱化尿液：4%~5%碳酸氢钠溶液100~125 ml静脉滴注
药物应用
(1) 氟马西尼：苯二氮草类特异性拮抗药0.2~0.3 mg缓慢静脉注射，必要时可给予0.2 mg/min重复静脉注射直至有反应，对有效者要重复给药0.1~0.4 mg/h
(2) 对症治疗药物：抗心律失常药物、α-受体激动类升压药、苯丙胺、苯甲酸钠咖啡因(安钠咖，治疗中枢神经重度抑制)、纳洛酮(治疗深昏迷)、盐酸苯海索(治疗震颤麻痹综合征)、苯海拉明(治疗肌肉痉挛及张力障碍)

上述治疗无效
(1) 核实诊断正确性
(2) 试用血液透析和血液灌流

(1) 病情观察：监测体温、呼吸、心率、血压、神志、瞳孔、角膜反射、计算液体出入量，观察尿量、颜色及性状变化，观察药物作用及反应
(2) 保持呼吸道通畅，维持呼吸功能
(3) 昏迷护理：定时吸痰、拍背、翻身，加强口腔、会阴、眼部护理等
(4) 防止并发症：肺部感染、急性肾衰竭等
(5) 心理护理：对服毒自杀者做好心理疏导，避免再次自杀
(6) 合理饮食，加强营养，健康宣教

图6-11　急性镇静催眠药中毒急救护理流程

知识拓展

　　中毒是医院急诊科的常见病,我国每年约有万人发生各种原因中毒。在卫计委2010年发布城乡死亡原因顺位中,急性中毒居第5位。目前我国已经建立了以中国疾病预防与控制中心下属的中毒控制中心及遍布全国的数十家中毒控制分中心。中毒控制中心除提供咨询服务、毒物分析和中毒患者救治外,还有机动的应急医疗分队,随时可赴任何中毒现场,进行毒物监测和中毒者急救。

项目评价

　　通过本项目的学习,能了解镇静催眠药的中毒机制;能熟悉镇静催眠药的分类;能掌握急性镇静催眠药中毒的临床表现和救治原则;能有效实施急性镇静催眠药中毒的护理措施。

课后复习

1. 简述镇静催眠药的定义和分类。
2. 简述急性镇静催眠药中毒的临床表现。
3. 简述急性镇静催眠药中毒的救治原则。
4. 简述急性镇静催眠药中毒者昏迷护理措施。

（王毅欣）

项目七　急性酒精中毒患者的救护

学习目标

1. 识记急性酒精中毒的定义。
2. 识记急性酒精中毒的临床表现和救治原则。
3. 理解急性酒精中毒机制。
4. 应用急性酒精中毒的护理措施。

案例导入

患者，男，20 岁，入院前因"饮酒后昏迷，抽搐"拨打"120"求救。患者于 1 小时前饮 500 g 白酒后，无呕吐，逐渐胡言乱语，昏睡，继之昏迷，伴有剧烈抽搐，口吐白沫，无双眼上翻，未咬破舌尖。"120"急救员到现场观察：患者平卧位，昏迷，双瞳孔等大，直径约 3 mm，偶尔剧烈抽搐。心电图检查显示期前收缩（早搏）频发，即刻静脉推注生理盐水 20 ml＋纳洛酮 0.8 mg，并立即送往医院。该患者是否发生了急性酒精中毒？中毒程度如何？到达医院后应该采取哪些救护措施？

分析提示

根据病史和临床表现，该患者发生了急性酒精中毒，目前陷入昏迷，并出现惊厥和频发期前收缩，提示中毒程度为中度。到达医院后应采取洗胃、药物治疗和对症支持治疗，同时严密观察病情，做好相应的护理措施。本项目阐述急性酒精中毒的定义、病因、中毒机制、病情评估、救治原则和护理措施。

引言

酒精，化学名乙醇。急性酒精中毒（acute alcohol poisoning）或急性乙醇中毒（acute ethanol poisoning）是指由于短时间摄入大量酒精或含酒精饮料后出现的中枢神经系统功能紊乱状态，多表现为行为和意识异常，严重者损伤脏器功能，导致呼吸循环衰竭，进而危及生命。酒精中毒在发达国家患病率很高，如美国酒精中毒是位列心血管疾病、肿瘤之后第 3 位的公共卫生问题。我国目前尚缺乏急性酒精中毒的流行病学资料，但是随着酒精生产及消耗量日益增加，急性酒精中毒的救护显得刻不容缓。

一、概述

（一）病因

急性酒精中毒主要原因为饮入过量的酒精或酒类饮料。酒精浓度从低到高依次为啤酒3%～5%，黄酒12%～15%，葡萄酒10%～25%，烈性酒（如白酒、威士忌等）40%～60%。

（二）中毒机制

1. 抑制中枢神经系统功能　酒精具有脂溶性，可迅速透过大脑神经细胞膜，并作用于膜上的某些酶而影响细胞功能。对中枢神经系统的抑制作用与剂量呈正相关，小剂量出现兴奋作用；随着剂量增加，由大脑皮质向下，通过边缘系统，作用于小脑引起共济失调，作用于网状结构引起昏睡和昏迷，作用于延脑中枢引起呼吸、循环功能衰竭。对大多数成年人致死量为一次饮酒量中纯酒精达到250～500 g。

2. 损伤肝脏　酒精在肝细胞内代谢产生的毒性代谢产物，除了乙醛的化学性损害，大量自由基可引发肝细胞损伤、肝脏纤维化；酒精在肝细胞内的代谢紊乱可诱发肝细胞凋亡。这些均可损伤肝脏。

3. 损伤心脏　酒精使心肌细胞膜通透性改变，心肌细胞完整性破坏；酒精利尿和扩血管作用，使心脏前后负荷发生改变；酒精抑制某些酶活性导致心肌细胞兴奋性改变。这些均对心脏功能产生损伤，使心电图发生改变。

二、病情评估与判断

（一）临床诊断

1. 临床诊断急性酒精中毒

(1) 明确的过量酒精或含酒精饮料摄入史。

(2) 呼出气体或呕吐物有酒精气味并有以下之一者：①表现为易激惹，多语或沉默，语无伦次，情绪不稳，行为粗鲁或攻击行为，恶心，呕吐等。②感觉迟钝，肌肉运动不协调，躁动，步态不稳，明显共济失调，眼球震颤，复视。③出现较深的意识障碍如昏睡、浅昏迷、深昏迷，神经反射减弱，面色苍白，皮肤湿冷，体温降低，血压升高或降低，呼吸节律或频率异常，心搏加快或减慢，二便失禁等。

2. 临床确诊急性酒精中毒

在(1)的基础上血液或呼出气体酒精检测浓度≥11 mmol/L，可临床确诊急性酒精中毒。

（二）临床分级

1. 轻度酒精中毒（单纯性醉酒）　指仅有情绪、语言兴奋状态的神经系统表现，如语无伦次但不具备攻击行为，能行走，但有轻度运动不协调，嗜睡能被唤醒，简单对答基本正确，神经反射正常存在。

2. 中度酒精中毒　具备下列之一者为中度酒精中毒。①处于昏睡或昏迷状态或格拉斯哥昏迷评分 5～8 分。②具有经语言或心理疏导不能缓解的躁狂或攻击行为。③意识不清伴神经反射减弱的严重共济失调状态。④具有错觉、幻觉或惊厥发作。⑤血液生化检查有以下代谢紊乱的表现之一者,如酸中毒、低血钾、低血糖。⑥在轻度中毒基础上并发脏器功能明显受损表现,如与酒精中毒有关的心律失常(频发期前收缩、心房纤颤或房扑等)、心肌损伤表现(ST－T 异常、心肌酶学 2 倍以上升高)或上消化道出血、胰腺炎等。

3. 重度酒精中毒　具备下列之一者为重度酒精中毒。①处于昏迷状态或格拉斯哥评分≤5 分。②出现微循环灌注不足表现,如脸色苍白,皮肤湿冷,口唇微紫,心率加快,脉搏细弱或不能触及,血压代偿性升高或下降(＜90/60 mmHg 或收缩压较基础血压下降30 mmHg 以上),昏迷伴有失代偿期临床表现的休克时属于极重度酒精中毒。③出现代谢紊乱的严重表现,如酸中毒(pH≤7.2)、低血钾(血清钾≤2.5 mmol/L)、低血糖(血糖≤2.5 mmol/L)之一者。④出现重要脏器,如心、肝、肾、肺等急性功能不全表现。

急性酒精中毒程度分级以临床表现为主,血中酒精浓度可供参考。血中酒精浓度不同种族、不同个体耐受性差异较大,有时与临床表现并不完全一致。酒精成年人致死剂量在 250～500 g,小儿的耐受性较低,致死剂量婴儿 6～10 g,儿童约 25 g。酒精的吸收率和清除率有个体差异并取决于很多因素,如年龄、性别、身体质量、体质、营养状况、吸烟、饮食、胃中现存食物、胃动力、是否存在腹水、肝硬化以及长期酗酒等。急诊科首诊时通常轻度中毒血中酒精浓度 16～33 mmol/L,重度中毒血中酒精浓度＞43 mmol/L。

（三）诊断注意事项

1. 诊断原则　急性酒精中毒是一个排他性诊断。在诊断患者酒精中毒以前,应考虑低血糖、低氧血症、肝性脑病、混合性酒精-药物过量等情况。在确诊后应考虑有隐蔽性头部创伤及伴随代谢紊乱的可能性。医生可以通过从随行家属处获得充分的病史,反复查体以及辅助检查确诊。

2. 复合中毒　酒精中毒后患者情绪失控,再次服用其他药物和毒物表现复合中毒并不罕见。酒精加重镇静催眠类药物和有机磷农药毒性,减轻甲醇、乙二醇、氟乙酰胺毒性。

3. 诱发病损或并发症　急性酒精中毒后外伤常见,由于患者及陪同人员不能明确叙述病史容易漏诊,急性酒精中毒能使已有的基础疾病恶化,如诱发急性冠脉综合征、出血或缺血性脑卒中等,并发贲门黏膜撕裂症、上消化道出血、心律失常、胰腺炎、横纹肌溶解综合征等,也可并发消化道穿孔。尽可能获得翔实的病史,系统、细致的查体和必要的辅助检查,有利于减少漏诊、误诊。

4. 类双硫醒反应　患者在应用某些药物过程中,饮酒或饮酒后应用某些药物,出现类似服用戒酒药双硫醒(disulfiram,又称双硫仑、戒酒硫)后饮酒的反应,多在饮酒后 0.5

小时内发病,主要表现为面部潮红、头痛、胸闷、气短、心率增快、四肢乏力、多汗、失眠、恶心、呕吐、视物模糊,严重者血压下降及呼吸困难,可出现意识丧失及惊厥,极个别引起死亡。可能与醛脱氢酶受抑,体内乙醛浓度升高,导致血管扩张有关。类双硫醒反应临床表现个体差异较大,不作医疗处理,症状一般持续2～6小时。因类双硫醒反应与多种疾病特点相似,易误诊,应注意鉴别诊断。

三、救治与护理

(一) 救治原则

1. **轻度中毒无须治疗**　急性酒精轻度中毒者一般无需治疗,只需卧床休息,注意保暖,摄入一些醒酒食物或饮料。对兴奋躁动者应予以适当约束,对共济失调者应严格限制活动,以免摔伤;对肥胖、通气不良等有基础疾病者要嘱其侧卧位防止呕吐误吸;对类双硫醒反应严重者宜早期对症处理。

2. **促排消化道内酒精**　由于酒精吸收迅速,催吐、洗胃和活性炭不适用于单纯酒精中毒者。洗胃前应评估病情,权衡利弊,建议仅限于以下情况之一者:①饮酒后2小时内无呕吐,评估病情可能恶化的昏迷者。②同时存在或高度怀疑其他药物或毒物中毒者。③已留置胃管特别是昏迷伴休克者,胃管可试用于人工洗胃。洗胃液一般用1％碳酸氢钠液或温开水。洗胃液不可过多,每次入量≤200 ml,总量为2 000～4 000 ml,胃内容物吸出干净即可。洗胃时注意保护气道,防止呕吐误吸。

3. **药物治疗**

(1) 促酒精代谢药物:美他多辛,能加速乙醇及其代谢产物乙醛和酮体经尿液排泄,也能拮抗酒精中毒引起的氧化应激反应,改善饮酒导致的肝功能损害及改善因酒精中毒而引起的心理行为异常,可以试用于中、重度中毒特别伴有攻击行为、情绪异常的患者。每次0.9 g,静脉滴注给药,哺乳期、支气管哮喘患者禁用,尚无儿童应用的可靠资料。另外,适当补液及补充维生素 B_1、维生素 B_6、维生素 C,以利于酒精氧化代谢。

(2) 促醒药物

1) 纳洛酮:能解除酒精中毒的中枢抑制,缩短昏迷时间。建议中度中毒首剂用0.4～0.8 mg＋生理盐水10～20 ml,静脉推注;必要时加量重复。重度中毒时则首剂用0.8～1.2 mg＋生理盐水20 ml,静脉推注;用药后30分钟神志未恢复可重复1次,或2 mg加入5％葡萄糖或生理盐水500 ml内,以0.4 mg/h速度静脉滴注或微量泵注入,直至神志清醒为止。

2) 盐酸钠美芬:为具有高度选择性和特异性的长效阿片受体拮抗剂,已有应用于急性酒精中毒的报道,但尚需更多临床研究评估其在急性酒精中毒中的疗效和使用方法。

(3) 镇静剂:急性酒精中毒应慎重使用镇静剂。烦躁不安或过度兴奋特别有攻击行为可用地西泮,肌内注射比静脉注射安全,注意观察呼吸和血压。躁狂者首选第1代抗精神病药物如氟哌啶醇,第2代如奥氮平等也可选择,口服比静脉应用更安全。避免用氯丙嗪、吗啡、苯巴比妥类镇静剂。

（4）胃黏膜保护剂：胃黏膜 H_2 受体拮抗剂或质子泵抑制剂可常规应用于重度中毒特别是消化道症状明显的患者，质子泵抑制剂可能有更好的胃黏膜保护效果。

4. 血液净化疗法　酒精易溶于水，也具有亲脂性，血液灌流对体内酒精的清除作用存在争议。血液透析可以直接将酒精和酒精代谢产物迅速从血中清除，需要时首选血液透析；持续床旁血滤也是可行的选择，但费用昂贵。病情危重或经常规治疗病情恶化并具备下列之一者可行血液净化治疗：①血酒精含量＞87 mmol/L；②呼吸循环严重抑制的深昏迷。③酸中毒（pH≤7.2）伴休克表现。④重度中毒出现急性肾功能不全。⑤复合中毒或高度怀疑合并其他中毒并危及生命，根据毒物特点酌情选择血液净化方式。

5. 抗生素应用　单纯急性酒精中毒无应用抗生素的指征，除非有明确合并感染的证据，如呕吐误吸导致肺部感染。应用抗生素时注意可诱发类双硫醒反应，其中以 β-内酰胺类中头孢菌素多见，又以头孢哌酮最常见，其他尚有甲硝唑、呋喃唑酮等，用药期间宜留院观察。

（二）护理措施

1. 密切观察病情，预防并发症

（1）密切观察患者病情变化：监测生命体征、意识状况、血氧饱和度、血糖、血电解质和肝肾功能。

（2）并发症的观察：观察呼吸道通畅情况。意识不清者应取平卧位头偏向一侧或侧卧位，及时清除呕吐物及呼吸道分泌物，必要时用吸痰器吸出，防止误吸引起窒息或吸入性肺炎；供氧充足，必要时行气管插管、气管切开，使用呼吸机机械通气。要注意观察呕吐物的量和性状，分辨有无胃黏膜损伤。在患者频繁呕吐时，注意区分单纯性酒精中毒引起的呕吐，还是血压升高致颅内压升高引起的呕吐，应使血压稳定在一定水平，防止脑血管意外发生。监测心律失常和心肌损害情况，维持循环功能。

2. 做好安全防护　对躁动或激越行为者，必要时给予适当的保护性约束，注意保暖，防止受凉和中暑，使用床栏，防止意外发生。对使用约束带的患者注意观察松紧是否适度、定时松解，患者清醒后立即停止使用。加强巡视，嘱陪护人员不要离开病房，要守护床旁，防止各种意外发生。

3. 健康教育　根据患者不同的心理情况及时与患者及陪护人员进行思想交流，开展健康教育，在患者清醒及情绪稳定后向其及家属宣传酒精中毒的危害，创造替代条件，加强文娱活动，引导其戒酒，必要时进行专业干预。此外，医护人员接诊时要自我保护，注重安全。

急性酒精中毒急救护理流程见图 6-12。

初步怀疑急性酒精中毒
服酒精史+呼出气有酒味、面红、欣快感、多语、情感易激动、语无伦次、吐字不清、动作不协调、步态蹒跚、肌肉震颤、昏睡、昏迷等意识障碍

快速评估
气道(airway)：有无气道阻塞
呼吸(breathing)：有无呼吸，呼吸的频率和程度
循环(circulation)：有无脉搏，循环是否充分

有危及生命情况
(1) 气道阻塞：清除气道异物，保持气道通畅，必要时气管插管或切开
(2) 无反应、无呼吸、无脉搏：心肺复苏

无危及生命情况

(1) 监护心电、血压、脉搏及呼吸
(2) 建立静脉通道，补液
(3) 保持呼吸道通畅、吸氧、血氧饱和度>95%
(4) 实验室检查：血液或呼出气体酒精检测浓度≥11 mmol／L；肝肾功能、血清电解质、动脉血气分析及心电图检查等

轻度中毒
(1) 卧床休息、保暖
(2) 摄入醒酒食物或饮料
(3) 安全护理，避免摔伤
(4) 防呕吐物误吸
(5) 一般自行缓解

中、重度中毒

促排消化道内酒精
(1) 洗胃或催吐：清醒者可以催吐、引吐。不主张积极洗胃，洗胃液一般用1%碳酸氢钠液或温开水，每次<200 ml，总量为2 000~4 000 ml
药物应用
(2) 促酒精代谢药物：美他多辛，每次0.9 g，静脉滴注；适当补液及补充维生素B_1、维生素B_6、维生素C
(3) 促醒药物：纳洛酮，中度中毒首剂用0.4~0.8 mg加生理盐水10~20 ml，重度中毒时则首剂用0.8~1.2 mg加生理盐水20 ml，静脉推注；用药后30分钟神志未恢复可重复1次，或2 mg加入5%葡萄糖或生理盐水500 ml内，以0.4 mg/h速度静脉滴注或微量泵注入，直至神志清醒
(4) 镇静剂：严重烦躁、抽搐者可用地西泮5~10mg，躁狂者首选氟哌啶醇，避免用氯丙嗪、吗啡、苯巴比妥类镇静剂
(5) 胃黏膜保护剂：胃黏膜H_2受体拮抗剂或质子泵抑制剂
(6) 抗生素应用：防治感染

上述治疗无效
(1) 核实诊断正确性
(2) 试用血液透析

(1) 病情观察：监测体温、呼吸、心率、血压、神志、血氧饱和度、血糖、血电解质和肝肾功能
(2) 做好安全防护，防止意外发生
(3) 防止并发症：窒息或吸入性肺炎，心脑血管急症
(4) 心理护理和健康宣教

图6-12　急性酒精中毒急救护理流程

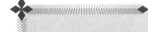

现场紧急评估采用"ABBCS方法"快速评估,利用5~20秒快速判断患者有无生命的最紧急情况:A,气道是否通畅;B,是否有呼吸;B,体表是否可见的大量出血;C,是否有脉搏;S,神志是否清醒。误吸和窒息导致气道阻塞是急性酒精中毒死亡的重要原因,必须特别重视。如果出现上述危及生命的紧急情况应迅速解除,包括开放气道、保持气道通畅、心肺复苏、立即对体表能控制的大出血进行止血。

项目评价

通过本项目的学习,能了解急性酒精中毒机制;能熟悉急性酒精中毒的诊断、临床分级;能掌握急性酒精中毒的救治原则;能有效实施急性镇静催眠药中毒的院前急救和院内护理。

课后复习

1. 简述急性酒精中毒的定义。
2. 简述急性酒精中毒的诊断标准。
3. 简述急性酒精中毒的救治原则。
4. 判断急性酒精中毒程度。
5. 简述急性酒精中毒的护理措施。

(王毅欣)

项目八　多发伤患者的救护

1. 识记多发伤的定义和特点。
2. 理解多发伤与多处伤、复合伤、联合伤的区别。
3. 理解多发伤的临床特点。
4. 掌握多发伤的救治原则。
5. 运用多发伤的伤情评估和护理措施。

案例导入

患者,男,23 岁,因骑摩托车闯红灯被对面疾驰的轿车撞飞,车祸发生后 5 分钟由"120"救护车送至急诊抢救室。"120"急救人员汇报:患者呈昏迷状态,BP 89/52 mmHg,R 143 次/分,R 28 次/分。入院时评估:该患者双侧瞳孔直径约 5 mm,对光反射迟钝,口唇周围有大量呕吐物,全身大面积皮肤挫擦伤,头部有伤口,左下肢开放性骨折,骨折残端外露,入院时该患者下肢骨折开放处已覆盖数层纱布,但均已被血液浸湿。请问该患者的首要诊断是什么? 判断的依据是什么? 应采取哪些救护措施?

分析提示

该患者在车祸机械撞击后发生了颅脑伤和左下肢开放性骨折,是在同一致伤因素作用下发生了 2 个解剖部位创伤,其中颅脑伤伤势危及生命,所以该患者的首要诊断是多发伤。接着对其进行全面评估,并保持呼吸道通畅、建立静脉通道补液治疗、监测心电和血压防治休克、控制出血、急症手术治疗,同时做好对症支持护理措施。本项目阐述多发伤的定义、特点、病情评估、救治原则和护理措施。

引言

多发伤(polytrauma, multiple injuries)是指在同一致伤因素下,人体同时或相继有 2 个以上的解剖部分或器官受到创伤,且至少有 1 处伤是危及生命的严重创伤,或并发创伤性休克。多发伤需与多处伤、复合伤、联合伤进行鉴别:①多处伤是同一解剖部位或脏器发生 2 处或 2 处以上的创伤,如一个肢体有 2 处以上骨折。②复合伤是指 2 种以上致伤因素同时或相继作用于人体所造成的损伤。复合伤往往以一伤为主,其主要致伤因素在疾病发生、发展中发挥主导作用。③联合伤是指创伤造成膈肌破裂,既有胸部伤,又有腹部伤,又称胸腹联合伤,从广义上讲联合伤属于多发伤。

一、概述

（一）病因

多发伤病因较多，常见原因有交通事故、高处坠落、工伤、爆炸伤、意外事故及其他灾难突发事件，其中以撞击伤、挤压伤、坠落伤、压砸伤、刺扎伤为多见。

（二）临床特点

1. **伤情复杂严重，诊断困难**　多发伤患者同时合并多个部位和脏器损伤，不同部位之间的损伤可以加重病情，也可以相互掩盖造成假象。如伴有颅脑伤的伤员因意识障碍不能反映胸腹损伤的症状特征，颅内压升高又可掩盖失血性休克时血压、脉搏的变化，呼吸的改变又会与胸部损伤相混淆。闭合性损伤缺乏典型的临床表现，早期难以从检查中引出阳性体征。

2. **伤情变化快，休克发生率高**　多发伤由于涉及多个部位损伤，出血量大，应激反应剧烈，因此伤情变化快。严重创伤性休克的发生率为 50%～80%。早期休克的发生与失血、失液量呈正比，但失血、失液量的临床评估通常比实际丢失量要少，因为休克早期血压、脉搏、血红蛋白并不能真正反映失血量；现场和转运途中的外出血和体腔内积存的血量无法估计；休克微循环障碍，血管通透性增加而漏入第三间隙的体液更难以估计。所以，多发伤合并休克很难纠正。另外，创伤性休克可与心源性休克（由胸部创伤、心脏压塞、心肌挫伤等所致）并存，抢救时需要予以鉴别。

3. **低氧血症发生率高**　多发伤早期低氧血症发生率很高，可高达 90%，尤其是颅脑伤、胸部伤伴休克、昏迷，氧分压可降至 30～40 mmHg。多发伤早期低氧血症可分为呼吸困难型和隐蔽型，前者是由于通气换气障碍引起，呼吸极度困难，缺氧明显；后者是由于循环障碍引起全身氧供不足，脑缺氧引起，缺氧体征不明显，仅表现为烦躁不安、呼吸增快，随着休克纠正，氧分压可上升。

4. **并发症多，死亡率高**　一般认为，创伤有五大并发症：休克、感染、呼吸衰竭、肾衰竭和多器官功能障碍综合征。大量研究证实，创伤失血性休克增加了机体对感染的易感性，中毒休克后肠道屏障破坏，促使肠道细菌移位至血液，加上创伤致免疫功能抑制，故多发伤合并感染发生率高。多发伤初步复苏后，机体出现高动力循环状态、高代谢状态及炎性细胞因子和介质的失控性高释放，易出现呼吸衰竭、肾衰竭，甚至多器官功能障碍综合征。

5. **容易漏诊和误诊**　由于多发伤的损伤部位多在 2 个以上，开放伤与闭合伤、明显外伤与隐蔽外伤并存，在同一解剖部位又可发生多处伤，加之时间紧迫、救治经验不足，容易发生漏诊、误诊。据文献报道，漏诊率达 11.2%～50%。腹部伤是最常见的漏诊、误诊部位。

6. **救治处理矛盾多，治疗困难**　多发伤累及的脏器或深部组织的严重程度不同，有时 2 个部位的创伤都很严重，需要立即处理，存在救治顺序先后确定的困难。如处理不当，需优先处理的创伤没有获得优先处理，有可能造成病情加重，甚至死亡。

二、病情评估与判断

(一)初级评估

初级评估是指快速有序地检查伤员,确认有无致命的危重情况并及时实施干预。一般需在 2 分钟内完成,只限处理危及生命的问题。除处理气道阻塞或进行心肺复苏外,不应因处理其他伤害而停止检查。初级评估目的:①确认是否存在致命性损伤并予以处理。②明确潜在的损伤。③判定处理伤员的优先次序。④根据评估,实施恰当的救护,以降低死亡率、伤残率,改善预后。

初级评估分首阶段评估和次阶段评估,可用以下 ABCDEFGHI 口诀记忆。

1. 首阶段评估

(1) A(airway)气道:检查气道并保护颈椎。①保护颈椎:检查前注意保护颈椎,取仰卧位,也可让患者取舒适体位。保持轴向稳定,并固定颈椎位置,严禁自行活动。②保持气道通畅:若患者呼吸不畅,用举头提颏法或托举下颌法开放气道,观察有无分泌物,必要时予以吸引;若病情需要,可插入口咽、鼻咽通气管,或气管插管、气管切开。

(2) B(breathing)呼吸:确保有效呼吸。①暴露患者胸部,观察有无自主呼吸、呼吸速率,皮肤颜色有无发绀,有无胸廓移动;使用辅助呼吸肌,观察呼吸音、静脉怒张、气管移位和胸壁完整性。②有效的呼吸支持,纠正和改善呼吸功能障碍。若发现一侧呼吸音减低或消失、静脉怒张、气管移位,准备紧急胸腔穿刺加压和引流。若发现无效呼吸,立即应用简易呼吸器给予辅助呼吸,做好气管插管和气管切开准备。

(3) C(circulation)循环:通过检查,观察大动脉搏动、血压、外出血、皮肤颜色和温度,根据毛细血管充盈情况判断患者循环状态。若出现休克,立即建立两路静脉通路,输入等渗溶液,必要时输血或血浆代替品;若无脉搏,立即行心肺复苏术;若发现心包填塞,协助行心包穿刺。若情况允许,抽血作常规检查和配血。

(4) D(disability)能力丧失:评价患者神经系统情况,如意识水平、瞳孔大小和对光反应、有无偏瘫或截瘫等。①用 AVPU 法快速判断清醒程度:A 清醒、V 对语言刺激有反应、P 对疼痛刺激有反应、U 全无反应。②检查手指和脚趾对感觉和活动的表现。③评估瞳孔大小、形状和对光反射。④GCS 评分以确定颅脑损伤程度:如有脑疝,降低颅内压,或实施控制性过度通气。

(5) E(exposure)暴露:将伤者完全暴露以便全面检查伤情。①小心安全帮助患者脱掉衣服和鞋袜,并妥善保存以备他用。②暴露过程注意保温,避免过低体温引发凝血障碍。

2. 次阶段评估　完成首阶段评估及采取重要的干预措施后,可进行次阶段评估。目的在于寻找所有损伤和收集信息,作为复苏和救护的依据。

(1) F(follow up)跟进:①监测生命体征。②辅助检查。③允许家属陪同。

(2) G(give comfort)关怀措施:①语言安慰。②疼痛评估和止痛。

(3) H(history)病史:对清醒患者或目击者询问主诉、受伤史、既往史、过敏史、药物史、最后饮食时间和事故经过等,注意与发病或创伤有关的细节。①伤前情况:是否饮酒,以判断现在意识是否清醒。②受伤情况:致伤原因、类型、性质、程度等。③伤情:如询问失血量、失血速度、口渴情况。④伤后的处理情况:现场急救措施和药物运用。

(4) I(inspect)检查:最后为患者做详细全面的体检(表6-5),以防漏诊。

表6-5　多发伤全身评估检查要点

身体部位	特别注意下列情况
头部、面颊、颈部	伤口、触痛、气管位置、颈静脉
眼、耳、鼻	伤口、触痛、耳或鼻流出的异常渗液
胸廓	伤口、触痛、呼吸音异常、胸廓对称起伏、心音异常
腹部	伤口、触痛、硬实感、皮肤瘀斑
盆腔及生殖系统	伤口、触痛、出血
四肢	伤口、触痛、畸形、骨折

(二) 重点评估

完成初级评估及采取相应的干预措施后,还应明确患者是否需紧急手术或留观。再进行重点评估,详细检查受伤的身体部位或系统,尽量全面具体,同时选择实验室检查,以决定后续治疗方案及优先次序。检查程序可以用 CRASH PLAN 帮助记忆。此方法重在检查的系统性,实际应用时不必强求按照 CRASH PLAN 的顺序,如头部伤常重于脊柱伤,可先于脊柱检查;存在大血管伤应优先检查。

1. C(cardiac,心脏及循环系统)　了解血压、脉搏、心率,注意有无心脏压塞贝克"三联征"(颈静脉怒张、心音遥远、血压下降),以及有无休克及组织低灌注。

2. R(respiration,胸部及呼吸功能)　有无呼吸困难,有无气管偏移,胸部有无伤口、畸形、反常呼吸、皮下气肿及压痛,叩诊音、呼吸音是否异常。常规的物理检查、胸腔穿刺、X线片及心脏超声检查可帮助确诊大部分胸部创伤,对部分患者可行 CT 检查以确诊。

3. A(abdomen,腹部)　是否存在腹膜刺激征,腹部行 B 超检查、CT 扫描,必要时行诊断性腹腔灌洗、剖腹探查术。

4. S(spine,脊柱)　有无畸形、压痛及叩击痛,运动有无障碍,四肢感觉、运动有无异常,尤其注意锁骨以上损伤可能存在颈椎损伤的可能性,应及时用颈托固定。一旦怀疑应行脊柱各部位 X 线、CT、MRI 检查。

5. H(head,头部)　注意意识状况,检查有无伤口、血肿及凹陷;检查 12 对脑神经有无异常及 GCS 评分;注意有无肢体肌力,肌张力是否正常,检查生理反射和病理反射的情况;GCS 记分;必要时行 CT 检查。

6. P(pelvis,骨盆)　检查骨盆是否骨折,可行 X 线和 CT 检查。

7. L(limbs,肢体)　行视、触、动、量检查,必要时行 X 线检查。

8. A(arteries,动脉)　外周动脉搏动和损伤情况,可行超声多普勒、CT 血管造影或数字式减影血管造影检查。

9. N(nerves,神经)　检查感觉、运动情况,明确各重要部位神经有无损伤及定位体征。

（三）确立诊断

凡在同一伤因下出现以下两条伤情者即可确定为多发伤。

(1) 头颅伤:如颅骨骨折,伴有昏迷、半昏迷的颅内血肿、脑挫伤及颌面部骨折。

(2) 颈部伤:颈部外伤伴有大血管损伤、血肿、颈椎损伤。

(3) 胸部伤:多发肋骨骨折、血气胸、肺挫伤,以及纵隔、心脏、大血管和气管破裂。

(4) 腹部伤:腹内出血、腹内脏器破裂、腹膜后大血肿。

(5) 泌尿生殖系统损伤:肾破裂、膀胱破裂、子宫破裂、尿道破裂、阴道破裂。

(6) 复杂性骨盆骨折(或伴休克)。

(7) 脊椎骨折、脱位伴脊髓伤,或多发脊椎骨折。

(8) 上肢肩胛骨、长骨骨折、上肢离断。

(9) 下肢长管状骨干骨折、下肢离断。

(10) 四肢广泛皮肤撕脱伤。

（四）持续评估

持续评估是指对所给予治疗的反应和初步治疗后病情变化时再进行的评估,严密监测与病情相关的各项辅助检查结果和体征,协助了解患者实时动态,如遇病情变化,需重复进行创伤评估,找出原因并采取处理措施,并做好记录。

三、救治与护理

（一）救治原则和程序

先救命,再救伤。救治措施要迅速、准确、有效。多发伤抢救的基本程序是:ABCDE伤情判断 + VIPCO 程序急救 → FGHI 步骤评估判断 + 安全转运救护 → 重复ABCDEFGHI+CRASH PLAN重点评估。

VIPCO程序如下。① V（ventilation）:保持呼吸道通畅、通气和充分给氧。②I(infusion):迅速建立 2～3 条静脉通路,保证输液、输血、扩充血容量等抗休克治疗。③P(pulsation):监测心电和血压,及时发现和处理休克。④C(control bleeding):控制出血。⑤O(operation):急症手术治疗,严重多发伤手术处理是创伤治疗中的决定性措施,且手术控制出血是最有效的复苏措施。危重伤员的黄金抢救时间是伤后 1 小时,应在这段时间内尽早手术。

（二）护理措施

1. 现场救护　坚持"先抢救生命,后保护功能;先重后轻,先急后缓"的原则。一般先抢救心搏骤停、窒息、大出血、张力性气胸和休克等。

(1) 确认现场安全,尽快脱离危险环境,放置合适体位。对疑有脊髓损伤者应立即制动,以免造成瘫痪。

（2）对心搏骤停者，立即现场心肺复苏。

（3）解除呼吸道梗阻，维持呼吸道通畅。

（4）处理活动性出血，是减少现场死亡的重要措施。

（5）处理创伤性血气胸：对张力性气胸，尽快排气减压；对开放性气胸，尽快用无菌敷料垫封闭伤口；对血气胸，行胸腔闭式引流；对胸壁软化伴有反常呼吸者，固定浮动胸壁。在上述处理同时进行抗休克治疗。

（6）保存好离断肢体：离断的肢体先用无菌敷料或干净布包好后置于无菌或洁净的无漏孔塑料袋内，扎紧袋口，再放入注满冰水混合液的塑料袋内低温保存（0～4℃），同患者一起送往医院，以备再植手术。

（7）伤口处理：包扎伤口，目的是保护伤口、减少污染、压迫止血，固定骨折、关节和敷料并止痛。

（8）抗休克：迅速临时止血，输液扩容，必要时考虑穿抗休克裤。

（9）现场观察：了解受伤原因、时间、性质、体位、神志、出血量、已采取的救治措施，并做好记录。

2. 转运和途中救护　根据伤情轻重缓急有计划地转运。决定伤员转运的基本条件是在搬运及运送途中，确保伤员不会因此而危及生命或使病情恶化。

3. 院内救护　对伤情进一步判断和分类，迅速采取针对性措施进行救治。伤情判断常可分为3类。①第1类：致命性创伤，如危及生命的大出血、窒息、开放性或张力性气胸。这类伤员经短时紧急复苏后，应立即手术治疗。②第2类：生命体征尚属平稳的伤员，如没有立即危及生命的刺伤、火器伤或胸腹部伤，可密切观察或复苏1～2小时，争取时间做好配血及必要检查，同时做好手术准备。③第3类：潜在性创伤，性质尚未明确，有需要手术，应密切观察，进一步检查以明确诊断。

（1）呼吸支持：保持呼吸道通畅，视病情给予气管插管、人工呼吸、吸氧。

（2）循环支持：抗休克。已经建立静脉通路者，应继续保持输液通畅，补充有效循环血量。注意不要在受伤肢体的远端选择静脉通路，以免补充的液体进入损伤区内。留置导尿，观察每小时尿量。

（3）控制出血：加压包扎，抬高肢体，做好术前准备。

（4）镇静止痛和心理护理：做好疼痛评估和止痛治疗护理。与患者多沟通，了解心理状况，并做相应干预。

（5）防治感染：遵循无菌操作原则，按医嘱使用抗生素。

（6）密切观察病情：严密观察伤情变化，特别是怀疑有潜在性创伤者，必须持续监测其生命体征、症状、体征变化，并做进一步检查。

（7）支持护理：维持水、电解质和酸碱平衡，保护重要脏器功能，并给予营养支持。

（8）配合医生对各脏器损伤的治疗：如胸部、颅脑、腹部内脏损伤，以及骨折处理。

多发伤急救护理流程见图6-13。

初步怀疑多发伤
同一致伤因素(如车祸、爆炸等意外事故)+同时或相继有2个以上解剖部位或器官受到创伤+至少有1个危及生命的严重创伤(或并发创伤性休克)

首阶段评估(ABCDE)
A(airway)气道：检查气道并保护颈椎
B(breathing)呼吸：确保有效呼吸
C(circulation)循环：是否存在休克和心包填塞
D(disability)能力丧失。评价患者神经系统情况
E(exposure)暴露：全面检查伤情

VIPCO救护程序
V(ventilatioan)：保持呼吸道通畅、通气和充分给氧
I(infusion)：迅速建立2~3条静脉通路
P(pulsation)：监测心电和血压，及时发现和处理休克
C(control bleeding)：控制出血
O(operation)：急症手术治疗

次阶段评估(FGHI)
F(follow up)跟进：监测生命体征、辅助检查，允许家属陪同
G(give comfort)关怀措施：语言安慰、疼痛评估和止痛
H(history)病史：伤前情况、受伤情况，了解伤情及伤后处理情况
I(inspect)检查：详细全面的体检，以防漏诊

转运后送

重复ABCDEFGHI

重点评估(CRASH PLAN)
C(cardiac)心脏及循环系统   P(pelvis)骨盆
R(respiration)胸部及呼吸功能   L(limbs)肢体
A(abdomen)腹部   A(arteries)动脉
S(spine)脊柱   N(nerves)神经
H(head)头部

伤情分类
(1) 致命性创伤：大出血、窒息、开放性或张力性气胸，经短时紧急复苏后，立即手术治疗
(2) 生命体征尚属平稳者：密切观察或复苏1~2小时，做好手术准备
(3) 潜在性创伤：密切观察，并做进一步检查以明确诊断

救护措施
(1) 严密观察伤情变化，特别是怀疑有潜在性创伤者，持续监测其生命体征、症状、体征变化，并做进一步检查
(2) 呼吸支持：保持呼吸道通畅，必要时给予气管插管、人工呼吸、吸氧
(3) 循环支持：抗休克
(4) 控制出血：加压包扎，抬高肢体，做好术前准备
(5) 镇静止痛和心理护理
(6) 防治感染，按医嘱使用抗生素
(7) 支持护理：维持水、电解质和酸碱平衡，保护重要脏器功能，并给予营养支持
(8) 配合医生对各脏器损伤的治疗：胸部、颅脑、腹部内脏损伤，以及骨折处理

图 6-13 多发伤急救护理流程

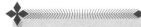

知识拓展

　　多发伤救治模式随着时代的变化和科技的进步与时俱进。在第二次世界大战及其之前,受当时医疗条件和科技水平的限制,分级救治和择期手术成为多发伤救治的标准理念。从第二次世界大战结束至20世纪70年代,随着第三次科技革命的到来,外科水平不断进步以及外科ICU的出现使得术后监护水平不断提高。因此,那个时代的绝大多数医师均主张Ⅰ期手术解决所有创伤。但大规模随访研究表明,患者术后的死亡率并没有降低。1983年,美国马里兰大学医学院的Stone等通过对31例多发伤合并凝血功能障碍患者救治经验的总结,第1次提出了损伤控制外科(damage control surgery, DCS)的概念,他创造性地提出对于多发伤中存在体温不升、代谢性酸中毒和凝血功能障碍的患者,如果不中止手术,死亡率多在90%以上。DCS的提出是多发伤救治领域的里程碑,诸多学者在基础和临床上对此进行了深入的研究,迄今已经演化出腹部DCS、损伤控制骨科(damage control orthopedics, DCO)等诸多理念,这些理念有效地指导着临床工作,降低了多发伤患者的死亡率。

项目评价 ••••••••••••••••••••••••••••••••••••••

　　通过本项目的学习,能充分认识多发伤的特点和危急性;能掌握多发伤评估程序和要点,以及诊断标准;能掌握多发伤的救治原则;能运用多发伤的院前与院内救护措施。

课后复习 ••••••••••••••••••••••••••••••••••••••

1. 简述多发伤的定义和特点。
2. 简述多发伤的评估程序。
3. 简述多发伤抢救的基本程序。
4. 简述多发伤的院前救护措施。

（王毅欣）

项目九　多器官功能障碍综合征患者的救护

学习目标

1. 了解多器官功能障碍综合征的发病机制。
2. 识记多器官功能障碍综合征的定义和诊断标准。
3. 理解多器官功能障碍综合征的病因和临床表现。
4. 运用多器官功能障碍综合征的监测、治疗和护理要点。

案例导入

患者,女,58 岁。昨天早上因车祸骨盆粉碎性骨折、失血性休克 2 小时入院,急诊行"骨盆固定止血术",术中输血 3 000 ml,术后送 ICU。今天下午患者处于昏迷状态,双侧瞳孔直径 6 mm,对光反射消失,无自主呼吸,使用呼吸机支持通气,ECG 检查显示窦性心律,心率 156 次/分,静脉泵入多巴胺和去甲肾上腺素,血压维持 89/54 mmHg,皮肤苍白、厥冷,肢端青紫,无尿,胃肠减压抽出咖啡色液。实验室检查:血红蛋白 43 g/L、白细胞 20×10^9/L、血小板 37×10^9/L、血肌酐(SCr)551 μmol/L、血清总胆红素(STB)278 μmol/L。患者发生了什么情况? 诊断依据是什么? 接下来如何进行器官功能监测和护理?

分析提示

该患者在因骨盆骨折失血性休克 24 小时后出现中枢神经系统、呼吸系统、循环系统、血液系统、肾脏、肝脏和胃肠道等功能障碍,基本确诊为多器官功能障碍综合征。对于多器官功能障碍综合征患者,需加强系统、器官功能监测,尽早发现功能紊乱,及时纠正,最低限度控制功能损害。本项目阐述多器官功能障碍综合征定义、病因、发病机制、临床特点、诊断标准,以及实施预防、监测、治疗和护理。

引言

多器官功能障碍综合征(multiple organ dysfunction syndrome, MODS)是指机体在遭受严重创伤、感染、休克等急性损伤因素打击下 24 小时之后同时或序贯出现的 2 个或 2 个以上系统或器官可逆性功能障碍的临床综合征。MODS 在概念上强调:①原发致病因素是急性的,休克、感染、创伤是三大主要致病因素。②衰竭的器官、系统通常不直接来自于原发损伤。从原发损伤到器官功能障碍存在一定时间差,通常>24 小时。③表现为多发的、序贯的、动态的器官功能障碍。④器官功能障碍是可逆的,在其发展的任何阶段进行干预治疗,功能可望恢复。⑤病理变化缺乏特异性,以细胞组织水肿、炎症细胞浸润和微血栓形成为主。⑥病情发展迅速，一般对症支持治疗效果差，死亡率高。目前，MODS 是 ICU 患者死亡最主要的原因之一，也是良性疾病患者死亡最直接、最重要的原因之一。因此，提高其诊断和救治水平已成为急救医学中新的重大课题。

一、概述

（一）病因

MODS 的病因是多因素的、综合性的，一般可归纳为以下几类。

1. **严重创伤**　MODS 最早发现于大手术后，严重多发伤、多处骨折、大面积烧伤等严重创伤患者，在有无感染的情况下均可发生 MODS，常引起急性肺、心、肾、肝、消化道和凝血功能衰竭。

2. **败血症和严重感染**　败血症时菌群紊乱、细菌移位及局部感染病灶是发生MODS 的主要原因之一，临床上出现腹腔脓肿、急性坏死性胰腺炎、化脓性梗阻性胆管炎、绞窄性肠梗阻等，更易导致肺、肝、肾及胃肠道等脏器衰竭。

3. **休克**　脏器因血流不足而呈低灌流状态，组织缺血、缺氧，毒性物质蓄积等导致各器官功能受损，尤其是创伤大出血和严重感染引起的休克更易发生 MODS。

4. **大量输液、输血及药物使用不当**　大量输液容易引起急性左心衰竭，肺间质水肿；大量输血后微小凝集块可导致肺功能障碍，凝血因子的缺乏能造成出血倾向；去甲肾上腺素等血管收缩药物的大剂量使用，加重了微循环障碍；长期大剂量使用抗生素亦能引起肝肾功能损害、菌群紊乱；大剂量激素的应用易造成免疫抑制、应激性溃疡出血、继发感染等不良反应。

5. **诊疗失误**　医疗技术操作失误，如内镜检查致穿孔并发症，高浓度吸氧致肺泡表面活性物质破坏、肺血管内皮细胞损伤，呼吸机使用时呼气未正压通气（PEEP）等使用不当造成心肺功能障碍，血液透析和床旁超滤吸附中可造成不均衡综合征，引起血小板计数减少和出血。

6. **中毒**　急性吸入性化学中毒时可出现全身炎症反应综合征和急性呼吸窘迫综合征，主要表现为肺衰竭，最终出现其他器官的损伤而致 MODS。

7. **心脏、呼吸骤停**　造成各器官缺血、缺氧，而复苏后又可引起再灌注损伤，由此引发 MODS。

8. **高危因素**　高龄、嗜酒、慢性疾病、营养不良、危重病评分增高等均可诱发 MODS。

（二）发病机制

MODS 发病机制非常复杂，涉及神经、体液、内分泌和免疫等诸多方面，目前尚不知其确切发病机制，但现在主流观点是失控的全身炎症反应综合征很可能在 MODS 发生、发展中起主要作用。MODS 发病机制假说如下。

1. **炎症失控假说**　这是 MODS 最基本的发病机制。由于机体受到创伤和感染刺激而发生的炎症反应过于强烈以至促炎-抗炎失衡,从而损伤自身细胞。其参与 MODS 的炎症失控反应过程的基本因素分为刺激物、炎症细胞、介质、靶细胞和效应几个部分。

2. 缺血-再灌注损伤假说　各种损伤导致休克引起的器官缺血和再灌注过程是 MODS 发生的重要机制之一,强调各种休克微循环障碍持续发展,可造成生命器官内皮细胞和器官实质细胞缺血、缺氧和功能障碍。而微循环灌注恢复时,由于氧自由基损伤、组织氧代谢障碍和白细胞与内皮细胞相互作用引起器官实质细胞损伤,导致器官功能障碍。

3. 肠道细菌、毒素移位假说　严重创伤、休克、缺血-再灌注损伤、外科手术应激、禁食、抗生素不合理应用等均可致肠道菌群紊乱、肠道屏障功能破坏,通透性升高,出现肠道细菌和毒素移位,为炎症反应提供了丰富的、源源不断的刺激物质,导致炎症反应持续发展,最终产生 MODS。

4. 两次打击和双项预激假说　该学说将创伤、休克等早期致伤因素视为第 1 次打击,在该次打击时,各种免疫细胞及其多种炎症介质均被激活。之后如果再次出现病损侵袭,则构成第 2 次打击,出现放大效应的炎症和应激反应,从而超量释放细胞和体液介质。如此,还可以导致二级、三级,甚至更多级别的新的介质产生,从而形成"瀑布样反应"。这种失控的炎症反应不断发展,最终导致组织细胞损伤和器官功能障碍。

5. 应激基因假说　应激基因反应是指一类由基因程序控制,能对环境应激刺激作出反应的过程,如热休克反应、急性期反应、氧化应激反应、紫外线反应等。应激基因反应能促进创伤、休克、感染、炎症等应激打击后细胞代谢所需的蛋白合成。应激基因引起细胞功能改变的最终后果是导致机体不再对最初或以后的打击作出反应,从而发生 MODS。

二、病情评估与判断

(一)病史

评估患者有无感染、创伤、休克等引起 MODS 的病因,同时评估患者是否存在高龄、嗜酒、慢性疾病、营养不良、危重病评分增高等易感 MODS 的高危因素。

(二)临床表现

MODS 临床表现很复杂,但很大程度上取决于器官受累范围及损伤是由一次打击还是多次打击所致。MODS 临床表现个体差异较大,一般情况下,病程为 14～21 天,并经历 4 个阶段。每个阶段都有典型的临床特征(表 6 - 6),且发展速度极快,患者可能死于任何一个阶段。

表 6 - 6　MODS 的临床分期和临床表现

临床表现	1 期	2 期	3 期	4 期
一般情况	正常或轻度烦躁	急性病态、烦躁	一般情况差	濒死感
循环系统	需补充容量	容量依赖性高动力学	休克、心排血量下降、水肿	依赖血管活性药物维持血压,水肿,静脉血氧饱和度下降

（续表）

临床表现	1期	2期	3期	4期
呼吸系统	轻度呼碱	呼吸急促,呼碱,低氧血症	急性呼吸窘迫综合征,严重低氧血症	呼吸性酸中毒、气压伤、高碳酸血症
肾脏	少尿,利尿剂有效	肌酐清除率降低,轻度氮质血症	氮质血症,有血液透析指征	少尿,透析时循环不稳定
胃肠道	胃肠道胀气	不能耐受食物	应激性溃疡,肠梗阻	腹泻、缺血性肠炎
肝脏	正常或轻度胆汁淤积	高胆红素血症,凝血酶原时间延长	临床黄疸	转氨酶升高,重度黄疸
代谢	高血糖、胰岛素需求增加	高分解代谢	代谢性酸中毒,血糖升高	骨骼肌萎缩,乳酸酸中毒
中枢神经系统	意识模糊	嗜睡	昏迷	昏迷
血液系统	正常或轻度异常	血小板计数增多或减少	凝血功能异常	不能纠正的凝血功能障碍

（三）诊断

国内多参照 Fry 修正的诊断标准,见表 6-7。

表 6-7 MODS 诊断标准

器官或系统	诊断标准
循环系统	收缩压<90 mmHg,持续 1 小时以上,或循环需要药物支持维持稳定
呼吸系统	急性起病,$PaO_2/FiO_2 \leqslant 200$(已用或未用 PEEP),X 线胸片检查见双肺浸润,PCWP≤18 mmHg,或无左房压升高的证据
肾脏	血肌酐浓度>177 $\mu mol/L$ 伴有少尿或多尿,或需要血液透析
肝脏	血清总胆红素>34.2 $\mu mol/L$,血清转氨酶在正常值上限的 2 倍以上,或有肝性脑病
胃肠道	上消化道出血,24 小时出血量>400 ml,或不能耐受食物,或消化道坏死或穿孔
血液系统	血小板计数<50×10^9/L 或减少 25%,或出现 DIC
代谢	不能为机体提供所需能量,糖耐量降低,需用胰岛素;或出现骨骼肌萎缩、无力
中枢神经系统	GCS<7 分

2008 年,张淑文等通过分析 1 087 例 MODS 患者的临床资料(其中 725 例用于建立 MODS 病情严重度评分模型,362 例用于验证 MODS 病情严重度评分模型),建立 MODS 病情严重度评分系统(表 6-8)。MODS 病情严重度评分由心血管、肺、脑(中枢神经)、凝血、肝脏、肾脏和胃肠共 7 个器官、系统组成。每个脏器系统选用 1 个指标进行评分,7 个器官、系统评分之和为 MODS 病情严重程度的总分,总分最高为 24 分。

MODS 总分越高,提示病情越重。

表 6 - 8　MODS 病情严重程度评分系统

器官、系统	指标	0 分	1 分	2 分	3 分	4 分
心血管	收缩压(mmHg)	≥90	75～90	65～74	≤64	
肺	PaO_2/FiO_2(mmHg)	≥300	260～300	190～259	90～189	≤89
脑	意识状态	清楚	躁动或淡漠	嗜睡或浅昏迷	深昏迷	
凝血	PLT($\times 10^9$/L)	≥100	80～99	60～81	≤60	
肝脏	TBil(μmol/L)	≤22.2	22.3～34.1	34.2～102.5	102.6～203.4	≥203.5
肾脏	SCr(μmol/L)	≤124	125～177	178～265	266～486	≥487
胃肠	症状/体征	肠鸣音无减弱,大便潜血试验(一)、无黑便或呕血	肠鸣音减弱或消失,或便潜血试验(十)	肠鸣音减弱或消失,大便潜血试验(十)	肠鸣音减弱或消失,有黑便或呕血	

三、救治与护理

(一) 监测

加强系统、器官功能监测的目的是尽早发现 MODS 患者器官功能紊乱,及时纠正,使功能损害控制到最低程度,同时为治疗决策提供依据。

1. 呼吸功能监测

(1) 观察呼吸的频率、节律和幅度。

(2) 呼吸力学监测:潮气量、每分通气量、肺泡通气量、气道压力、肺顺应性、呼吸功、肺泡通气血流之比等。

(3) 血气分析:动脉血氧分压、动脉二氧化碳分压、碳酸氢离子浓度、pH、BE 等。

(4) 氧耗量、氧输送量。

(5) 呼吸末正压通气(PEEP)时监测肺毛细血管楔压。

2. 循环系统监测

(1) 心肌供血:心电监护、监测血氧饱和度、定时行 12 导联心电图检查。

(2) 前负荷:中心静脉压、肺毛细血管楔压。

(3) 后负荷:肺循环的总阻力指数,体循环的总阻力指数。

(4) 心肌收缩力:心排血指数、左室每搏功能指数等。

3. 肾功能监测

(1) 尿液监测:尿量、尿比重、尿钠、尿渗透压、尿蛋白等。

(2) 生化检查:尿素氮、肌酐、渗透清除量、自由水清除率等。

4. 内环境监测

(1) 酸碱度:pH、血乳酸、碳酸氢离子浓度、BE 等。

（2）电解质：钾、钠、钙、镁、磷等。

（3）血浆晶体渗透压、血浆胶体渗透压、血糖、血红蛋白、血细胞比容等。

（4）胃黏膜 pH：胃黏膜 pH 是预测死亡的最敏感单一指标，监测胃黏膜 pH 可以指导脱机，可以早期预防应激性溃疡。

5. 肝功能监测　测定血清胆红素、丙氨酸氨基转移酶、门冬氨酸氨基转移酶等。

6. 凝血功能监测　血小板计数、凝血时间、纤维蛋白原Ⅷ、凝血因子Ⅴ、凝血酶原等，有利于早期发现和处理 DIC。

（二）防治

1. 积极治疗原发伤病　积极治疗引发 MODS 的原发伤病是防治 MODS 的基础性救治措施，引发 MODS 的原发伤病及其处理主要包括以下几方面。

（1）原发性创伤的处理：早期清创、止血、引流、固定、缝合等。

（2）各种类型休克的处理：创伤失血性休克强调早期液体复苏。心源性休克则强调心肌保护药物、正性肌力药物、血管活性药物的合理使用，同时适当限制液体。过敏性休克主要强调肾上腺素和糖皮质激素的尽早应用。感染性休克特别强调早期目标治疗，清除感染灶，消灭致病微生物。

（3）心搏骤停的处理：强调在进行早期规范心肺复苏的同时，注意引起心搏骤停原因的处理。

（4）急性中毒的处理：重点是终止毒物吸收、已吸收毒物的排除和解毒药物的应用。

（5）脓毒症的防治：创伤、大手术、休克、心肺复苏后等患者在进行病因治疗的同时酌情选用抗生素预防感染；对危重病急救患者应尽量减少应用开放式留置导尿管、外周静脉留置针、深静脉留置导管、人工气道等侵入性诊疗操作，以减少感染机会；对于存在感染灶的脓毒症患者强调感染灶的有效引流或手术清除感染灶，选用杀菌力强、抗菌谱广的抗生素，并根据致病微生物的监测和药敏试验结果调整抗生素的应用。

2. 阻断系统性炎症反应　系统炎症反应综合征→脓毒症→感染性休克→MODS 的规律性病理发展是目前国内外学术界较一致的认识。剧烈的系统性炎症反应会加重MODS。目前控制、调节炎症介质，减轻或缓解炎症反应措施如下。

（1）有效的原发伤病治疗可以阻断系统性炎症反应的发生。

（2）糖皮质激素、血必净、乌司他丁等药物可以缓解炎症反应，阻断炎症介质对靶器官的损害作用。

（3）保护肝功能的治疗可以提高肝脏吞噬指数，促进肝脏细胞对炎症介质的降解。

（4）血液净化治疗可以直接清除炎症介质、毒素及细菌代谢产物等，已作为一种常规有效的治疗措施应用于 MODS 患者，特别对由重症胰腺炎导致的 MODS，具有较好的临床疗效。

3. 免疫功能调理　MODS 患者多数免疫功能低下，治疗无效的脓毒症患者大部分死于长期低免疫状态。免疫功能调理治疗可选用人血丙种球蛋白、胸腺素、铜绿假单胞菌注射液(万特普安)等。另外,MODS治疗过程中要注意避免滥用糖皮质激素和免疫抑制剂。

4. 修复损伤的血管内皮与组织细胞 创伤、休克、心肺复苏等剧烈应激因素均可引起弥散性血管内皮细胞和组织细胞损伤,也是引发MODS的主要病理机制之一。对于这类患者,早期应用人重组生长激素有利于损伤的血管内皮细胞和损伤的组织细胞膜性结构的修复,必须同时给予多种氨基酸以提供蛋白质合成的底物。

5. 加强营养,改善细胞代谢 给予胃肠内和(或)深静脉营养,保证适当的能量、维生素和微量元素等各种营养成分。可选用极化液、能量合剂、多种辅酶等改善细胞线粒体代谢的药物。

6. 器官功能支持与保护

(1) 改善循环功能:①改善心脏泵血功能可选用多巴胺、多巴酚丁胺、毛花苷C(西地兰)、米力农、氨力农、参附注射液。②纠正心律失常主要强调去除病因,有针对性地选用抗心律失常药物或电除颤、起搏技术。③根据CVP、PCWP和尿量调整输液量。④降低容量负荷可选用单硝酸异山梨酯等硝酸酯类药和利尿剂,降低心脏阻力负荷可选用酚妥拉明等α-受体阻滞剂。

(2) 呼吸功能支持:①病情轻者可给予氧疗或经面罩机械通气。②病情严重者则需尽快建立人工气道并保持气道通畅。③机械通气:根据患者具体情况选用不同的呼吸模式和参数。定期复查血气分析,及时调整呼吸模式及参数,使患者氧合维持在理想状态。

(3) 肾脏替代治疗:目前主要强调应用CRRT技术以及有利于肾功能恢复的措施。常规采用CVVHDF方法,以碳酸氢盐作为透析、置换液。对于心肺脑复苏后、严重低血压以及重度肝功能不全患者应避免使用乳酸盐。

(4) 肝功能支持:补充足够的能量及能量合剂(辅酶A/ATP),纠正低蛋白血症,使用还原性谷胱苷肽以保护肝功能,避免选择肝脏毒性药物,必要时应用人工肝技术。

(5) 胃肠功能障碍处理:胃肠减压,选用生大黄粉、奥米拉唑(洛赛克)、奥曲肽(善得定)或生长抑素(施他宁)等。

(6) 脑功能障碍处理:早期根据病情选用亚低温、依达拉奉、神经节苷脂、甲钴胺、醒脑静、纳洛酮等,待病情稳定后可行高压氧舱治疗。

(7) DIC的处理:选用肝素、血小板悬液、纤维蛋白原、凝血酶原复合物和新鲜全血。小剂量肝素持续给予可明显改善组织微循环、减轻血管内皮损伤,对防治脏器组织缺血、避免脏器功能进一步损害有着积极的意义。

(8) 代谢功能障碍处理:加强营养给予足量能量,如热量105～126 kJ(25～30 kcal)/(kg·d),热氮比(120～200):1,糖脂热量比3:2,复方氨基酸每天500～750 ml,糖200～300 g,脂肪乳剂250～500 ml;提供足量维生素制剂及微量元素;尽量通过胃肠道摄入能全素等。

7. 维持内环境稳定 根据监测结果及时纠正水、电解质酸碱紊乱,调整血糖和渗透压。MODS患者血糖往往偏高,常规给予胰岛素持续静脉滴注治疗,控制血糖在

8.3 mmol/L 左右,避免高血糖导致的高渗透压。钾离子和钠离子的变化在 MODS 患者中变化不一,动态监测其变化,及时进行调整。钠离子变化幅度每 24 小时应 <10 mmoL/L,尽量避免钠离子急剧波动而导致脑神经细胞功能受损。

8. 中医中药治疗 目前中医中药对 MODS 的防治主要有清热解毒法、菌毒并治法(即在使用抗生素杀灭病菌、控制感染的同时,利用中药的解毒作用,清除内毒素)、通里攻下法(可用大黄)、活血化瘀法(改善微循环)、扶正祛邪法(增强机体免疫功能)。

(三)护理措施

1. 病情观察与生命体征监测 护士应熟悉 MODS 的诱因和发生、发展过程,掌握 MODS 器官功能变化各期的常见表现,做好生命体征和实验室检查的监测,积极协助医生早期发现病情变化,预防器官衰竭的发生。

(1)体温:当严重感染合并感染性休克时,体温≥40℃,或≤35℃,提示病情危急或临终表现。

(2)脉搏:观察脉搏快慢、强弱、规则与否等,注意有无短绌脉、交替脉、奇脉等,尤其重视细速和缓慢脉现象,常提示血管衰竭。

(3)呼吸:观察呼吸快慢、深浅、规则与否等,观察有无发绀、哮鸣音、"三凹征"、强迫体位及胸腹式呼吸变化等。

(4)血压:能反映器官的灌注情况,血压低时注意重要器官的保护。

(5)心电监护:便于观察心律、心率和心电图变化。

(6)意识:注意观察意识状态及昏迷程度,昏迷患者给予 GCS 评分。

(7)尿液:注意尿量、颜色、比重、酸碱度和尿素氮、肌酐变化,警惕肾衰竭。

2. 感染预防与护理 加强口腔、气道、尿路、静脉导管和皮肤护理等;严格执行无菌技术、手卫生、探视等院内感染管理制度;早期、正确采集血、尿、痰等标本进行细菌培养和药物敏感试验,为治疗提供依据;监测各实验室检查指标变化,及时报告医生,尽早使用足量的抗生素控制感染。

3. 特殊监测的护理 MODS 患者多危重,较一般普通患者有特殊监测手段,如动脉血压的监测、中心静脉压的监测,在护理此类管道时严格无菌操作;保证压力传感器在零点;经常肝素化冲洗管路,保证其通畅;随时观察参数变化,及时与医生取得联系。

4. 安全护理 MODS 患者病情危重,加上单独在 ICU,会出现烦躁、乱动。为预防意外受伤,可根据具体情况和病情给予患者适当约束,但要避免管道和接头脱落。

5. 人工气道和机械通气的护理 保持呼吸道通畅,及时吸取气道分泌物,掌握吸痰时机和技巧;注意呼吸道湿化,常用的方法有呼吸机雾化、气道内直接滴注、湿化器湿化等;机械通气时注意血气分析结果,据此调整呼吸机参数,长期使用时,每周更换一次管道并消毒。

6. 各种引流管的护理 注意保持引流管通畅,做好导管护理,严格无菌操作,预防导管相关感染。

7. **心理护理** 注意与患者多沟通交流，了解其心理状况及需求特点，采取相应的心理护理干预措施；建立良好的护患关系，赢得患者信任，帮助患者树立战胜疾病的信心，积极配合治疗和护理。

MODS 急救护理流程见图 6-14。

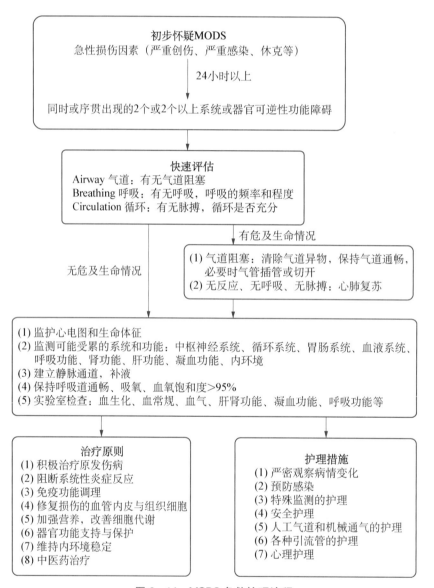

图 6-14　MODS 急救护理流程

知识拓展

据国外文献报道,MODS 的病死率为 62.5%~85%,远远高于单个脏器功能障碍的病死率。脏器衰竭数量与病死率的统计各地区差异很大,主要是诊断标准不统一所致。据 Fry 和 Eiseman 以及国内相关报道,两个脏器功能障碍的平均病死率为 59%,3 个脏器功能障碍的平均病死率为 75%,4 个或 4 个以上脏器功能障碍的平均病死率为 100%。从 MODS 中各脏器发生的频度来看,发生率最高的是肺功能障碍,其次是胃肠及肾功能障碍。其中,以肾功能障碍的病死率最高,平均达 79%;其次为肺功能障碍占 68%,胃肠功能障碍占 59%;肝功能障碍占 55%;凝血功能障碍占 44%;若伴有严重感染,则病死率明显增加。此外,还有一些所谓致死性组合:肺衰竭与代谢衰竭、肾衰竭与肺衰竭、心力衰竭与肺衰竭,这些脏器衰竭组合,会大大增加病死率。

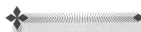

项目评价 ········

通过本项目的学习,能充分认识 MODS 预防的重要性;能理解 MODS 的病因和发病机制;能掌握 MODS 的定义、临床表现、诊断和救治原则;能有效实行对 MODS 患者的护理措施。

课后复习 ········

1. 简述 MODS 的定义。
2. 简述 MODS 的临床表现和诊断。
3. 简述 MODS 的监测重点和防治原则。
4. 简述 MODS 病情观察的护理要点。

(王毅欣)

主要参考文献

[1] 张波,桂莉. 急危重症护理学. 北京:人民卫生出版社,2012.

[2] 魏蕊. 急救医学. 西安:第四军医大学出版社,2012.

[3] 沈小平. 新编急救护理学. 上海:复旦大学出版社,2010.

［4］成守珍,桑文凤.急危重症护理学.北京:人民卫生出版社,2013.

［5］庞国明.院前急救指南.北京:中国医药科技出版社,2011.

［6］孙刚,刘玉法,高美.院前急救概要.北京:军事医学科学出版社,2009.

［7］张科军.新编院前急救学.济南:山东科学技术出版社,2008.

［8］田素斋,谭淑桌,张秀金.急危重症护理关键.南京:江苏科学技术出版社,2011.

［9］周立,席淑华.危重症急救护理程序.北京:人民军医出版社,2011.

［10］尤荣开.常见危重综合征救治.北京:人民军医出版社,2011.

［11］王荣英,霍书花,苏建玲.内科急危重症救治关键.南京:江苏科学技术出版社,2011.

［12］周秀华,张静.急危重症护理学.北京:人民卫生出版社,2005.

［13］张劲松.急危重症诊断流程与治疗策略.北京:科学出版社,2007.

［14］褚熙.内科急症的诊断与治疗.天津:天津科学技术出版社,2012.

［15］何庆.危重急症抢救流程解析及规范.北京:人民卫生出版社,2012.

［16］黄韶清,周玉淑,刘仁树.现代急性中毒诊断治疗学.北京:人民军医出版社,2014.

［17］李春盛.急诊医学高级教程.北京:人民军医出版社,2014.

［18］上海护理学会组编.实用急诊护理.上海:上海科学技术出版社,2012.

［19］王庸晋,江智霞.急危重症护理学.南京:江苏科学技术出版社,2013.

［20］干建新,张茂主译.高级灾难医学救援手册.杭州:浙江大学出版社,2008.

［21］麻晓林,张连阳.灾害医学.北京:人民卫生出版社,2010.

［22］冯庚.涉水安全与紧急救援—淹溺知识介绍(下).中国全科医学,2013,16(10):3640～3642.

［23］李崇娜.急性有机磷农药中毒的急救护理.全科护理,2013,11(7):1970～1971.

［24］李雄辉.急性有机磷农药中毒致中间综合征的诊治进展.现代临床医学,2014,40(4):246～250.

［25］Davis MK, Boone JS, Moran JE，et al. Assessing Intermittent Pesticide Exposure from Flea Control Collars Containing the Organophosphorus Insecticide Tetrach-lorvinphos. J Exp Sci Environmental Epidemio, 2008,18:564～570.

［26］Behçet A. Management Guidelines of Organophosphorus Poisoning in Emergency Department. J Acad Emerg Med, 2014,13(3):157～158.

［27］刘洪卫,刘书文.根据肌酸激酶水平进行一氧化碳中毒迟发性脑病防治的策略.世界最新医学信息文摘,2012,12(10):67～68.

［28］急性酒精中毒诊治共识专家组.急性酒精中毒诊治共识.中华急诊医学杂志,2014,23(2):135～138.

［29］张英泽.多发伤救治的处理原则.中华创伤杂志,2013,29(1):3～5.

［30］北京市科委重大项目"MODS中西医结合诊治/降低病死率研究"课题组.多器官功能障碍综合征诊断标准、病情严重度评分及预后评估系统和中西医结合证型诊断.中国危重病急救医学,2008,20(1):1～3.

［31］郭昌星,林兆奋,杨兴易.多器官功能障碍综合征的救治现状.中国急诊医学杂志,2013,22(8):821～823.

图书在版编目(CIP)数据

急危重症护理/席淑华,卢根娣主编. —上海:复旦大学出版社,2015.6(2020.5 重印)
全国高等医药院校护理系列教材
ISBN 978-7-309-11293-1

Ⅰ.急… Ⅱ.①席…②卢… Ⅲ.①急性病-护理学-医学院校-教材
②险症-护理学-医学院校-教材 Ⅳ.R472.2

中国版本图书馆 CIP 数据核字(2015)第 054955 号

急危重症护理
席淑华　卢根娣　主编
责任编辑/贺　琦

复旦大学出版社有限公司出版发行
上海市国权路 579 号　邮编:200433
网址: fupnet@ fudanpress.com　http://www.fudanpress.com
门市零售: 86-21-65642857　团体订购: 86-21-65118853
外埠邮购: 86-21-65109143　出版部电话: 86-21-65642845
杭州日报报业集团盛元印务有限公司

开本 787×1092　1/16　印张 15.75　字数 328 千
2020 年 5 月第 1 版第 4 次印刷
印数 13 701—15 300

ISBN 978-7-309-11293-1/R·1445
定价: 42.00 元